内分泌疾病中医病例解析

主编 冯兴中

科学出版社

北京

内 容 简 介

本书共分为八部分,主要介绍冯兴中教授采用中医药治疗内分泌疾病的典型病例,围绕常见内分泌疾病如糖尿病、甲状腺疾病、代谢综合征、高尿酸血症、骨质疏松症、下丘脑疾病、消瘦及肥胖的流行病学、中西医病机及治疗,尤其是冯兴中教授的治疗体会进行阐述。

本书内容翔实,可供从事内分泌专业的临床医生、研究人员及医学生阅读参考。

图书在版编目(CIP)数据

内分泌疾病中医病例解析 / 冯兴中主编. —北京:科学出版社,2023.3
ISBN 978-7-03-075232-1

Ⅰ.①内… Ⅱ.①冯… Ⅲ.①内分泌病-中医治疗法 Ⅳ.①R259.8

中国国家版本馆 CIP 数据核字(2023)第 047684 号

责任编辑:康丽涛 / 责任校对:张小霞
责任印制:李 彤 / 封面设计:吴朝洪

科 学 出 版 社 出版
北京东黄城根北街 16 号
邮政编码:100717
http://www.sciencep.com

北京中科印刷有限公司 印刷
科学出版社发行 各地新华书店经销
*
2023 年 3 月第 一 版 开本:720×1000 1/16
2023 年 3 月第一次印刷 印张:16
字数:320 000
定价:88.00 元
(如有印装质量问题,我社负责调换)

《内分泌疾病中医病例解析》编写人员

主　编　冯兴中

副主编　谭　丽　高慧娟　张　健　张韦华

编　者　（按姓氏汉语拼音排序）

陈若菲	陈元昊	范春玲	冯兴中
高慧娟	顾红岩	官　杰	郭　传
郭　英	金易晞	李奥杰	梁家琦
刘　婕	孟　醒	欧阳惠楠	孙思怡
谭　丽	王　威	王　正	王春潺
王立宾	王亚菲	卫江丽	吴博文
闫　凯	袁宇莲	翟金婷	张　健
张建文	张韦华	章庆庆	赵　艳

前　言

　　随着人们生活方式、饮食习惯的改变及工作压力的增大，内分泌疾病如糖尿病、甲状腺疾病及以肥胖、高血压、血脂异常等为特征的代谢综合征的发病率呈逐年上升趋势，已成为社会公共健康问题之一，严重影响患者的生活质量。冯兴中教授师从国医大师吕仁和、肖承悰及王永炎院士，谨承师教，勤于临证，从事中医临床诊疗 40 年，积累诸多诊疗经验，尤其擅长辨证施治内分泌疾病。在继承前人经验的基础上，融会贯通，逐渐形成了一套独特的学术思想及临床经验。在临证时强调整体观念，认为中医治疗的目的在于调节人体气血阴阳失衡的内环境，而不是简单的"头痛医头，脚痛医脚"。在临床治疗时，多从人的整体出发，治病要纠正人体之偏颇，使其重新回到阴阳平衡之稳态，同时重视人体脏腑的整体性，天人相应的整体性。

　　冯兴中教授在继承王永炎院士"虚气流滞"学术思想的基础上，结合自身临证经验，提出"百病生于气""气虚生毒"论治内分泌疾病的学术思想。冯教授认为，气是构成人体和维持人体生命活动的精微物质，同时又是人体生命活力的具体表现。《景岳全书》提出"气之为用，无所不至，一有不调，则无所不病"，说明气机失调是百病丛生的关键。气虚是内分泌疾病慢性病程中的主要因素，气虚而生的痰湿、瘀血等病理产物留注筋脉，诸邪结滞成毒，形成"气虚生毒"的病理状况。

　　冯教授认为治百病，调气为要，多从肝着手，疏肝解郁，并调理脾胃，以复气机升降之枢纽；同时注重灵活应用补虚通滞之法；因慢病迁延日久，正气亏虚，其后期多由阳及阴，伤及阴液，顾护气阴，方可补而不燥，养有所生，因此益气养阴贯穿内分泌代谢疾病临证诊疗的全过程。另外，在中医临床中重视辨病与辨证相结合，注重先天之本和后天之本的调护，坚持辨证使用中药饮片，中药共煎，发挥中医原创的优势；重视生熟药品的区别使用，如生地黄与熟地黄、生白术与炒白术、生山药与炒山药等。

  本书主要选取了冯兴中教授中医药治疗内分泌代谢疾病的典型病例，总结分析了冯教授治疗内分泌代谢疾病的经验及体会。本书虽然付梓，但编写时间仓促，难免存在谬误之处，敬请读者不吝赐教。

编 者

2022 年 9 月

目　　录

第一部分

糖 尿 病

1.1 糖尿病前期

病例1 发现血糖升高1年余

患者，女，31岁。发现血糖升高1年余。患者自诉妊娠期间出现血糖升高（具体不详），经系统治疗后血糖控制平稳。2个月前复查，空腹血糖（FPG）为6.8mmol/L，餐后血糖（PBG）为10.2mmol/L，考虑"糖耐量异常"。目前已停止哺乳，现为求进一步诊治，遂至门诊就诊。刻下症：困倦，腹胀，恶热，咽痛，大便偏干，善太息，时有乳房胀痛，纳眠尚可，小便调，舌红，苔黄腻，脉沉。

西医诊断为糖耐量异常；中医诊断为脾瘅，辨证为气血不足、湿热内蕴证，治以补益气血、清利湿热。处方：炙黄芪60g，川芎30g，北豆根9g，桔梗10g，柴胡10g，枳实10g，炒白芍30g，薤白30g，黄连10g，陈皮10g，法半夏9g，茯苓30g，太子参30g，麦冬30g，五味子6g，厚朴30g，橘核30g，青皮20g，橘络10g，延胡索30g。14剂，水煎服，每日1剂，早晚分温再服。患者因就诊不便，自行抄方服药。

患者服上方2个月后二诊，FPG为6.5mmol/L，PBG为9.7mmol/L，恶热，自汗，大便黏，咽痒，目热模糊，困倦减轻，腹胀、乳房胀痛、善太息好转，舌脉同前。处方：生黄芪30g，川芎30g，炒白术15g，防风10g，牡丹皮20g，地骨皮30g，炒栀子10g，生地黄30g，北豆根9g，夏枯草15g，知母10g，牛膝30g，炒薏苡仁30g，车前子30g（包煎），枸杞子10g，菊花10g。14剂，水煎服，每日1剂，早晚分温再服。

患者服上方1个月后三诊，FPG为6.0mmol/L，PBG为8.2mmol/L，晨起肢体酸麻，左肩臂疼痛，恶热减轻，大便质稀，1日2～3次，目热模糊减轻，舌脉同前。处方：生黄芪30g，川芎30g，柴胡10g，枳实10g，炒白芍30g，黄芩10g，枸杞子10g，菊花10g，牡丹皮20g，地骨皮30g，炒栀子10g，夏枯草15g，知母

10g，牛膝 30g，炒薏苡仁 30g，车前子 30g（包煎），鸡血藤 30g，秦艽 30g，苏木 30g，砂仁 10g（后下）。14 剂，水煎服，每日 1 剂，早晚分温再服。

患者服上方 2 周后四诊，FPG 为 5.8mmol/L，餐后 2h 血糖（2hPG）为 7.6mmol/L，大便不成形，1 日 2 次，饭后痞满，左肩臂疼痛减轻，善太息，焦虑，晨起肢体酸麻、恶热缓解，舌脉同前。处方：黄芩 10g，黄连 10g，陈皮 10g，法半夏 9g，茯苓 30g，干姜 6g，知母 10g，黄柏 10g，苍术 15g，牛膝 30g，炒薏苡仁 30g，车前子 30g（包煎），山药 20g，砂仁 10g（后下），鸡血藤 30g，苏木 30g，郁金 10g，延胡索 30g，伸筋草 30g，厚朴 30g。14 剂，水煎服，每日 1 剂，早晚分温再服。

患者服上方 14 剂后复诊，自觉叹气减少，但偶有不自觉焦虑，继服 14 剂巩固疗效。后患者未按时复诊，电话随访，自诉无明显不适，血糖控制达标，嘱其规律作息，调畅情志，不适复诊。

按语：糖尿病前期指有血糖升高但未达到糖尿病（diabetes mellitus，DM）诊断标准的糖代谢紊乱期，包括空腹血糖受损和糖耐量受损，两者可单独或同时存在，6.1mmol/L＜FPG＜7.1mmol/L，或 7.8mmol/L＜PBG＜11.1mmol/L。糖尿病前期是 2 型糖尿病（type 2 diabetes，T2DM）发生发展的必经阶段，积极干预对于延缓或预防 T2DM 的发生、降低心脑血管疾病的发病率具有重要意义。中医方面，根据其临床表现可将糖尿病前期归属中医学"脾瘅"范畴。"脾瘅"首见于《素问·奇病论》，曰："有病口甘，病名为何？何以得之？岐伯曰：此五气之溢也，名为脾瘅……此肥美之所发也，此人必数食甘美而多肥也，肥者令人内热，甘者令人中满，故其气上溢，转为消渴。"可见"脾瘅"的病因主要是饮食不节，过食肥甘厚味，而致中满内热，最终发为消渴。古代医家很早即认识到"脾瘅"为消渴前期，即糖尿病前期。

本案患者妊娠期出现血糖水平升高，提示患者素体元气不足，妊娠期消耗气血养育胎儿，加重元气亏虚，虚气流滞，郁而化毒，发为消渴。生产后调养得当，气血逐渐恢复，血糖水平得以改善。但患者产后元气亏虚，又遇饮食不节、情志不畅、劳逸失常等，有所消耗，然尚未达到消渴的程度，而是出现消渴的早期脾瘅。困倦即为气血不足之象；腹胀，善太息，时有乳房胀痛，提示气滞，虚气流滞，无以推动畅达，不通则痛；怕热、咽痛、大便偏干，是虚气流滞、郁而化火之象；舌红、苔黄腻、脉沉，亦为气血不足、湿热内蕴之象。方选大剂量炙黄芪大补元气，兼有柔润通便之功，加生脉散气阴双补，同时佐以川芎理气活血，防黄芪壅滞，体现了冯兴中教授治疗"脾瘅"注重调补气阴、调畅气血的学术特色。黄芪性温，故佐北豆根清热解毒，防黄芪温燥，同时配合桔梗清热利咽。四逆散疏肝解郁、调畅气机，加薤白温通胸阳、调缓太息，使肝升肺降有序，中焦气机得畅。黄连温胆汤清内热、畅中焦，加厚朴降气消胀，橘核、橘络散结通络，延胡索活血止痛，治疗乳房胀痛，《玉楸药解》曰："延胡索：味苦、辛，微温，入足厥阴肝经。调经破血，化块消癥，专行滞血，治经瘀腹疼，化积聚癥瘕，理跌扑损伤"，加青皮、陈皮，加强理气散结之功。

二诊时，患者血糖水平有所改善，困倦减轻，腹胀、乳房胀痛、善太息好转，减黄芪用量，大便不干，改用生黄芪；去四逆散、薤白、厚朴等理气之品，以及青皮、橘核、橘络、延胡索等散结止痛之药；患者恶热明显，提示内热较重；大便黏、目热模糊，是湿热之象，用炒栀子、牡丹皮、地骨皮、生地黄、知母清热，炒薏苡仁、牛膝、车前子利湿。加枸杞子、菊花、夏枯草养肝阴、清肝热，治疗视物模糊；加炒白术、防风成玉屏风散，固卫气，治疗自汗。

三诊时，患者血糖水平改善，症状减轻。大便稀，加砂仁化湿。患者晨起肢体酸麻，左肩臂疼痛，考虑气滞血瘀、风湿痹阻，加鸡血藤养血通络，秦艽祛风湿通经，苏木活血止痛。

四诊时，患者血糖水平基本平稳。大便仍不成形，说明湿气较重，加山药补脾，苍术燥湿，炒薏苡仁利湿，合茯苓、砂仁仿参苓白术散健脾利湿，合四妙丸清湿热。患者饭后痞满，选半夏泻心汤加减，辛开苦降，以消胀。患者仍有肩臂疼痛，加伸筋草疏通经络，延胡索活血止痛。患者情绪焦虑，加郁金疏肝开郁。

患者气血不足，虚气流滞，病理产物留滞诸处，故症状纷杂，但是追根溯源，诸症皆因气虚而起，所以坚持补气血才能逐个缓解。随访该患者血糖水平基本平稳，无明显不适，逐渐减药至停药，血糖水平未见明显反复。

（闫　凯）

病例2　间断口干多饮1周，加重3日

患者，男，57岁。间断口干多饮1周，加重3日。患者1周前因工作压力增大，出现口干、口渴、多饮，伴倦怠乏力、消谷善饥，于当地医院查血糖，FPG为6.9mmol/L，PBG为8.5mmol/L，糖化血红蛋白（HbA1c）为6.5%。诊断为"糖耐量异常"，未予以治疗。3日前口干多饮、倦怠、乏力症状较前加重，伴夜尿频多，起夜3～4次，影响睡眠。现为求进一步诊治就诊于门诊。刻下症：口干，口渴，多饮，倦怠乏力，消谷善饥，近1个月体重下降3.5kg，夜尿频多，起夜3～4次，影响睡眠，易醒，醒后难以再入睡，腰酸腿沉，大便偏软，1日1行，舌红苔黄厚腻，脉沉濡数。辅助检查：FPG为6.9mmol/L，HbA1c为6.5%。西医诊断为糖耐量异常；中医诊断为消渴，辨证为脾肾气虚、湿热内蕴证，治法为补益脾肾、清热祛湿。处方：生黄芪30g，炒白术10g，炒山药20g，葛根30g，知母10g，炒苍术15g，黄柏10g，怀牛膝30g，炒薏苡仁30g，车前子30g（包煎），芡实20g，金樱子20g，荔枝核30g，乌药20g，远志10g，首乌藤30g。7剂，水煎服，每日1剂，早晚分温再服。

患者服上方 7 日后二诊，自述口干、多饮较前好转，起夜次数减少，现起夜 1～2 次，睡眠较前稍有好转，但睡而不实，大便仍偏软，1 日 1 行，舌红苔黄厚腻，苔腻较前减轻，脉沉濡数。复查血糖，FPG 为 5.8mmol/L，PBG 为 7.6mmol/L。处方：上方加益智仁 15g，合欢皮 30g。7 剂，水煎服，每日 1 剂，早晚分温再服。

患者服上方 7 剂后复诊，自觉睡眠改善，诸症缓解。继服 7 剂巩固疗效，嘱保持心情舒畅，清淡饮食，规律作息，适度活动，不适复诊。

按语： 糖耐量异常是血糖指标高于正常水平但低于糖尿病阈值的状态，是糖尿病的高风险因素，每年有 5%～10% 的糖尿病前期患者进展为糖尿病。目前西医主要是通过生活方式干预、药物疗法或减重手术等手段使血糖水平恢复正常，预防或延缓糖尿病前期的发展，但干预效果并不十分理想。研究表明，中医药对于糖尿病前期的防治效果独具优势。倪青团队提出肥胖型糖尿病前期可辨证为脾胃壅滞证、湿热蕴结证或脾虚痰湿证，非肥胖型糖尿病前期可辨证为肝郁气滞证或气阴两虚证。但对于本病的临床治疗，诸多医家意见不一。

本案患者因工作压力骤然增大而起病，发病前伴有紧张、焦虑等不良情绪。情志的刺激导致肝失疏泄，肝气郁滞，气郁化火，火性上炎，木火刑金，灼伤肺脏，肺津受损，津不上承于口而直趋下行，出现口干口渴、小便频数；肝郁化火，木郁克土，影响中焦脾胃的功能，肝火犯胃，胃火亢盛，则口渴、消谷易饥；邪火扰动心神，神不安而不寐，则寐差易醒、醒后难以再入睡；壮火食气，热伤气阴，出现倦怠乏力；脾气亏虚，运化失司，水湿停留，出现大便偏稀；肾气亏损，固摄失职，出现夜尿频多、腰酸腿沉。本病总属本虚标实之证，本虚以气虚为主，脏腑虚弱最关乎脾肾，标实以气滞、热邪、湿邪为主，结合舌红、苔黄腻、脉沉濡数，辨证为脾肾气虚、湿热内蕴证，施以补益脾肾、清热祛湿之法，方用玉液汤、四妙丸合水陆二仙汤加减。

方中生黄芪用量较重为君，取其补脾固肾、益气生津之功，一则益气健脾，助脾升清，散精达肺，输布津液以止渴；二则肾气固，封藏精微以锁尿；三则顾护正气，补气通滞，气为一身之根本，百病皆生于气，所谓"正气存内，邪不可干"。炒白术、炒山药合用为臣，助黄芪健脾补虚；炒白术健脾益气、燥湿利水，被前人誉为"脾脏补气健脾第一要药"；炒山药甘平，既补脾肺肾之气，又补脾肺肾之阴，对于气虚较轻的消渴患者，与黄芪、葛根、知母等补气养阴生津之品配伍恰到好处。葛根甘凉，既能清热生津止渴，又能鼓舞脾胃清阳之气上升；知母味苦、甘而性寒，质润，既可清热泻火，又能滋阴润燥、生津止渴，与黄芪、山药、葛根配伍，取玉液汤益气生津、固肾止渴之功；炒苍术苦温燥湿以祛湿浊，辛香健脾以和脾胃；黄柏苦寒，清热燥湿；怀牛膝补肝肾，强筋骨，引血下行；炒薏苡仁甘淡凉，清热健脾、利水渗湿；车前子甘寒渗湿，利尿通淋。诸药相佐，取四妙丸清热利湿、舒筋壮骨之意，善治湿热下注所致下肢沉重之力。臣以金樱子味酸而涩，功专固敛，固精缩尿；艾实甘涩收敛，善益肾固精，两者相须为用，取自水陆二仙丹益肾固精缩尿之意，主治肾虚不固之腰膝酸软、尿频遗尿。佐以荔枝核，性味甘、温，归肝、肾经，具有疏肝理气、行气散结、和胃之功；乌药辛散温通，入肾、膀胱经，温肾散寒、缩尿止遗；两者与水陆二仙丹配伍使用，可加强温肾缩尿之功；远志性味苦、辛、温，性善宣泄通达，既能开心气而宁心安神，又能通肾气而强志不忘，为交通心肾、安定神志、益智强识之佳品；首乌藤性味甘、平，归心、肝经，可补养阴血、养心安神。

二诊时，患者血糖指标基本恢复正常，诸症皆减，但遗留睡眠不实之症，因此在首诊方的基础上加用合欢皮解郁安神，益智仁暖肾温脾、固精锁尿。后电话随访，患者自诉睡眠不实、夜尿频多症状明显改善，生活质量得到提高。诸药配伍严谨，清补兼施，标本兼顾，效如桴鼓。

（谭　丽）

1.2　糖尿病无并发症

病例 1　间断口干多饮，伴消瘦 2 年余，加重 3 个月

患者，女，40 岁。间断口干多饮，伴消瘦 2 年余，加重 3 个月。患者 2 年前无明显诱因出现口干多饮、体重进行性下降，遂就诊于医院，行糖耐量试验后诊断为"T2DM"，予以口服盐酸二甲双胍肠溶片，每次 0.25g，每日 3 次，以控制血糖，FPG 控制在 6.0～7.0mmol/L，PBG 控制在 9.0～10.0mmol/L。患者 3 个月前无明显诱因出现口干多饮症状加重，FPG 控制在 7.0～8.0mmol/L，PBG 控制在 9.0～11.0mmol/L，HbA1c 为 6.5%。刻下症：口干多饮，消瘦，眠差、眠中易醒，易紧张，倦怠乏力，腰酸腿沉，胸闷气短、善太息，月经量少，色淡，大便不畅，舌淡胖，苔白腻，脉沉细。

既往体健，否认药物、食物过敏史。西医诊断为 T2DM；中医诊断为消渴，辨证为肝郁气滞、气阴两虚证。予以生脉散、当归补血汤、加味四妙丸合方加减。处方：黄芪 30g，当归 10g，太子参 30g，麦冬 30g，五味子 6g，薤白 30g，炙青皮 20g，炒栀子 10g，葛根 30g，知母 10g，牛膝 30g，炒薏苡仁 30g，炒杜仲 20g，川续断 30g，桑寄生 30g，远志 10g，首乌藤 30g，合欢皮 30g。7 剂，水煎服，每日 1 剂，早晚分温再服。

患者服上方 7 日后复诊，诉口干多饮、眠中易醒、腰酸腿沉、倦怠乏力等症均好转，胸闷憋气，舌淡胖苔白腻，脉沉。FPG 控制在 6.0～8.0mmol/L，PBG 控

制在 9.0～11.0mmol/L。处方：上方去知母、炒杜仲、川续断、桑寄生，加柴胡10g，炒枳实 10g，白芍 30g，北豆根 9g，加重黄芪剂量增加至 60g。7 剂，水煎服，每日 1 剂，早晚分温再服。

患者服上方 7 日后复诊，诉口干乏力、胸闷憋气等症状减轻，腰酸腿沉较前明显，舌淡红苔白微腻，脉沉。FPG 控制在 6.0～7.0mmol/L，PBG 控制在 8.0～9.0mmol/L。处方：上方去葛根、柴胡，加炒杜仲20g，川续断30g，鸡血藤30g，桑寄生30g。7 剂，水煎服，每日 1 剂，早晚分温再服。

患者服上方 7 日后复诊，诉口干乏力、胸闷等症状基本缓解，腰酸腿沉较前减轻，舌淡红苔白，脉沉。PFG 控制在 6.0～7.0mmol/L，PBG 控制在 7.0～8.0mmol/L。效不更方，继服上方，7 剂，水煎服，每日 1 剂，早晚分温再服。

按语：糖尿病是一种常见的、多发的以血糖水平升高为临床表现的内分泌疾病。我国患病人数占世界首位，其中 T2DM 占90%以上。T2DM 归属中医学"消渴"范畴，其病因比较复杂，禀赋不足、饮食失节、情志失调、劳欲过度等原因均可导致消渴。

冯兴中教授认为消渴与肝功能失常密不可分。肝主疏泄，喜条达而恶抑郁，肝的疏泄功能正常，则肺得以宣发肃降，敷布津液，通调水道；脾胃得以运化水谷和水液；肾得以封藏，精微可以内敛。故有"夫厥阴之为病消渴七字，乃消渴之大原……不知上中下虽似不同，其病原总属厥阴"之说。当患者情绪多抑郁、焦虑，肝失疏泄，肝郁气滞，气郁化火，火性上炎，木火刑金，灼伤肺脏，肺津受损，津液不能敷布而直趋下行，出现口渴多饮、小便频数；肝郁化火，木郁克土，影响脾与胃的功能，肝火犯胃，胃火亢盛则口渴、多食易饥；脾阴受损，不能运化转输水谷及水液，水谷下流注入小便，故小便味甘；肝藏血，肾藏精，精血同源，肝郁化火，耗伤肝阴肝血，肾之阴精亦随之受损，导致肾失封藏，精微下流，随小便而出，出现小便浑浊有膏脂。

本患者素体阴虚，津液不足则口干多饮，阴虚生内热，热邪耗伤精微，出现身体消瘦；夜间阳不能入阴，故眠差易醒，睡眠不足进而导致神经紧张、乏力等症状出现。患者气血亏虚，症状表现为月经量少，色淡。病程日久，焦虑、抑郁，导致肝气郁结，出现胸闷、善太息等症状，同时加重紧张情绪。消渴日久不愈，阴伤及气，出现气阴两伤，气虚则出现乏力倦怠、气短。四诊合参，辨证为肝郁气滞、气阴两虚证。方中重用黄芪，为君药，擅补元气，健脾益肺；与生脉散合用，益气养阴，可有效改善口干多饮、倦怠乏力、气短等症状；方中太子参易人参以防人参峻补之性助热伤阴，太子参益气健脾、生津润肺、麦冬润肺养阴、益胃生津，共为臣药；佐以五味子，其性味温酸，可收敛固涩、益气生津。佐以葛根，以增强生津止渴之功。当归补血活血、调经止痛、润肠通便，可改善患者月经量少、色淡、大便不畅等症状，同时与黄芪配伍，取当归补血汤益气生血之意，黄芪、当归为冯教授治疗气血亏虚患者的常用对药。佐以知母、牛膝、炒薏苡仁，取四妙散清热利湿、健脾补肾之意，可顾护脾肾，冯教授在治疗消渴时常顾护脾肾两脏，此三味药看似简单，实则用药精练。薤白通阳散结、行气导滞，炙青皮疏肝破气、消积化滞，炒栀子泻火除烦、清热利湿，三药合用，可疏肝清热、理气宽胸，使气机得畅，焦虑紧张情绪得以缓解；杜仲、川续断、桑寄生合用，可补肝肾、强腰膝，改善腰酸腿沉的症状；远志、首乌藤、合欢皮合用，可交通心肾、宁心安神。

二诊时，患者诉腰酸腿沉、口干多饮等症状缓解，故去知母、杜仲、川续断、桑寄生等补肾、强筋骨药物；仍倦怠乏力，故加大黄芪用量至60g以加强补气之力，用北豆根佐制黄芪，补泻兼施；胸闷憋气，考虑为肝郁脾虚，加柴胡疏肝解郁，炒枳实下气宽肠而助通便，白芍敛阴养血柔肝，三药取四逆散之疏肝理脾、宽胸理气之意。

三诊时，患者诉服药后口干乏力、胸闷等症状减轻，气郁、阴虚症状较前多有改善，故前方去葛根、柴胡。腰酸腿沉较前明显，故复加炒杜仲、川续断、鸡血藤、桑寄生，临床上冯教授常用这四味药加减组合，对缓解腰酸腿沉、腰痛等症状效果显著。

四诊时，患者诸症减轻，故效不更方，巩固前方的疗效。

（吴博文）

病例2 发现血糖升高10余年，伴血糖控制不佳2周

患者，男，65岁。发现血糖升高10余年，伴血糖控制不佳2周。患者10余年前体检时发现血糖升高，FPG为8.0mmol/L，诊断为"T2DM"，未予以重视，未服用降糖药物。1年后因血糖控制不佳，开始先后服用盐酸二甲双胍片、阿卡波糖片、格列齐特片等降糖药物，近2周患者发现血糖水平波动较大，FPG在7.5~8.5mmol/L。刻下症：口干口渴，多饮，怕热，口苦，急躁易怒，喜食肥甘厚味，下肢疼痛，纳寐可，二便调，舌体胖大，舌淡红，苔白腻，脉弦涩。

既往高血压病史。辅助检查：FPG为8.5mmol/L，HbA1c为7.2%。西医诊断为T2DM；中医诊断为消渴，辨证为肝郁脾虚证，治法为健脾疏肝。予以四逆散合香砂六君子汤加减。处方：柴胡10g，赤芍30g，枳实10g，川芎30g，太子参30g，茯苓30g，麸炒白术10g，炒薏苡仁30g，砂仁9g（后下），木香10g，黄精10g，葛根30g。3剂，水煎服，每日1剂，早晚分温再服。西医治疗方案：盐酸二甲双胍片，每次0.5g，每日3次；阿卡波糖片，每次100mg，每日3次。

患者服上方3日后复诊，诉口干口渴、怕热症状好转，仍间断有口苦，急躁易怒，纳寐可，大便2日1行，小便正常。舌体胖大，舌色淡红，苔白腻，脉弦

涩。处方：上方加大黄 6g。3 剂，水煎服，每日 1 剂，早晚分温再服。

患者服上方 3 日后复诊，诉口干口渴、怕热、口苦明显好转，近日有腹胀，偶有气短乏力、寐差。处方：上方去黄精，加麦冬 30g，五味子 6g，麸炒苍术 10g，麸炒山药 20g，制远志 10g，炒酸枣仁 30g。7 剂，水煎服，每日 1 剂，早晚分温再服。

按语：《灵枢·本神》言："脾气虚则四肢不用，五脏不安。"脾为后天之本，主运化，具有运化水谷精微的作用。若脾气亏虚，则清阳不升，浊阴不降，津液不行，精微失布，脏腑组织不得精微濡养，五脏功能失调，从而导致代谢功能紊乱。肝郁与消渴的关系最早见于《灵枢·本脏》，曰："肝脆则善病消瘅易伤。"《素问微蕴·消渴解》云："消渴之病，则独责肝木，而不责肺金。"肝易被情志所伤，进而肝气郁结，久而化火，燥热内生，伤阴耗津，发为消渴；肝失调达，木旺克土，脾失健运，运化失常，中焦水液内停，日久化热，发为消渴。现代人工作繁重，生活压力过大，导致情志不遂，日久肝气郁结，肝属木，脾属土，木旺而乘土，情志失调，肝郁气滞，在诱发气郁化火的同时，因肝主藏血，亦可因肝脏疏泄失常而产生瘀血。

该患者平素性情急躁易怒，患病后忧心忡忡，情志所伤，肝失疏泄，郁而化火，木火刑金，肺阴亏耗，又因长期过食厚味等滋腻之品，滋腻碍脾，致脾运化失司，津停为饮为湿；湿蕴久易化热，热灼津液，故见恶热；久病入络，络脉瘀滞，血行不畅，不通则痛，故见肢体疼痛等症状。结合舌体胖大，舌色淡红苔白腻，脉弦涩，辨为肝郁脾虚证。国医大师吕仁和教授把糖尿病分为脾瘅期、消渴期和消瘅期，分别对应现代医学的糖尿病前期、糖尿病发病期和糖尿病并发症期。冯兴中教授传承吕仁和教授学术思想，认为脾瘅期后，因脾热不减，食欲旺盛，二阳结滞，再加精神紧张，使甘甜之气过满上溢而发展成消渴期。同时冯教授认为情志因素对消渴的进展亦有着重要的影响，故初诊处方取四逆散合香砂六君子汤化裁加黄精、葛根而成。

方中柴胡疏肝解郁，枳实破气消积、化痰散痞；柴胡、枳实为一药对，一升一降，可疏理气机；芍药柔甘缓急，选用赤芍是因患者情志不遂，郁久化热，取其清热凉血养阴之功效；川芎辛温香燥，走而不守，取其辛散、解郁、通达之性，四药合用，共奏调和肝脾、疏理气机之功，取四逆散之意，可改善 T2DM 胰岛素抵抗情况。香砂六君子汤原方由党参、白术、茯苓、炙甘草、陈皮、半夏、木香、砂仁组成，功效为益气健脾。方中将党参易为太子参，两药虽均有益气健脾之功，但党参侧重益气，太子参侧重生津止渴。加炒薏苡仁，取其健脾、利湿的作用。加葛根，能生津止渴，同时可有效降低血糖水平。黄精补气养阴、健脾益肺、益肾，能降血糖、抗衰老。在脾瘅期，由于五气之溢，机体出现热郁、痰蕴、气滞、血瘀等不显著之变，这种变化形成的产物相互搏结，聚散无常，进一步形成有据可考的病理产物。根据中医"治未病"思想，在临床中应做到未病先防，既病防变，因此中药熏洗方中多以活血化瘀通络药为主。

二诊时，患者诉诸症好转，大便2日1行，考虑可能为情志不遂、郁久化热，肠内热邪未除，故在上方中加入大黄，以攻下泻火，攻积导滞，通便急下存阴。

三诊时，患者出现腹胀，偶有气短乏力、寐差，考虑为中焦湿热未去，故去滋腻易助湿邪之黄精，加麸炒山药、麸炒苍术，以加强燥湿健脾、化湿浊之力；患者寐差，考虑为患者患病日久，心神不安所致，故加麦冬、五味子，与上方中的太子参合为生脉散，加远志、炒酸枣仁等，以除烦、安神。《素问·逆调论》云："阳明者，胃脉也，胃者，六腑之海，其气亦下行，阳明逆不得从其道，故不得卧也。《黄帝内经》曰：胃不和则卧不安"，故于方中加麸炒苍术、麸炒山药，健脾燥湿和胃的同时，亦可达除烦安神之功。

（卫江丽）

病例3 间断口干多饮20年，口干加重伴乏力1个月

患者，女，59岁。间断口干多饮20年，口干加重伴乏力1个月。患者20年前无明显诱因出现口干多饮，伴倦怠乏力，于当地医院就诊，诊断为"T2DM"，具体检查不详，先后予以口服药物、皮下注射、胰岛素控制血糖，监测FPG，控制在7.0~8.0mmol/L。近1个月因压力较大，自觉口干加重，伴乏力，现为求进一步诊治，遂至门诊就诊。刻下症：口干多饮，周身乏力，伴困重感，思虑过重，畏寒，腰膝酸软，纳一般，寐不安，入睡困难，小便调，舌暗红苔薄白，脉沉濡。

既往体健，否认慢性、传染性等疾病史。西医诊断为T2DM；中医诊断为消渴，辨证为气阴两虚、肝郁气滞血瘀证，治法为补益脾肾、疏肝行气化瘀。处方：炙黄芪30g，当归30g，北豆根9g，川芎30g，柴胡10g，枳实10g，白芍30g，葛根30g，知母10g，黄柏10g，川牛膝30g，杜仲20g，川续断30g，桑寄生30g，鸡血藤30g，薤白30g，三棱10g，莪术10g，桃仁20g，砂仁9g（后下）。7剂，水煎服，每日1剂，早晚分温再服。

患者服上方7日后复诊，口干减轻，仍诉周身困重，乏力不减，睡眠改善，畏寒，腰膝酸软，口干，舌暗红苔薄白，脉沉濡。FPG为7.2mmol/L。处方：上方去黄柏、薤白、桃仁，加生地黄30g，青皮20g，栀子10g，木香10g。7剂，水煎服，每日1剂，早晚分温再服。

患者服上方7日后复诊，口干口苦、乏力减轻，入睡困难，间断服用艾司唑仑辅助睡眠，自觉燥热感，腹胀，大便干，善太息，偶有头晕头痛，纳可。舌暗红苔薄白，脉沉。处方：上方去当归、北豆根、葛根、知母、川牛膝、杜仲、川续断、桑寄生、鸡血藤、三棱、莪术、砂仁，加白术30g，防风10g，龙胆10g，

薤白 30g，太子参 30g，麦冬 30g，五味子 6g，厚朴 30g，荔枝核 30g，乌药 20g，川楝子 10g，牡丹皮 20g，远志 10g，炒酸枣仁 30g。7 剂，水煎服，每日 1 剂，早晚分温再服。

患者服上方 7 日后复诊，诸症明显好转，以汤药 7 剂巩固疗效，嘱规律作息，清淡饮食，不适复诊。

按语： 冯兴中教授对消渴的病因病机认识有独到见解，强调五脏六腑皆令人消渴，非独肺、胃、肾三脏，其预防治疗也应从五脏六腑功能着手，在临床中重视消渴辨病的基础上，更应该发挥中医辨证优势，将患者看作整体，做到因人、因地、因时的个性化治疗，通过调解个体的脏腑功能异常状态，使人体回归平衡，改善生存质量。在治疗中，强调"气"之于人体的重要性。正如《素问·刺法论》云："正气存内，邪不可干。"

患者素体阴虚，津液不能上承，故见口干多饮；病程日久耗伤元气，表现为周身乏力，伴困重感；肝气郁结，思虑加重；肾阴亏虚，则见腰膝酸软，脾气亏虚，不能正常受纳水谷，则受纳一般；"胃不和，眠不安"，伴随入睡困难等症状。此外，气虚不足以推动血行，则见畏寒明显，舌质暗红。患者病程日久，病久必耗伤正气，故方中重用黄芪，因其既能补肺气，又能补脾气，炙品具有补中益气的作用。但在临床应用中，应注意避免大量补气后出现燥热，胸闷壅塞等不适，故冯兴中教授临床使用大量黄芪时会合用北豆根等清热之品。患者近 1 个月因压力较大，症状加重，肝气郁结，进而脾气更加不足，肝郁化火并气机失调，导致瘀血内生。方中柴胡疏肝解郁，透热解肌，升提阳气；白芍养血敛阴，柔肝缓急，柴胡配白芍一疏一敛，相得益彰，使肝气不郁，阴血又能固守，相互为用，疏肝而不伤阴血，敛肝而不郁滞气机。消渴日久，伤阴耗气，气滞、血瘀、湿热、痰浊等胶结体内，形成微型癥瘕，阻滞人体络脉，影响五脏气机及功能，故应提早选用活血消癥之法，以清除病理产物。活血时当以行气为先，增强气化功能，从而改善糖脂代谢紊乱，改善微循环，恢复胰岛 β 细胞功能。方中黄芪、当归、川芎同用，故疏肝理气同时，有益气活血之功，另用三棱、莪术，有破血行气之效。患者病属"消渴"，表现以口干为主，故增用葛根，取其升清生津之功效，以缓解患者口干症状。患者脾气亏虚，脾气虚不能运化饮食水谷，致使饮食水谷不能转为精微传输全身，反聚而生湿，郁久化热，化为湿热毒邪，湿热胶着，如油裹面，缠绵难愈。知母、黄柏、牛膝合用，可清利湿热，知母清热生津，长于清润，消渴多用；牛膝利水、引火下行；黄柏与知母药对，性味苦寒，沉而下降，善于清泻下焦湿热。

二诊时，患者倦怠乏力未见显效，考虑病程日久其气必虚，故增加黄芪用量至 60g，以补气固本。

三诊时，患者乏力得到缓解，伴燥热感，考虑患者气虚症状得到缓解，故减黄芪用量，加用生脉散，以益气养阴生津，而无助热之虞，服药后随访，患者诸症减轻，未诉新发症状。

（王　正）

病例 4　间断口干口渴 10 余年，加重 2 周

患者，女，54 岁。间断口干口渴 10 余年，加重 2 周。患者 10 余年前无明显诱因出现口干口渴，伴有消瘦乏力，畏寒肢冷，就诊于当地医院，诊断为 "T2DM"。平素口服阿卡波糖，每次 50mg，每日 3 次，以及格列美脲片，每次 2mg，每日 1 次，平素血糖控制不佳，PBG 最高至 15.6mmol/L。1 周前患者倦怠乏力加重，伴有腹胀，纳呆，排便无力，善太息，眠可，小便可，现为求进一步诊治，就诊于内分泌科。刻下症：口干口渴，伴有倦怠乏力，畏寒肢冷，腹胀，纳呆，善太息，排便无力，肢体活动不利，麻木僵痛，纳眠可，舌红苔腻，脉沉迟。

既往体健。辅助检查：FPG 为 10.1mmol/L，PBG 为 16.6mmol/L。西医诊断为 T2DM；中医诊断为消渴，辨证为气阴两虚、寒热错杂证，治法为益气养阴、寒热平调。处方：附子 6g（先煎），炙黄芪 30g，川芎 30g，当归 20g，北豆根 9g，黄芩 10g，黄连 10g，干姜 6g，陈皮 6g，法半夏 9g，茯苓 30g，枳实 20g，白芍 30g，川牛膝 30g，鸡血藤 30g，苏木 30g，牡丹皮 20g，生地黄 30g，炒莱菔子 30g，醋延胡索 30g。7 剂，水煎服，每日 1 剂，早晚分温再服。

患者服上方 7 日后复诊，畏寒较前明显好转，腹胀减轻，自诉近来因忙于家中事务，情绪急躁，伴胸闷不舒，善太息，仍偶有口干口渴，夜间时有燥热，肢体活动不利较前好转，肢体偶有麻木，夜间加重，倦怠乏力，舌红苔薄白，脉沉细。处方：上方去附子、川芎、北豆根、黄芩、黄连、干姜、陈皮、半夏、茯苓、牡丹皮、生地黄、炒莱菔子、醋延胡索，加醋青皮 20g，姜厚朴 30g，柴胡 10g，枳实 10g，赤芍 30g，太子参 30g，麦冬 30g，醋五味子 6g，薤白 30g，大腹皮 30g，生薏苡仁 30g，车前子 30g（包煎），三棱 10g，莪术 10g。7 剂，水煎服，每日 1 剂，早晚分温再服。

患者服上方 7 日后，诸症皆有不同程度好转，继服汤药 14 剂巩固疗效，嘱调畅情志，规律作息，清淡饮食。

按语：本病案患者消渴日久，久病伤脾，脾胃为气血生化之源、后天之本，脾气虚弱则气血生化不足，脾胃升降失职则无以运化水湿、升清降浊，中焦气化不利则出现腹胀、纳呆等脾阳不足的症状。脾气虚弱，运化失职，湿浊内生，蕴而化热，湿热内蕴，耗伤津液而发消渴。脾阳不足，气之推动温煦作用较弱，阳气不足，阴气有余，则见寒证，故可见纳凉后胃脘冷痛、畏寒肢冷。患者久病，气血亏虚，筋脉失于濡养，加之血行不畅，瘀血阻滞，故可见倦怠乏力、肢体活

动不利、麻木僵硬等症状。结合患者舌脉，四诊合参辨证为气阴两虚、寒热错杂证，施以益气养阴、平调寒热、活血化瘀之法。本方中冯兴中教授以黄芩黄连干姜汤化裁，清上温下，辛开苦降，调和脾胃。方中黄芩、黄连苦寒泄降，以清上热；干姜性味辛温，直入中焦，守而不走，温阳开结以散下寒，同时方中去辛燥之人参，加辛甘大热之附子以补火助阳，炙黄芪补气升阳，北豆根清热解毒，患者消渴日久，损伤脾胃，水液运化失常，故可见苔腻，此为水湿困脾之象，予以陈皮、半夏、茯苓，取二陈汤之意，以燥湿化痰、理气和中；患者消渴日久，耗气伤阴，故予以牡丹皮、生地黄等清热凉血养阴，牡丹皮清芳透散，热退则有利于阴复；生地黄重在滋阴，阴生则易于退热。两药配对，相须为用，凉血兼散瘀，清热又宁络，协同作用，疗效倍增。肢体麻木疼痛，用鸡血藤以通经活络、舒筋止痛，苏木活血通络，加以川芎、延胡索活血化瘀止痛。患者腹胀纳呆，予以枳实、芍药，一酸一苦，以理气化滞、调和肝脾，莱菔子降气化痰除胀；同时患者久病气血亏虚，配以当归补养气血。诸药配伍，共奏益气养阴、化痰活血、平调寒热之功。

二诊时，患者畏寒明显好转，舌苔薄白，故上方去附子、黄芩、黄连、干姜、陈皮、半夏、茯苓等，但因忙于家中事务，肝气不舒，胸闷，善太息，故予以四逆散疏肝解郁、调中理脾，薤白、大腹皮宽胸理气；患者仍有夜间口渴，此为气阴两虚之象，加太子参、麦冬、醋五味子，以益气养阴，患者仍时有肢体偶有麻木，此为气血不足、瘀血阻络所致，予以三棱、莪术，以加强活血之功效。后电话随访，患者诸症大减，无畏寒，纳眠可。

（翟金婷）

病例5 间断腰酸腿沉半年，加重1个月

患者，男，53岁。间断腰酸腿沉半年，加重1个月。患者1年前无诱因出现腰酸腿沉，夜尿频数，于当地医院查随机血糖，为13.5mmol/l，后完善糖耐量试验，诊断为"T2DM"。予以住院降糖治疗，症状缓解，出院常规口服降糖药物。1个月前自感腰酸腿沉加重，偶有下肢肿胀感，少气乏力，口干口苦，遂来内分泌科就诊。刻下症：腰酸腿沉，偶有下肢肿胀感，少气乏力，口干口苦，口气重，素日吸烟饮酒，嗜食肥甘厚味。纳眠可，夜尿3～4次/晚，大便偶干，舌暗红苔黄腻，脉弦。

既往高血压病史。辅助检查：HbA1c为9.5%，FPG为8.9mmol/L。西医诊断为T2DM；中医诊断为消渴，辨证为气虚血瘀、湿热壅滞证，治法为补气活血、清利湿热。方以当归补血汤合四妙散加减。处方：黄芪60g，当归10g，知母10g，牛膝30g，炒薏苡仁30g，车前子30g（包煎），黄连10g，陈皮10g，法半夏9g，茯苓30g，砂仁9g（后下），桃仁10g，炒杜仲20g，桑寄生30g，炒芡实20g，金

樱子 20g，鸡血藤 30g，苏木 30g，川牛膝 30g，续断 30g。7 剂，水煎服，每日 1 剂，早晚分温再服。

患者服上方 7 日后复诊，自诉腰酸腿沉、口干口苦好转，肢体肿胀感好转，但口干偶有，纳眠可，夜尿 2 次/晚，大便不干。舌暗红苔黄，脉弦。处方：上方去苏木、金樱子、芡实，加龙胆 10g，木香 10g。7 剂，水煎服，每日 1 剂，早晚分温再服。

患者服上方 7 日后诸症缓解，仅偶有口干。继服汤药 14 巩固疗效，嘱调畅情志，规律作息，清淡饮食，不适复诊。

按语： 本案患者结合舌质暗红、脉弦等舌脉表现，考虑为气滞血瘀证。患者久病气虚，无力推动，血行受阻，则见少气乏力、下肢肿胀、舌质暗红等症状。气血是组成人体的基本物质，就其物质基础而言，《黄帝内经》对气血的认识可谓详尽且完善，为气血理论奠定了理论基础。《素问·八正神明论》曰："血气者，人之神，不可不谨养"，说明了气血是人体正常生理活动的物质基础。冯兴中教授认为人体的生理活动主要在于气血流畅，凡人之为病，无非病在气血，而两者中尤以气更为重要。一方面，气的升降出入一旦停止，则机体的一切生命活动将停息，即所谓"出入废则神机化灭，升降息则气立孤危"；另一方面，由于气无处不在，任何疾病也都会在不同程度上反映出气的升降出入异常。气为血之帅，气行则血行，气足则血液循环旺盛，其营养丰富，则筋骨健、肌肉丰。人身之气血，需流行通畅，方能保安和，若气血失和，则百病丛生。

肾主骨，肾部于腰府，藏一身元气，为先天之本。本患者病程日久，肾气亏虚，故见腰膝酸软，少气乏力；肾主气化，肾虚的水液气化失常，故下肢肿胀，夜尿频数；津不上承，口舌不得濡润，故口干口渴。患者平素嗜食肥甘，生活习惯较差，影响中焦脾胃运化功能，导致湿热内生，瘀阻气机，故见排便不畅；湿热熏蒸，故见口气较重。

冯兴中教授认为，治病当求于本，本患者肾气虚弱，湿热内阻，疏其血气，令其通畅调达是治疗疾病的关键。方中黄芪、当归补气活血；知母、牛膝、炒薏苡仁、车前子清热利湿；黄连、陈皮、法半夏、茯苓、砂仁健脾燥湿清热，以助化湿；桃仁增加其活血之功，且桃仁滑利之品，可润肠通便，使热有出路；炒杜仲、桑寄生、川牛膝、续断补肝肾，强筋骨；炒芡实、金樱子相伍，可固精缩尿；鸡血藤、苏木活血通络。诸药合用，共奏补气活血、清利湿热之功。

二诊时，患者肿胀感好转，故去苏木；夜尿好转，去金樱子、芡实，避免久用补益之剂有"闭门留寇"之嫌；舌苔好转，热相仍有，加龙胆、木香调理气机，使气血和顺。后电话随访，患者自行守原方，继服 7 剂后症状基本缓解，生活质量大幅提高。

（孙思怡）

病例6 疲劳乏力伴消谷善饥6个月，加重1周

患者，女，57岁。疲劳乏力伴消谷善饥6个月，加重1周。患者6个月前出现多饮多食，消谷善饥，未予以重视。2个月前于当地医院体检，示：FPG为7.3mmol/L，PBG为12.5mmol/L，HbA1c为7.2%，诊断为"T2DM"，未予以重视。1周前出现明显倦怠乏力症状，现为求进一步诊治，遂至门诊就诊。刻下症：疲劳乏力，消谷善饥，口中甜味，夜间燥热，难以入睡，大便溏，2日1行，夜尿频多、短赤，舌淡红，苔薄黄。

既往体健，否认药物、食物过敏史。西医诊断：T2DM；中医诊断为消渴（中消），辨证为脾气亏虚、湿热内蕴，治法为补气健脾、清利湿热。处方：黄芪30g，黄连10g，党参30g，茯苓30g，白术10g，葛根30g，陈皮10g，半夏9g，地骨皮30g，砂仁10g（后下），薏苡仁30g，北豆根9g，桔梗10g，牛膝30g，车前子30g（包煎），泽泻30g，泽兰30g，木香10g，牡丹皮20g。7剂，水煎服，每日1剂，早晚分温再服。

患者服上方7日后复诊，夜尿频次减少，饥饿感减轻，腰痛，大便成形，舌淡红，苔薄黄。处方：上方去陈皮、半夏、泽兰、木香，加杜仲20g，续断30g。7剂，水煎服，每日1剂，早晚分温再服。

患者服上方7日后复诊，自诉夜间燥热已愈，饥饿感好转，二便调，略有口干，舌暗，苔白厚。处方：上方去茯苓、葛根，加防风10g，鳖甲30g（先煎），桑寄生30g。7剂，水煎服，每日1剂，早晚分温再服。

按语：消渴以肺热叶焦、饮水无度为上消；胃热炽盛，消谷善饥为中消；肾虚不固，小便频数为下消。该患者消谷善饥，为典型消渴的中消之症。中消多因肠胃热盛所致，《素问·阴阳别论》云："二阳结，谓之消"，"二阳"即足阳明胃与手阳明大肠，热蕴肠胃，导致消谷善饥。《伤寒论·阳明病》曰："合热则消谷喜饥"，故症见多饮多食。《素问·太阴阳明论》云："故太阴为之行气于三阴……亦为之行气于三阳……四肢不得禀水谷气，日以益衰，阴道不利，筋骨肌肉无气以生，故不用焉"。热蕴肠胃，脾气不疏，导致水液运行不利，水谷精气无法由脾气上注于肺，蓄积于胃肠，故见大便溏。同时水谷精气不能供养周身，"四肢不得禀水谷气，日以益衰"，日久必见疲劳乏力。《素问·奇病论》云："五气之溢也，名曰脾瘅。夫五味入口，藏于胃，脾为之行其精气，津液在脾，故令人口甘也。"水谷精气蕴积于脾胃，不能运化，故见口甜；水谷之气蕴积日久，郁而化热，是导致T2DM发生的重要原因。久热伤阴，虚火内生，上扰心神，《素问·调经论》云："有所劳倦，形气衰少，谷气不盛，上焦不行，下脘不通，胃气热，热气熏胸中，故内热"，故见夜间燥热。阴伤则卫气难入于阴，故见入睡难。正如《灵枢·大惑论》云："夫卫气者，昼日常行于阳，夜行于阴，故阳气尽则卧，阴气尽则寤。"

四诊合参，辨证为脾气亏虚、湿热内蕴治宜补气健脾，清利湿热。补气健脾，

脾主为胃行其津液，脾气得升，津液得以上输肺而灌注周身，则疲劳乏力自解。胃气宜降，故以黄芪、党参、茯苓、白术、陈皮、半夏，取六君子汤之意，以补益脾气、理气除湿，其中黄芪味甘性温，善补益中气、升清阳、实肺气；党参甘温，大补元气；白术苦温，健脾补气；茯苓甘淡，渗湿泻热；再加陈皮以理气散逆，半夏以燥湿除痰。《素问·五脏别论》云："六腑者，传化物而不藏，故实而不能满也"，故以木香、砂仁开胃消食，分利肠道积滞，则六腑得通。患者有夜间燥热、难以入睡等阴虚内热之症，以及消谷善饥、口中甜味等脾胃湿热之症，治以清热养阴，以葛根、地骨皮、牡丹皮、北豆根清热生津除燥，其中葛根辛甘而凉，入足阳明经，既能生津止渴，又能升脾胃之气。患者还有大便溏、尿频短赤等"小便不利，大便反快"之湿热蕴结的症状，以薏苡仁、牛膝、车前子、泽泻、泽兰利水，利小便以实大便。

二诊时，患者胃热消退则饥饿减轻；脾气得升，津液布散于四肢，则疲劳乏力减轻。肠胃湿热分利后，大便成形，白昼尿增多，夜尿减少。但湿热、阴虚难以速愈，故仍有夜尿、夜间燥热之症，同时久病伤肾，故加杜仲、续断以固肾。

三诊时，诸症明显减轻，邪去则需扶正，故以玉屏风散补益肺气，使外邪难入；仍需顾护肾气，在杜仲、续断的基础上，加入主入肝经的桑寄生以增强疗效，同时阴虚难以速愈，故加鳖甲滋阴潜阳以巩固疗效。

（高慧娟）

病例 7 发现血糖升高半年余

患儿，女，13 岁。发现血糖升高半年余。半年前体检发现血糖升高，经住院系统检查，诊断为"T2DM"，予以口服二甲双胍片治疗，目前 FPG 控制在 6.0mmol/L 左右，PBG 控制在 11.0mmol/L 左右，现为求进一步诊治，遂至门诊就诊。刻下症：体胖，疲劳乏力，夜热烦躁，皮肤瘙痒，面部痤疮，纳可眠安，舌淡胖齿痕，苔黄腻，脉沉弦。

既往体健，否认慢性、传染性疾病史。西医诊断为 T2DM；中医诊断为消渴，辨证为气血亏虚、湿热内蕴证，治以补益气血、清利湿热。处方：生黄芪 30g，当归 10g，川芎 30g，党参 30g，炙青皮 20g，炒栀子 10g，连翘 30g，北豆根 9g，黄连 10g，陈皮 10g，法半夏 9g，土茯苓 30g，泽泻 30g，生薏苡仁 30g，苍术 15g，车前子 30g（包煎）。7 剂，水煎服，每日 1 剂，早晚分温再服。

患儿服上方 7 日后复诊，疲劳乏力、夜热烦躁、皮肤瘙痒均减轻，面部痤疮同前，舌脉如前，血糖较前改善，PBG 控制在 6.0mmol/L 左右。处方：上方去党参、泽泻，加苦参 20g，砂仁 10g（后下）。7 剂，水煎服，每日 1 剂，早晚分温再服。

患儿服上方 7 日后复诊，上述诸症均改善，上课时有困倦，舌淡胖，齿痕减轻，苔薄黄，脉沉弦，PBG 控制在 6mmol/L 左右。处方：上方去当归、炙青皮、炒栀子、连翘、苦参，加升麻 6g，鸡血藤 30g，炒山药 20g，地肤子 30g，木香 10g。7 剂，水煎服，每日 1 剂，早晚分温再服。

按语： 由于遗传、饮食、心理等因素，儿童糖尿病患病率呈逐年上升趋势。儿童糖尿病虽以 T1DM 多见，但是 T2DM 患病率的增长速度比 T1DM 更快，需要药物联合生活、心理管理共同干预。近年来，中西医结合诊治儿童糖尿病是大势所趋。中医认为糖尿病的发生与先天禀赋体质有关，《灵枢·五变》曰："五脏皆柔弱者，善病消瘅。"而现代研究表明，婴儿在胚胎期如果营养不良则可增加糖尿病的易患性和发病率，两者不谋而合。《素问·评热病论》曰："邪之所凑，其气必虚"，患者先天不足，肾元亏虚亦是百病之源，虚气流滞，易发为消渴，所以临床务益气固本，兼治其他流邪。同时，中医认为糖尿病还与饮食不节、情志失调、房劳过度等有关。如《素问·奇病论》曰："此肥美之所发也，此人必数食甘美而多肥也，肥者令人内热，甘者令人中满，故其气上溢，转为消渴。"

本案患儿过食肥甘厚腻，损伤脾胃，脾胃为气血生化之源，脾胃损伤，气血乏源；加之先天元气不足，可见疲劳乏力、舌胖大有齿痕、脉沉之象。气虚无以推动，流滞为火、瘀、郁、痰、湿、食，合而成毒，发为消渴。气虚可出现卫气不固而恶风寒，亦会出现流滞，郁而化热。本案患儿夜热烦躁，加之脉沉弦，即是化热之象。湿热互结，毒邪浸于皮肤，则引起瘙痒、痤疮、上泛于口，见舌苔黄腻。患儿血糖升高日久，久病入络，留而成瘀。痰瘀互结，脾胃水谷运化功能下降，加重病情，患儿体重日渐增加。综上分析，患儿系虚气流滞，蕴而成毒，发病消渴。初诊以黄芪、党参、当归补益气血，黄芪气薄而味厚，可升可降，专于补气；党参益气健脾、调和脾胃；当归补血活血，气血充则动，顺流不息，配合亦为生血、活血之主药，而又能宣通气分，使气血各有所归。臣药以栀子泻火除烦，清心火而除烦郁，泻脾土而祛湿热；连翘清热散结，泻心中客热、脾胃湿热，也可祛痈毒；黄连泻火解毒，三者相和，可清热解毒。半夏性味辛温，体滑性燥，行水利痰；痰由湿生，湿去则痰消，故以茯苓渗湿；青皮、陈皮同用，可破气消滞。川芎上行头目，下行血海，为血中之气药也，主开郁宽胸，直达三焦，活血行气以防壅滞。土茯苓、泽泻、薏苡仁、苍术、车前子合用清利湿热，化其流滞。佐以北豆根清热利咽以防黄芪温燥。全方合用，共奏补益气血、清利湿热之功。

二诊时，患儿服药后症状减轻，血糖改善，唯有面部痤疮未见改善，全方大体未变，去党参以防温热，加苦参、砂仁，以加强清利湿热之功。

三诊时，患儿诸症均减，血糖平稳，故去栀子、连翘、苦参等苦寒清热药物及当归、青皮。但患儿仍有上课困倦的表现，于是增加黄芪用量以增强补气之力，加木香理气以助血行，用其辛燥之性，与鸡血藤合用，共奏破滞攻坚、活血化瘀之功。患儿诉中药太苦，故调整清湿热药物为地肤子、苍术，以防药味太过苦涩。加升麻，清热解毒之力较缓，又可提升阳气，促进预后。随访患儿服用此方，加之生活调节，血糖控制平稳，体重减轻，逐渐减二甲双胍用量。

（闫　凯）

1.3　糖尿病伴并发症

1.3.1　糖尿病性视网膜病变

病例 1　间断口干多饮 2 年余，伴视物模糊 1 年，加重 2 周

患者，男，56 岁。间断口干多饮 2 年余，伴视物模糊 1 年，加重 2 周。患者 2 年前于当地医院体检发现血糖升高，FPG 为 8.6mmol/L，PBG 为 12.4mmol/L，HbA1c 为 7.3%，伴口干、多饮、多尿，无多食、体重减轻等，诊断为 "T2DM"，予以口服阿卡波糖片，每次 50mg，每日 3 次，联合二甲双胍片，每次 0.5g，每日 3 次。之后患者多次自行停药，血糖控制不达标。1 年前出现视物模糊、口干、多饮、多尿、乏力等症状。2 周前患者视物模糊、疲劳乏力症状加重，FPG 控制在 8.0～11.0mmol/L，PBG 为 15.6mmol/L，曾有 2 次因未进食早餐而出现低血糖症状。现为求进一步诊治，遂至门诊就诊。刻下症：视物模糊，疲劳乏力，口腔溃疡红肿疼痛，畏寒怕风，动则汗出，腰膝酸软，大便溏，小便频，寐安。舌淡苔薄，脉沉细。

既往体健。西医诊断为 2 型糖尿病性视网膜病变；中医诊断为消渴目病，辨证为气虚湿阻、阴虚内热证，治法为益气祛湿、滋阴清热。方以当归补血汤为基础，合用滋阴降火、清热利湿之品。处方：黄芪 60g，黄连 10g，当归 10g，肉桂 6g，枸杞子 10g，菊花 10g，知母 10g，黄柏 10g，黄芩 10g，怀牛膝 30g，薏苡仁 30g，车前子 30g（包煎），栀子 10g，牡丹皮 20g，地骨皮 30g，鳖甲 30g（先煎），夏枯草 10g，青葙子 10g。7 剂，水煎服，每日 1 剂，早晚分温再服。

患者服上方 7 日后复诊，视力较前略有恢复，口腔溃疡已愈，仍汗出怕冷，大便溏泄。处方：上方改当归 20g，去知母、黄柏、夏枯草、青葙子，加白术 10g，防风 10g，山药 20g，葛根 30g。7 剂，水煎服，每日 1 剂，早晚分温再服。

患者服上方 7 日后复诊，疲劳乏力、视物模糊好转，仍畏寒，牙龈肿痛，食欲不振，大便溏泄，舌红苔白，脉沉。处方：上方去肉桂、枸杞子、菊花、栀子、牡丹皮、地骨皮、鳖甲、葛根，加川芎 30g，知母 10g，黄柏 10g，北豆根 9g，砂仁 10g（后下），木香 10g。7 剂，水煎服，每日 1 剂，早晚分温再服。

患者服上方 7 日后复诊，诸症明显好转，唯汗多畏寒。处方：上方加黑顺片 10g（先煎）。7 剂，水煎服，每日 1 剂，早晚分温再服。

按语：糖尿病性视网膜病变（diabetic retinopathy，DR）是常见且为 T2DM 特有的慢性并发症，罕见于其他疾病，也是成年人失明的主要原因。临床上，DR 主要分为两类：非增殖性糖尿病视网膜病变及增殖性糖尿病视网膜病变。糖尿病性视网膜病变的主要危险因素包括糖尿病病程、高血糖、高血压和血脂紊乱。我国 T2DM 早诊率较低，兼之糖尿病性视网膜病变患者早期可能无明显临床症状，故 T2DM 患者诊断为糖尿病性视网膜病变的发生率较高，亦是其他眼部疾病如白内障、青光眼、视网膜血管阻塞等发生的高危人群，因此 T2DM 患者在确诊后应尽快进行首次眼底检查。

本病初期多因先天禀赋不足，五脏柔弱，素体阴虚，或后天饮食失节，过食肥甘厚味，损伤脾胃，运化失司，肥甘之物积热伤津，或情志失调，肝失疏泄，气机郁滞，郁久化火，消灼阴津，或久坐少动，脾胃虚弱，水谷精微难以化气，聚湿变浊生痰等所致，日久阴损及阳，阴阳俱虚，病久入络，血脉瘀滞，总属本虚标实，虚实夹杂。冯兴中教授认为，糖尿病性视网膜病变病机可以用"虚气流滞"概之。"虚气"主要指气虚和阴虚。因气的升降出入运动维系了体内新陈代谢的协调稳定和生命过程的有序发展，即"非出入，则无以生长壮老已；非升降，则无以生长化收藏"，而患者消渴日久，正气为之所耗伤，气虚失于推动、固摄，则导致机体气血津液运行失序，形成元气亏虚为本，痰湿、血瘀、气滞、湿着并见的病理基础，极易引发各类变证。此外，气虚失于固摄，血不循经而溢出脉外，致眼底出血、渗出病变；肝肾阴虚，目失濡养，阴虚内热，虚火上扰，灼伤目络而致视物模糊。血瘀是糖尿病微血管病变的病理关键，糖尿病性视网膜病变"流滞"的病理因素以瘀血为主，痰湿为次。离经之血未及时排出或消散，淤积于内则成瘀血，"血受热则煎熬成块"，虚热内灼津液，血液黏稠而运行不畅，变生瘀血，瘀阻络脉，发为消渴目病。气虚运行无力，加之血行瘀滞，致体内水液停聚凝结形成痰湿浊毒，进一步阻滞气血运行，"虚""瘀"胶结则导致本病迁延难愈。糖尿病性视网膜病变"虚气留滞"的病机特点与本病的现代病理机制一致，T2DM 患者由于糖代谢紊乱，视网膜毛细血管周细胞数目减少，收缩功能受到抑制，引起视网膜毛细血管通透性及血流量增加，血流动力学发生异常，成为糖尿病性视网膜病变的早期病理改变。而基底膜增厚，毛细血管狭窄和闭塞，引起毛细血管扩张，微动脉瘤形成，大范围的闭塞引起视网膜缺血和缺氧，终致视网膜微循环障碍。

冯教授认为，患者年过半百，阴气自半，消渴日久，正气久伤，脾元虚损，不能运化水谷精微至肌肉四末，故见疲劳乏力。气虚失于固卫肌表，故见畏寒怕风，动则汗出。中消于内，水谷蕴积于肠胃，郁而化热，故见口干口渴，此为胃腑内热之证。内热日久，劫伤阴津，渐损及下焦肝肾，肾者主水，受五脏六腑之精而藏之，肾气损伤则出现多尿、视物模糊等症，目络气虚血瘀失养，加之邪犯经络，故见视物模糊加剧；肾气不足，不能强腰府，固摄二便，故见腰膝酸软，大便溏，小便频；肾虚不固，肾阴不足，相火妄动，虚阳浮越，故见口舌生疮，日久不愈；肺气"通调水道，下输膀胱，水精四布，五经并行"，肺气不足，脾胃蕴热，则水气不循经，故而大便溏，小便频。结合舌脉，四诊合参，辨为气虚湿阻、阴虚内热证，治宜益气祛湿、滋阴清热。

该患者元气虚弱，故以大量黄芪60g配伍少量当归补气养血，其中重用黄芪，取其量大力宏，益气固表，同时又助生血，使阳生阴长，气旺而血生，补益患者久亏之本；患者肝肾阴亏，相火旺于下，中焦热盛于上，故以黄连配伍肉桂，肉桂辛热，引火下行，温营血，助水液气化，散下焦寒凝；黄连苦寒，清心火，除脾胃湿热，泻火解毒；患者目络失养、邪犯经络，故以枸杞子，菊花滋补肝肾以明目，《本草备要》指出，甘菊花"味兼甘苦，性察平和，备受四气（冬苗、春叶、夏蕊、秋花），饱经霜露，得金水之精，益肺肾二脏"，《药性论》指出，枸杞子"补益精诸不足，明目安神"。同时眼部经络受邪，故以清湿热，散结气之夏枯草，配伍清肝除热，明目退翳之青葙子清利目络；以知母、黄柏、地骨皮、牡丹皮、鳖甲滋阴清热，以四妙散之意清热利湿，导邪从下而出，取"利小便以实大便"之意，车前子亦有清热明目之功，诚如《药性论》所言，车前子"能去风毒，肝中风热，毒风冲眼目，赤痛障翳，脑痛泪出，去心胸烦热"，尤适用于风热上攻之消渴目病患者。

二诊时，患者服药后口疮先愈，视物模糊好转，乃相火归元，热邪得以祛除之象，故去知母、黄柏等寒凉药物以防苦寒折中。考虑患者肺脾肾之气损耗日久，急切难复，此时仍有一派肺脾两虚之征象，故加玉屏风散以固护肌表、益气敛汗，又有"培土生金"之意。同时加山药益气养阴，平补脾、肺、肾三脏，辅以葛根升阳止泻，共助脾胃运化以止便溏。

三诊时，患者口疮未再复发，且视物模糊较前好转，提示浮阳得潜，阴液已复，故去肉桂、枸杞子；患者畏寒肢冷较甚，且热象已基本消退，故去菊花、栀子等寒凉之药。患者中消日久，消谷善饥，日久饮食自倍，肠胃乃伤，运化失司，故见食欲不振、大便溏泄，加木香、砂仁助脾胃运化，砂仁温脾开胃，木香行气健脾消食，使中焦气机畅达，脾胃升降有序。又因患者牙龈肿痛，考虑黄芪温热化火毒犯于上，故加知母、黄柏、北豆根，以清泻胃火、消肿止痛。

四诊时，患者疲劳乏力已减轻，但畏风寒，腰膝冰冷仍甚，此为肾阳不足，失于温煦之证。因之前以口疮、口干、口苦等阴虚内热症状为主要表现，掩盖了初诊时腰膝酸软、大便溏薄等肾阳不足之证，而经过 3 周的治疗后，阴虚火盛之象已大为改善，此时阳虚成为主要矛盾，故再加附子温补脾肾阳气，温阳散寒，以收全功。正如《景岳全书》所言："外感之邪未除，而留伏于经络，食饮之滞不消，而积聚于脏腑，或郁结逆气有不可散，或顽痰瘀血有所留藏，病久致羸，似乎不足，不知病本未除，还当治本。若误用补，必益其病矣。"此乃中医学随症加减用药灵活性的体现。

（吴博文）

病例2　间断口干口渴10年，伴视物模糊2个月

患者，男，63 岁。间断口干口渴 10 年，伴视物模糊 2 个月。患者 10 年前无明显诱因出现口干口渴，多饮多尿，神疲乏力，少气懒言，多食易饥，就诊于当地社区卫生服务中心，诊断为"T2DM"，给予口服二甲双胍片，每次 500mg，每日 3 次；格列美脲片，每次 2mg，每日 1 次；阿卡波糖片，每次 50mg，每日 3 次控制血糖。平素 FPG 控制在 7.0～8.0mmol/L，PBG 控制在 8.0～9.0mmol/L。2 个月前患者出现视物模糊，视力减退，双眼干涩，就诊于眼科，查眼底可见视网膜微血管瘤、小点片状出血，确诊为糖尿病性视网膜病变Ⅱ期，口服羟苯磺酸钙，每次 0.5g，每日 3 次，以改善微循环。现为求进一步诊治，遂就诊。刻下症：口干口渴，多饮多尿，乏力倦怠，咽干口燥，少气懒言，视物模糊，双眼干涩，盗汗，五心烦热，腰膝酸软，偶有耳鸣，舌尖红，苔少有裂纹，舌底络脉迂曲紫暗，脉细数。

既往冠心病、高血压、高脂血症病史。父亲 T2DM 病史。查体：血压为 130/80mmHg，心、肺、腹查体未见明显异常，双下肢无水肿。辅助检查：HbA1c 为 6.5%。西医诊断为糖尿病性视网膜病变Ⅱ期；中医诊断为消渴目病，辨证为气阴两虚、脉络瘀阻证，治法为益气养阴、化瘀通络。治以生脉散、六味地黄丸合桃红四物汤加减。处方：太子参 30g，麦冬 30g，五味子 6g，熟地黄 30g，山茱萸 20g，山药 20g，泽泻 30g，茯苓 30g，牡丹皮 20g，地骨皮 30g，炒栀子 10g，葛根 30g，丹参 30g，当归 10g，川芎 30g，桃仁 10g，鸡血藤 30g，墨旱莲 20g，青葙子 10g，生蒲黄 10g。7 剂，水煎服，每日 1 剂，早晚分温再服。并于门诊进行糖尿病宣教，嘱规律监测血糖，调整饮食，忌食辛辣刺激燥热之品，适当起居。

患者服上方 7 剂后复诊，口干口渴、乏力、双眼干涩、视物模糊症状有减轻，仍有眠差多梦，舌红，苔少，舌底络脉迂曲紫暗，脉细数。处方：上方去炒栀子、青葙子、生蒲黄、地骨皮，加浙贝母 10g，海藻 15g，昆布 15g，酸枣仁 30g，7 剂，水煎服，每日 1 剂，早晚分温再服。患者未按时复诊，电话随访，诉诸症减轻，嘱定期于眼科复查。

按语: 糖尿病性视网膜病变归属中医学"视瞻昏渺""云雾移睛""血灌瞳神""暴盲""青盲"等眼病范畴,统称消渴目病,是在消渴的基础上发展而来。本病病性为本虚与标实同在,虚与实相互夹杂,本虚为气阴两虚,标实为瘀血阻络。其病机为病程日久,正气虚损,病理产物瘀积,气虚生毒,痰瘀互结。痰瘀互结,阻于脉络,气血津液不能上承于目,目失所养,可致视物昏朦,眼病丛生;痰瘀阻络,久聚不散,可致视衣血络增粗,甚或血络膨大如珠,或血不循经而溢于络外,留著视衣,则可见点片状暗红色出血滞结不消;瘀阻目络,气血津液不能上奉肝目,目失濡养,眼络遂另辟蹊径而变生新生目络以自救,但其质地偏脆弱而易破裂出血。故临床治疗上需虚实同调,标本兼治,补虚与活血同用。

该患者消渴十余年,气阴耗伤日久,气虚则血行无力,血液循环滞涩,血络不畅,痰瘀阻滞,目络失养;阴虚则血行滞涩,燥热煎熬,津亏液少,不能载血循经而致瘀血;痰瘀阻于目络,导致目络损伤,易出现视网膜病变,表现为微血管瘤、水肿、渗出及出血等。血瘀日久阻塞脉管,瘀血阻络则血不循经而外溢,故眼底可见视网膜微血管瘤、小点片状出血。结合该患者症状、舌脉,四诊合参,辨证为气阴两虚、脉络瘀阻证。治疗上以益气生津、滋阴补肾、活血通络为主,方用生脉散、六味地黄丸合桃红四物汤加减。《景岳全书》记载:"治消之法,最当先辨虚实,若察其脉证果为实火致耗津液者,但去其火则津液自生,而消渴自止。"故处方以生脉散为主,三药一补一清一敛,方中太子参甘温,可益气生津以补肺,肺气旺则四脏之气皆旺;麦冬甘寒,可养阴清热、润肺生津;五味子酸温,可敛肺止汗、生津止渴。三药合用,于补清敛中共奏益气养阴、生津敛阴之效。地骨皮凉血退热;炒栀子清热泻火;青葙子功专清泻肝火、明目退翳;葛根生津养阴,诸药合用,共助生脉散通润相合、益气复脉之功。精血同源,肾精不足则不能化生血液循经上达瞳神而滋养肝目,临床中可出现目昏或目无所见,治疗时不宜用燥烈峻补之剂,故选用六味地黄丸以填精滋阴补肾。《审视瑶函·目为至宝论》中记载:"真精者,乃先后二天元气所化之精汁,先起于肾,次施于胆,而后及乎睛神也。凡此数者,一有所损,目病生矣"。六味地黄丸中熟地黄补肾水而偏滋腻,则佐泽泻宣泄肾浊;山茱萸温涩肝经,则佐牡丹皮以清泻肝火;山药补益脾阴而收摄脾经,则佐茯苓以淡渗脾湿,六味合用,三补三泻,补必兼泻邪,邪去则补得力,共奏滋阴补肾之功,使阴气渐充,精血渐复,上充于目,则病必向愈。患者目络血瘀尤甚,瘀血不去则新血不生,故加桃红四物汤加减以活血化瘀通络,又加丹参、当归、川芎、桃仁、鸡血藤以增行血通脉之力。蒲黄化瘀止血,墨旱莲凉血止血,既助全方养阴通脉之效,又防活血太过而致出血,且墨旱莲兼具滋养肝肾之功,能补益肝肾之阴,助六味地黄丸益精滋目。诸药合用,共奏益气生津、滋阴补肾、活血通络之功。

二诊时,患者口干、乏力、目涩、视物模糊症状减轻,说明虚热已清,阴液渐复，故去炒栀子、青葙子、生蒲黄、地骨皮等清热凉血药。考虑到患者久病，气阴两虚，燥热伤津灼血，血脉涩滞，瘀血阻滞，影响气血津液之输布，水液停蓄而成痰，痰瘀互结，病程日久，瘀血痰浊互为因果，形成恶性循环，致病势缠绵，故加用浙贝母、海藻、昆布以化痰软坚散结，佐入方中，共奏化痰祛瘀通络之效。

（李奥杰）

病例3　间断口干乏力10余年，伴视物模糊2年余，加重1个月

患者，女，61岁。间断口干乏力10余年，伴视物模糊2年余，加重1个月。患者10年前无明显诱因出现口干乏力、多尿多饮、多食易饥，就诊于当地医院查血糖升高，被诊断为"T2DM"，间断口服二甲双胍、阿卡波糖、瑞格列奈等药物，血糖控制不佳。2年前患者逐渐出现视物模糊，曾于眼科就诊，诊断为"糖尿病性视网膜病变"，遂开始规律服用降糖药物，血糖控制相对平稳。近1个月患者劳累后感口干乏力、视物模糊等症加重，就诊于眼科，眼底检查提示：糖尿病性视网膜病变Ⅱ～Ⅲ期，黄斑水肿。予以口服羟苯磺酸钙胶囊，每次0.5g，每日3次，症状改善不明显。现为求进一步诊治，遂至门诊就诊。刻下症：口干乏力，目胀、干涩不适，视物不清，头晕耳鸣，腰膝酸软，畏寒，纳可，眠一般，小便频，大便调，舌淡暗，有瘀斑，苔白腻，脉细。

既往高血压、高脂血症病史。父母均有T2DM病史。辅助检查：随机血糖为9.7mmol/L；HbA1c为6.8%。西医诊断为糖尿病性视网膜病变Ⅱ～Ⅲ期，黄斑水肿；中医诊断为消渴目病，辨证为气阴两虚、血瘀湿阻证，治法为益气养阴、化瘀利湿。予以生脉散合杞菊地黄丸加减。处方：黄芪30g，太子参30g，麦冬30g，五味子6g，枸杞子10g，菊花10g，熟地黄30g，山茱萸20g，山药20g，泽泻30g，猪苓30g，泽兰30g，牡丹皮20g，丹参30g，当归10g，川芎30g，夏枯草30g，炒栀子10g，生薏苡仁30g，车前子30g（包煎）。7剂，水煎服，每日1剂，早晚分温再服。于门诊进行糖尿病宣教，嘱患者节饮食，慎起居，畅情志，适劳逸，控制血糖、血压、血脂达标，以免眼底病变加重。

患者服上方7日后复诊，口干乏力减轻，头晕耳鸣好转，目胀、干涩不适亦有减轻，腰膝酸软改善不明显，时感胸闷胁胀。处方：上方去太子参、麦冬、五味子、熟地黄、山茱萸、山药，加炒杜仲20g，续断30g，桑寄生30g，牛膝30g，炙青皮20g。7剂，水煎服，每日1剂，服法同前。

患者服上方7日后复诊，诸症好转，视物模糊亦有改善，舌体瘀斑淡化，纳眠可，二便调，继服上方7剂巩固疗效，嘱患者定期至眼科复诊。

按语： 本病案患者消渴病程较长，脏腑亏损较重，气机不畅过久，故气虚、

阴虚、血瘀等多种病理产物并见，其中阴虚以肝肾亏损为主。患者肾精亏虚，目睛失养，则视物模糊、目睛干涩；肾阴不足，虚火上炎，故见目胀不适、眩晕耳鸣，津不上承则口干；肝主筋，肾主骨，肝肾不足，则腰膝酸软；消渴日久，阴损及阳，脏腑虚衰，故见畏寒。治以滋补肝肾、润燥明目，可予以杞菊地黄丸加减。该方来源于《医级》，方中以六味地黄丸滋补肝肾，治疗肝肾阴虚之腰膝酸软、头晕耳鸣等症。枸杞子味甘性平，《本草纲目》载其主治"肾经虚损，眼目昏花，或云翳遮睛"，《本草述》言其"疗肝风血虚，眼赤痛痒昏翳"。菊花性味辛、苦、甘、微寒，可清肝明目，兼治虚火上扰双目。在六味地黄丸的基础上再加枸杞子、菊花而成杞菊地黄丸，增强了滋肾养肝明目的作用，擅治眼目疾病，为消渴目病之常用方剂。患者兼有神疲乏力、气短懒言、咽干口燥、舌有瘀斑、脉细涩等症，为气阴两虚所致的脉络瘀阻，治以益气养阴、活血化瘀，故选生脉散补敛气阴以复脉。方中太子参益气健脾、养阴生津，《饮片新参》言其能"补脾肺元气，止汗生津"，为气阴双补之品；麦冬甘寒，可养阴清热、润肺生津，助太子参气阴双补之力；五味子收敛耗散之气，三药共奏补气敛阴之功，使气复津生，脉气得充，则脉络之瘀得散。两方合用，使肝肾得养，阴火得消，元气得复，脉络得通。方中重用黄芪，以补气通滞、生津养血，《长沙药解》载，黄芪"入肺胃而补气，走经络而益营"，亦有气阴双补之功；因患者伴有黄斑水肿，此症以湿浊阻滞为标，故酌加薏苡仁、车前子、猪苓、泽兰，以健脾渗湿、利水消肿，使湿浊之毒从小便排出；又加丹参、当归、川芎，以活血养血、行气祛瘀，其中川芎为血中之气药，既能活血化瘀，又能行气开郁。再用夏枯草、炒栀子，可清泻肝胆火热以明目。诸药共奏益气养阴、化瘀利湿之功，标本兼治，消补并施，使气阴复，脉络通，则目睛复明。

二诊时，患者口干乏力减轻，头晕耳鸣好转，目胀、干涩亦有减轻，提示气阴两虚证候得以改善，故去益气养阴之品太子参、麦冬、五味子、熟地黄、山茱萸、山药。而患者腰膝酸软改善不明显，提示肝肾尚亏，故加炒杜仲、续断、桑寄生、牛膝，以补肝肾、强筋骨，并兼活血祛瘀之效。患者前期气虚运行无力，瘀血、湿浊停滞，气机不畅，又兼情志不遂，肝气郁结难舒，时感胸闷胁胀，故在黄芪益气基础上，另加炙青皮疏肝破气、消积化滞。此番调整，进一步改善了患者的证候，而见视物改善，舌体瘀斑淡化，纳眠可，二便调。

综上所述，本案为消渴目病之典型表现，即气阴两虚为体虚之本，血瘀、湿阻为临证之标，故遣方用药之时当辨别脏腑虚实，初以生脉散合杞菊地黄丸为主方，并加黄芪补脾肺之气；后因患者肝肾亏虚较为明显，故加炒杜仲、续断、桑寄生、牛膝，以补益肝肾，共同扶正，诸药随症加减，疗效确切。

（官 杰）

病例 4　间断口干多饮 14 年，加重伴视物模糊 2 日

患者，男，54 岁。间断口干多饮 14 年，加重伴视物模糊 2 日。患者 14 年前无明显诱因出现口干多饮，就诊于宣武医院，FPG 为 8.0mmol/L，诊断为"T2DM"，予以降糖治疗，口服阿卡波糖片，每次 50mg，每日 3 次，血糖控制尚可。2 日前患者无明显诱因出现口干多饮较前加重，伴视物模糊，就诊于眼科，行相关检查后诊断为"糖尿病性视网膜病变（中度非增殖型）"，予以改善微循环治疗，口服羟苯磺酸钙片，每次 0.5g，每日 3 次。现为求中西医结合诊治而就诊。刻下症：口干多饮，视物模糊，双目干涩，纳可，夜眠安，二便调，舌质暗红，少苔，脉细数。

既往高血压病史。辅助检查：随机血糖为 11.5mmol/L。西医诊断为糖尿病性视网膜病变 II 期；中医诊断为消渴目病，辨证为肝肾亏虚、瘀血阻络证，治法为补益肝肾、活血通络。予以杞菊地黄汤化裁。处方：枸杞子 10g，菊花 10g，生地黄 20g，熟地黄 20g，牡丹皮 12g，山药 20g，山萸肉 12g，茯苓 30g，泽泻 10g，密蒙花 10g（包煎），当归 10g，三七粉 6g（冲服）。7 剂，水煎服，每日 1 剂，早晚分温再服。

患者服上方 7 日后复诊，症状均较前减轻，诉双下肢麻木，纳可，夜眠安，二便调。舌质暗红，少苔，脉细数。处方：上方加伸筋草 30g，鸡血藤 30g。7 剂，水煎服，每日 1 剂，早晚分温再服。患者服上方 7 日后诸症较前缓解，嘱控制血糖，定期于眼科复诊。

按语：糖尿病性视网膜病变是常见的糖尿病慢性并发症之一，也是导致成年人失明的主要原因之一，临床主要表现为不同程度的视力减退、眼前黑影飞舞，甚至失明。由于糖尿病性视网膜病变是糖尿病引起的微血管并发症，中医临证多灵活运用活血通络法辨证治疗。冯兴中教授认为患者本虚与标实同在，虚实相互夹杂，本虚为肝肾两虚，标实为瘀血阻络。其病机为病程日久，肝肾虚损，气不得通，津不得化，病理产物瘀积，痰瘀互结，酿生毒邪，阻于脉络，气血津液不能上承于目，目失所养，可致视物昏朦，眼病丛生；痰瘀阻络，久聚不散，可致视衣血络增粗，甚或血络膨大如珠，形成微血管瘤；或血不循经而溢于络外，留著视衣，则可见点片状暗红色出血滞结不消；瘀阻目络，眼络遂另辟蹊径而变生新生目络以自救，但其质地偏脆弱而易破裂出血。故临床治疗时需虚实同调，标本兼治，补虚与活血并用。

患者年过半百，消渴日久，肺脾虚损，肺不能布津，脾失于运化水液，胃腑燥热，故见口干多饮。消渴耗伤气阴，气虚失于固摄，血溢目络脉外，停为血瘀；阴虚不能承津，目络失于充养，故见视物模糊、双目干涩。此外，患者阴损日久，伤及肝肾，《黄帝内经》云："肝开窍于目"，目得血而能视，目络虚瘀并见，发为

本证。综合患者症状、舌脉，四诊合参，辨证为肝肾亏虚、瘀血阻络证，治宜补益肝肾、活血通络，方拟杞菊地黄汤化裁，药症相符。杞菊地黄汤出自《医宗金鉴》，方中以六味地黄丸补益肝肾，重用熟地黄，味甘滋润，入肝肾，善滋补阴血、填髓益精；山萸肉酸涩微温质润，温而不燥，补而不峻，功善补益肝肾，并能涩精；山药益气养阴，并兼收涩之性，既补肾固精，又补脾以助后天生化之源。三药相辅相成，补肝脾肾，共成三阴并补之功。然凡补肾精之法，必当泄"浊"以存"清"，方能使阴精得补。故佐以泽泻渗湿泄浊以补肾精，并防熟地黄之滋腻；肾为水火之宅，肾虚则水泛，阴虚而火盛，加牡丹皮清泄相火，并制山萸肉之温涩；茯苓渗泄水湿，与山药配伍，补脾助运。三药合用，泄湿浊而降相火，是为"三泻"。"三补""三泻"合用，消补兼施，使浊降而精生，火清而阴养，共奏补肾益精之效。加用入肝肾经之枸杞子，平补肾精肝血，《本草经疏》言其"为肝肾真阴不足，劳乏内热补益之要药"；又加菊花平抑肝阳，清肝明目，与六味地黄丸相合，共奏滋肾养肝明目之功。合用当归、三七粉，以养血活血、祛瘀通络；密蒙花清热养肝，以增明目退翳之效。

二诊时，患者诸症减轻，示辨证施治准确，肝肾得补，效不更方。双下肢麻木提示瘀血未清，阻塞经络气机，同时因为 T2DM 的高血糖状态对微小血管及周围神经的改变，相当一部分糖尿病性视网膜病变患者后期容易合并四肢麻木等糖尿病周围神经病变的症状，提示疾病的多元性表现，故在原方基础上加用伸筋草、鸡血藤药力趋向下焦，同时舒筋活血通络。

（赵 艳）

病例 5 口干乏力 25 余年，伴视物模糊 5 年余，加重 3 个月

患者，男，71 岁。口干乏力 25 余年，伴视物模糊 5 年余，加重 3 个月。患者 25 年前无明显诱因出现口干乏力，多饮多尿，无善食易饥，就诊于医院查血糖升高，诊断为"T2DM"，予以口服二甲双胍、阿卡波糖等药物降糖，未规律监测血糖。5 年前患者逐渐出现视物模糊，就诊于眼科，诊断为"糖尿病性视网膜病变"，遂规律服用降糖药物。3 个月前患者口干乏力、视物模糊等症状加重，出现双下肢轻度水肿，FPG 控制在 10.0～12.0mmol/L，PBG 控制在 13.0～15.0mmol/L，HbA1c 为 7.5%，眼底检查示糖尿病性视网膜病变Ⅲ期，黄斑水肿。予以口服羟苯磺酸钙胶囊，每次 0.5g，每日 3 次，症状改善不明显。患者为求进一步诊治，遂就诊。刻下症：口干乏力，视物模糊，恶热，胸闷憋喘，腹胀，双下肢轻度水肿，行走不利，便秘，2～3 日/次，小便量可，色黄，有泡沫，舌红苔白腻，剥脱苔，脉沉细。

既往慢性肾功能不全、甲状腺功能减退、慢性淋巴细胞白血病等病史。辅助

检查：HbA1c 为 7.5%，肌酐为 251μmol/L，尿蛋白（＋）。西医诊断为糖尿病性视网膜病变Ⅲ期；中医诊断为消渴目病，辨证为肝肾阴虚、气滞湿阻证，治法为补肝益肾、理气化湿。予以生脉散合加味四逆散加减。处方：太子参 60g，麦冬 30g，五味子 6g，薤白 30g，枸杞子 10g，菊花 10g，柴胡 10g，枳实 10g，炒白芍 30g，厚朴 30g，炙青皮 20g，炒栀子 10g，牡丹皮 20g，生地黄 30g，地骨皮 30g，莱菔子 30g，大腹皮 30g，葛根 30g，怀牛膝 30g，炒杜仲 20g，续断 30g，桑寄生 30g。7 剂，水煎服，每日 1 剂，早晚分温再服。

患者服上方 7 日后复诊，诉口干乏力、视物模糊、胸闷憋喘、双下肢水肿、恶热等症状较前明显好转，现仍有气短乏力，目涩，腹胀，食欲不振，纳少，便秘，数日 1 行，舌红苔剥脱，脉沉细。处方：上方去炒栀子、大腹皮、葛根、怀牛膝、炒杜仲、续断、桑寄生，加炙黄芪 60g，黄连 10g，半夏 9g，瓜蒌 30g，生槟榔 30g，佛手 15g，香橼 15g。14 剂，水煎服，每日 1 剂，早晚分温再服。

患者服上方 21 日后复诊，诉腹胀、食欲不振、纳少、便秘等症状明显减轻，现大便通畅，1 日 1 行，偶有胸闷气短，时有口干目涩，恶热，双下肢仍乏力，舌红，苔剥脱，脉沉细。处方：上方去柴胡、黄连、半夏、瓜蒌、生槟榔、炙青皮、佛手、香橼，加北豆根 9g，炒栀子 10g，知母 10g，怀牛膝 30g，炒杜仲 20g，续断 30g，桑寄生 30g，焦槟榔 30g。14 剂，水煎服，每日 1 剂，早晚分温再服。其后数诊，患者间断门诊开方，未再诉明显不适，按时就诊，积极控制血糖，病情平稳。

按语：消渴目病的病因病机复杂，现代医家关于本病的理解意见不一，多从阴阳、脏腑、经络等方面进行阐述。如朴氏等以消渴传变为糖尿病性视网膜病变的病机规律，消渴以肾虚为本，病程日久，耗竭肾阴，"母病及子"，累及肝木，并发消渴目病。郭氏等基于中医络脉理论，从"络"阐释糖尿病黄斑水肿的发病机制，提出久病入络，正虚络伤，络脉瘀阻，血瘀水停，络脉气血渗灌失调，以及脾肾不足，运化无力，致水液痰湿结聚黄斑。冯兴中教授则认为，本病总属本虚标实之证。消渴病情迁延，日久损及先天之本，以肾虚为主；肝肾同源，肾虚损及肝，则目睛、筋骨诸症皆现；肾虚气化不利，肝病气机不通，故痰浊、瘀血等病理产物大量堆积，引发一系列临床综合征。治疗当消补兼施，标本兼治，补虚扶正的同时兼顾去除病邪。

本例患者为老年男性，多种慢性疾病迁延日久不愈，则肾气亏虚，母病及子，肝肾亏虚，四肢失于荣养，则见腿沉乏力、行走不利；肝肾阴液不足，不能濡养目精，故视物模糊；阴虚日久，虚火灼伤津液，肺叶耗伤，布津失职，津不上承于口，故见口干；阴液亏虚，滋润、制约阳热的功能减退，致使阴不制阳，出现恶热；因气虚而致气滞，气滞心胸，则见胸闷憋喘；气滞胃肠，则见便秘；久病体虚，伤阴耗气，肾气不足则水液无主，无以化气行水，水液停聚三焦，则凝聚成湿，日久酿浊，湿浊致病程缠绵难愈，且湿浊黏腻下行，阻遏阳气，故见双下肢水肿、腹胀、尿有泡沫等症状，正如《圣济总录》中记载："消渴病久，肾气受伤，肾主水，肾气虚衰，气化失常，开合不利，水液聚于体内而出现水肿"。本病总属本虚标实之证，本虚以肝肾不足、气阴两虚为主，标实以气滞、湿阻为主，结合舌红苔白腻，剥脱苔，脉沉细，辨证为肝肾阴虚、气滞湿阻证，治法为补肝益肾、理气化湿，方以生脉散合加味四逆散加减化裁，另加行气利水药物合方治疗。首诊中以生脉散合加味四逆散为主，生脉散中太子参既补肺脾之气，又能养阴生津；麦冬甘寒，养阴清热、润肺生津，与太子参相合，气阴双补；五味子酸敛，能收敛耗散之气，又能生津止渴。三药相合，一补一润一敛，既补气阴之虚，又敛气阴之散，使气复津生，脉气得充，共奏补虚复脉之效。加葛根，可生津止渴，升发清阳。加味四逆散中柴胡疏肝解郁，升发阳气；白芍敛阴，养血柔肝、与柴胡合用，可行气养血，使柴胡生发而无伤阴之弊，又恰适肝体阴用阳之性；佐以枳实理气解郁，泻热破结，与柴胡相配，升降相因，则气机舒畅、清升浊降；与白芍相配，又能调和气血。四药相合，共奏疏肝理脾之效，使邪去郁解，气血调畅。枸杞子、菊花清肝明目。炙青皮破气消积，厚朴下气除胀满，相须为用，加强破气除胀之功。炒栀子清泻三焦火邪，可凉血止血；牡丹皮清热凉血、活血化瘀，既善清营血分实热，又能入血分而清透阴分伏热；生地黄清热养阴生津，能滋肾阴而降虚火，养阴津而泻伏热；地骨皮甘寒清润，入肝、肾经，善清虚热，又能清热泻火而生津止渴。四药合用，相辅相成，增强清热凉血、养阴生津之功。加之水湿痰浊较盛，加用薤白，以通阳散结、行滞泄浊；莱菔子消食除胀、降气化痰；大腹皮味辛、性微温，可下气宽中、利水消肿。怀牛膝补肝肾、强筋骨、引血下行，以其下行之功，可引火下泻；炒杜仲、续断、桑寄生均可补益肝肾、强壮筋骨。诸药配伍，共奏补益肝肾、益气养阴、养肝明目、滋阴清热、行气导滞、利水消肿之效，颇具良效。

二诊时，患者视物模糊、憋喘、水肿等症状较前明显好转，提示肝肾得养，水饮得化，故去大腹皮、葛根、怀牛膝、炒杜仲、续断、桑寄生；因患者口干乏力、恶热症状亦有好转，说明虚火得制，阳气得复，故去清热之栀子；患者仍有气短乏力、目涩、腹胀、食欲不振、纳少、便秘等症状，考虑为患者病程日久，脾胃虚弱，运化失司，气乏新生，则气短乏力；虚气流滞，气机壅塞，阻滞中焦则见腹胀、食欲不振；脾胃功能障碍，水湿不化，化生痰浊，进一步阻塞气机，血不随气行，目络失养故目涩；气机不畅，郁而化热，煎灼津液，肠道津亏，故大便秘结。诸症皆因气虚而生，故二诊重用炙黄芪，以补脾益气、利尿排毒；加小陷胸汤，以清热涤痰；加佛手、香橼，以疏肝解郁、理气健脾、燥湿化痰；加生槟榔，取其利水行气之功。

三诊时，患者腹胀、食欲不振、纳少、便秘等明显减轻，提示中焦复运，气机复畅，痰瘀得通，故去柴胡、黄连、半夏、瓜蒌、生槟榔、炙青皮、佛手、香橼，并加焦槟榔消食导滞，进一步缓解腹部不适。考虑患者病程缠绵，故仍以补益肝肾、益气养阴等药扶正固本为主，故又加怀牛膝、炒杜仲、续断、桑寄生以补益肝肾。又因患者偶见恶热，舌红苔剥脱，提示体内尚有余热，故加炒栀子、知母、北豆根清泻余热。其后数诊，在滋补肝肾、益气养阴的基础上随症加减，按时就诊且积极配合治疗，FPG 控制在 8.0～9.0mmol/L，PBG 控制在 10.0～12.0mmol/L，肌酐呈现缓慢稳定地下降，目前血肌酐维持在 193.7μmol/L，病情平稳。

（欧阳惠楠）

1.3.2　糖尿病性周围神经病变

病例 1　间断口干口渴 10 年余，伴双下肢疼痛、麻木 2 月余

患者，男，65 岁。间断口干口渴 10 年余，伴双下肢疼痛、麻木 2 月余。患者 10 年前出现口干口渴，体重进行性下降，完善糖耐量试验后诊断为"T2DM"。2 个月前患者无明显诱因出现双下肢麻木疼痛等症状，考虑为"糖尿病性周围神经病变"，予以口服甲钴胺，每次 0.5mg，每日 3 次，营养神经后症状未见明显减轻，现为求进一步诊治遂至内分泌门诊就诊。刻下症：双下肢麻木疼痛，夜间加重，倦怠乏力，口干口渴，纳差，眠欠安，大便质稀，每日 1～2 行，舌质暗有瘀斑，苔白腻，脉沉细。

既往高血压 2 级、肾性贫血。查体：双侧足背动脉搏动减弱。辅助检查：FPG 为 7.80mmol/L，PBG 为 12.1mmol/L，HbA1c 为 7.2%；神经传导速度检测：周围神经受损（以感觉纤维为主），腓总神经感觉神经传导速度（sensory nerve conduction velocity，SNCV）为 35.1m/s，腓总神经运动神经传导速度（motor nerve conduction velocity，MNCV）为 51.2m/s，胫神经 SNCV 为 36.3m/s，胫神经 MNCV 为 53.6m/s。西医诊断为 2 型糖尿病，2 型糖尿病性周围神经病变，贫血；中医诊断为消渴痹症，辨证为气血亏虚、痰湿瘀阻证，治法为益气养血、祛湿化痰活血。处方：黄芪 60g，川芎 30g，当归 20g，北豆根 9g，知母 10g，川牛膝 30g，炒薏苡仁 30g，盐车前子 30g（包煎），鸡血藤 30g，苏木 30g，桑寄生 30g，延胡索 30g，黄连 10g，陈皮 10g，半夏 9g，茯苓 30g，焦山楂 30g，焦麦芽 30g，焦神曲 30g，焦槟榔 30g。7 剂，水煎服，每日 1 剂，早晚分温再服。

患者服上方 7 日后复诊，诉倦怠乏力较前明显减轻，双下肢疼痛较前好转，仍时有麻木，双下肢乏力，纳眠差，大便质稀，舌暗，舌体胖大，脉沉。处方：上方去川芎、知母、黄连、陈皮、半夏、茯苓，加三棱 20g，莪术 20g，杜仲 20g，续断 30g，透骨草 30g，木香 10g，砂仁 10g（后下）。7 剂，水煎服，每日 1 剂，早晚分温再服。

按语： 随着社会的发展和生活条件的改善，T2DM 的发病率逐年升高，作为 T2DM 主要并发症之一的糖尿病周围神经病变（diabetic peripheral neuropathy，DPN）发病率亦随之逐年增加，同时糖尿病周围神经病变也是 T2DM 患者致残的主要原因，严重威胁患者的生存质量。糖尿病周围神经病变可以归属中医学"消渴痹症""筋痹""血痹""脉痹"等范畴。消渴痹症是因消渴日久，耗伤气血阴阳，血行瘀滞，脉络痹阻所致，属本虚标实证。本虚在于气虚、血虚、阴虚、阳损，四者既可单独在消渴痹症的发生发展中起作用，也可相互转化，互为因果。标实为痰浊、瘀血，两者既可单独致病，也可互结为患。《类证治裁》有云："诸气血凝滞，久而成痹。"李东垣在《兰室秘藏》中记载："上下齿皆麻，舌根强硬，肿疼，四肢痿弱，前阴如冰"，指出糖尿病周围神经病变的主要临床症状多为肢体疼痛麻木、乏力、局部发冷等。由于糖尿病患者脏腑功能失调，致使体内的血糖化生过度而转运不及，不循常道行濡养之职，而成"离经之精"，留结脏腑组织而成"糖毒"。"糖毒"黏着难去，阻气血，滞津液，伤脏腑，脏腑受损则生更多"糖毒"，如此恶性循环，最终导致脏腑官窍，肢骸百脉受损，气血精津液耗竭，引发诸多变症。

本例患者消渴十年余，阴精耗损，气阴两虚，故见口干口渴、气短乏力；津血同源，津亏日久及血，气血两亏，筋脉肌肉失于濡养，故见双下肢麻木；气虚推动无力，血行不畅而形成瘀血，津行不畅而停滞为湿、凝滞为痰，痰湿、瘀血等阻于脉络之中，导致络脉不通，不通则痛，故患者出现双下肢疼痛，夜间为甚；气虚湿盛，故见纳差、大便稀，舌淡暗有瘀点，苔白腻，脉沉细亦是气血两亏、痰凝瘀阻的佐证。本病总属本虚标实之证，本虚为气虚、血虚，标实为痰、湿、瘀血，可辨证为气血两亏、痰湿瘀阻证，以益气养血、化痰祛湿活血为法，方用当归补血汤、二陈汤合四妙丸加减。首诊方中以黄芪为君，百病生于气也，患者消渴日久，耗气伤阴，重用黄芪 60g，加强益气效果，佐以知母、北豆根滋阴清热，以防黄芪用量较大时助邪生热。当归乃补血之圣药，当归身可养血而中守，当归尾可破血而下流，本案用全当归，取其养血活血之功，合黄芪补益气血、活血不伤血也，为臣药。冯兴中教授认为，肾为生气之根，脾为化气生血之源，脾肾衰败，气血则生化无源，痰、湿之邪内生，加快糖尿病周围神经病变的形成，如清代医家陈士铎言："夫消渴之症，皆脾坏而肾败。脾坏则土不胜水，肾败则水难敌火，二者相合而病成。"故而，治疗上冯教授时时顾护脾肾两脏，本案中用半夏、陈皮、茯苓、黄连等药物加减组合，取二陈汤、黄连温胆汤之义，起燥湿化痰、理气和中之功；用知母、牛膝、炒薏苡仁、车前子，取四妙散之义，起清热利湿、健脾补肾之效。患者纳差，予以焦山楂、焦麦芽、焦神曲、焦槟榔，健脾开胃、消食导滞、行气利痰。结合舌暗有瘀点，肢体麻木疼痛，提示瘀血阻络，不通则痛，用鸡血藤以通经活络、舒筋止痛，苏木活血通络，加以川芎、延胡索活血化瘀止痛。诸药配伍，共奏益气养血、化痰活血、消食开胃的功效。

二诊时，患者口干口渴、倦怠乏力等症状明显减轻，此时湿热之邪已减，津伤未复，故去陈皮、半夏、茯苓等化痰伤津之品，改以木香、砂仁行气和中。双下肢疼痛较前好转，仍有双下肢麻木，提示瘀血仍在，加三棱、莪术，以进一步加强活血的功效，加透骨草，以加强舒筋活络、活血止痛之力；大便仍稀，舌胖大，脉沉，此乃阳气虚弱之象，予以杜仲、续断，以补肾壮阳、强筋健骨。

三诊时，患者自述下肢麻木明显好转，原方继服 2 周后，患者诉诸症大减，纳眠可。

（瞿金婷）

病例 2　发现血糖升高 13 年余，伴双足麻木 1 年，加重半个月

患者，男，49 岁。发现血糖升高 13 年余，伴双足麻木 1 年，加重半个月。患者 13 年前体检时发现血糖升高，于当地医院诊断为"T2DM"，坚持药物降糖治疗。目前口服盐酸吡格列酮，每次 15mg，每日 1 次，联合早、晚皮下注射诺和锐 30R 各 10U 治疗。FPG 控制在 6.8～7.2mmol/L，PBG 控制在 8.0～9.0mmol/L。患者 1 年前无明显诱因出现双足麻木，并逐渐加重，于医院就诊，诊断为"糖尿病周围神经病变"。半个月来双足麻木症状加重，为求进一步治疗收入病房治疗。刻下症：双足麻木、发凉，伴神疲乏力，气短，多汗，活动后加重，口苦，善太息，时有潮热，纳食可，睡眠欠安，大便 3 日 1 行，偏干，小便调。舌暗红苔黄厚腻，脉沉细滑。

既往体健，否认高血压、冠心病、肾病等内科慢性病病史。否认药物过敏史。查体：双侧足背动脉搏动正常。辅助检查：FPG 为 7.2mmol/L，PBG 为 11.7mmol/L，HbA1c 为 7.5%；神经传导速度检测：周围神经受损（以感觉纤维为主），腓总神经 SNCV 为 35.1m/s，腓总神经 MNCV 为 51.2m/s，胫神经 SNCV 为 36.3m/s，胫神经 MNCV 为 53.6m/s。西医诊断为 2 型糖尿病性周围神经病变；中医诊断为消渴痹症，辨证为肝肾不足、湿热瘀结证，治法为补益肝肾、行气活血。处方：炙黄芪 30g，太子参 30g，麦冬 30g，炙五味子 6g，生地黄 30g，牛膝 30g，山药 10g，炙山萸肉 10g，川芎 30g，牡丹皮 20g，茯苓 30g，泽泻 30g，地骨皮 30g，炙鳖甲 30g（先煎），柴胡 10g，枳实 10g，赤芍 30g，白芍 30g，炙青皮 20g，紫花地丁 20g，黄连 10g。7 剂，水煎服，每日 1 剂，早晚分温再服。

患者服上方 7 日后复诊，诸症好转，仍双足麻木，乏力气短，多汗明显好转，偶有潮热，纳食可，睡眠可，大便 1 日 1 行，质偏干，小便调。舌暗红，苔薄黄，

脉细滑。辅助检查：FPG 为 6.1mmol/L，PBG 为 8.1mmol/L。处方：上方去炙鳖甲、炙青皮。7 剂，水煎服，每日 1 剂，早晚分温再服。

患者服上方 7 日后复诊，药后诸症好转，偶有双足麻木，气短，乏力减轻，纳可，寐安，大便 1 日 1 行，小便调。舌暗红苔薄黄，脉细滑。辅助检查：FPG 为 6.4mmol/L，PBG 为 8.6mmol/L。处方：上方去地骨皮。7 剂，水煎服，每日 1 剂，早晚分温再服。

患者服上方 7 日后复诊，自诉诸症好转，无明显不适。神经传导速度检测：周围神经受损（以感觉纤维为主），腓总神经 SNCV 为 43.1m/s，腓总神经 MNCV 为 54.1m/s，胫神经 SNCV 为 42.3m/s，胫神经 MNCV 为 55.7m/s。FPG 为 6.9mmol/L，PBG 为 8.8mmol/L。

按语：《王旭高医案》有云："消渴日久，但见手足麻木，肢冷如冰"，说明了糖尿病周围神经病变以手脚麻木、肢体冰冷为主要症状。《证治要诀·消渴》曰："三消久之……或手足偏废……此证消肾得之为多"。消渴病程日久，久病伤肾，母病及子，肝肾不足，筋肉失养，或温煦失司，四肢不得温，引起四肢麻木等症状。《丹溪心法》亦载："肾虚受之，腿膝枯细，骨节酸痛，精走髓空"。若肾精不足，骨髓生化乏源，骨骼失养亦可见肢体疼痛或痿弱无力。张栏译教授等学者认为糖尿病周围神经病变责之肝、脾、肾，需重调三脏，兼以化瘀。冯兴中教授亦认为，糖尿病周围神经病变的治疗重在疏肝调血、补肾养精、健脾益气，兼有湿热、瘀血，久而化毒者，则以利水祛湿、清热解毒之法。

本病案患者为中年男性，有糖尿病病史 10 年，因劳倦内伤、饮食失当、情志不遂等诸多因素导致阴津亏损、燥热偏盛，引发消渴。患者以"双下肢麻木、发凉"为主症，病程较长，肝肾衰惫已久，肾为气之根，肾气不足，肾阳衰弱，肢端失于温煦濡养，故见双足凉、气短、乏力；肝失疏泄，津液代谢不利，聚湿生痰，湿阻血脉，血滞为瘀，痰瘀阻于络脉，加之气血不足，经脉失养，故见双足麻木；肝肾阴虚，虚火内生，上扰心神，下熬胃肠津液，故见大便不畅、大便干；肝气郁滞，气机不畅，气滞血瘀，故见口苦、善太息，结合舌暗红苔黄厚腻，脉沉细滑，则为肝肾不足、湿热瘀结之象。方用生脉散、六味地黄丸、加味四逆散加减。冯教授认为，消渴痹症以气阴两虚为根本，益气养阴应贯穿始终。方用黄芪、太子参、麦冬、五味子，以补肺胃之气津，收敛止汗。生地黄、山药、炙山萸肉可补肾气、益肝血、养阴精，补其虚损；牡丹皮、茯苓、泽泻清利湿热，清泄虚火；川芎、赤芍之属佐黄芪益气活血化瘀，合以四逆散，调畅气机、行气活血。冯教授认为消渴痹症久不治，湿热瘀结，久则化毒，故以黄连、紫花地丁清热解毒，佐以地骨皮、炙鳖甲，既滋阴退热、清泄虚火，又能解毒，使虚邪得祛，热毒得清。牛膝活血化瘀、补益肝肾，载药下行而直达病所，为使药。全方补虚泻实，湿热瘀毒之邪尽消，气充血旺，诸症自愈。

二诊、三诊时，患者诉诸症好转，稍作加减，多汗明显好转，故去炙鳖甲、地骨皮等清泻虚火之药。中医通过辨证论治可以改善患者临床症状，西药在降糖、调脂、对症治疗等方面有优势。两者相结合，相辅相成，取长补短，故可在短期内取得奇效。

（顾红岩）

病例3 血糖升高12年，伴左足疼痛1年

患者，男，60岁。血糖升高12年，伴左足疼痛1年。患者12年前体检时发现血糖升高，就诊于当地医院，诊断为"T2DM"。目前口服阿卡波糖片，每次50mg，每日3次，以控制血糖。自诉FPG控制在6.0～7.0mmol/L，餐后血糖未长期监测。1年前出现左足疼痛，门诊诊断为"糖尿病周围神经病变"，未予以重视。近日左足疼痛逐渐加重，为求中西医结合治疗入院。刻下症：左足疼痛，伴乏力，手足心热，汗出，气短，活动后加重，纳可，口中异味，寐差，盗汗，大便1日1行，质偏干，小便调，舌暗，苔黄腻，脉细涩。

既往冠心病病史，否认药物过敏史。查体：双侧足背动脉搏动减弱。辅助检查：FPG为6.8mmol/L，PBG为8.6mmol/L，HbA1c为6.3%；神经传导速度检测：周围神经受损（以感觉纤维为主），腓总神经SNCV为33.2m/s，腓总神经MNCV为48.3m/s，胫神经SNCV为38.7m/s，胫神经MNCV为50.8m/s。西医诊断为糖尿病周围神经病变；中医诊断为消渴痹症，辨证为气阴两虚、湿热内蕴、毒瘀互结证，治法为益气养阴、清热燥湿、活血解毒。处方如下。①内服方：生脉散、玉屏风散合二陈汤加减。黄芪60g，太子参30g，麦冬30g，炙五味子6g，薤白30g，炒白术10g，防风10g，黄连10g，陈皮10g，白芍30g，法半夏9g，地骨皮30g，茯苓30g，鸡血藤30g，伸筋草30g，川芎30g，首乌藤30g，炒薏苡仁30g，紫花地丁20g，蒲公英30g。7剂，水煎服，每日1剂，早晚分温再服。②外洗方：通络外洗方加减。黄芪30g，川芎30g，红花30g，艾叶20g，透骨草30g，伸筋草30g，鸡血藤30g，桂枝30g，川椒20g。上方煎药400ml，倒入多功能恒温浴足器，药液温度保持在38～40℃，药水浸泡至踝关节上15cm，浸泡双足，每次30min，每日1次。西药基础治疗：口服阿卡波糖每次50mg，每日3次。

患者服上方7日后复诊，诉左足疼痛有所好转，仍伴手足心热，时有汗出，盗汗减轻，口中异味好转，睡眠欠安，大便日1行，偏干，小便调。舌暗苔黄腻，脉细涩。辅助检查：FPG为6.5mmol/L，PBG为8.4mmol/L。处方：①内服方去薤白，炒白术改为生白术。7剂，水煎服，每日1剂，早晚分温再服。②外洗方同前。③西药基础治疗同前。

患者服上方7日后复诊，诸症好转，偶有左足疼痛，汗出好转，纳可，寐安，

大便日 1 行，小便调。舌暗红苔薄白，脉细滑。体格检查：双侧足背动脉搏动恢复正常。辅助检查：FPG 为 6.6mmol/L，PBG 为 7.9mmol/L。处方：①内服方黄芪减量至 30g，去地骨皮、首乌藤。7 剂，水煎服，每日 1 剂，早晚分温再服。②外洗方同前。③西药基础治疗同前。患者未再复诊，2 个月后电话随访，患者仍坚持用外洗方浴足，足痛未复发。

按语：糖尿病周围神经病变以感觉运动障碍和自主神经病变为主要表现，其中下肢症状较上肢多见。感觉异常包括麻木、蚁行感、刺痛、灼痛、触电样感，严重时可出现下肢关节病变及溃疡。若病变累及运动神经，肌力也会出现程度不等的减退，晚期可能表现为营养不良性肌萎缩。研究表明，T2DM 病程 5 年、10 年和 20 年后，糖尿病周围神经病变的发病率分别达到 30%、60% 和 90%，高龄、病程长、血糖控制欠佳等是诱发糖尿病周围神经病变的危险因素。

该患者年老体衰，久病多年，日久则伤津耗气，气阴两虚，故汗出，气短，乏力；正气不足则运化功能减弱，湿热瘀毒在体内蓄积，经络不畅，不通则痛，则左足疼痛；阴虚生内热，虚火内生，迫津液外泄，则见手足心热、盗汗；口中异味，大便 1 日 1 行，质偏干，舌暗苔黄腻，脉细涩，均为湿热瘀毒内蕴之象。拟以玉屏风散、生脉散合二陈汤加减，佐以清热解毒之品。本方黄芪用量高达 60g，重用黄芪大补脾肺之气和宗气，资生血之源，助血运行周身，所谓"大气一转，其气乃散"，合薤白通阳散郁结之气，气化通转则邪气散，补益正气而托毒外出，白术、防风助黄芪健脾升阳以除湿，益气固表以止汗。太子参性平偏凉，补中兼清，合麦冬、五味子补气生津、敛津止汗，合地骨皮凉血除蒸、清降虚火，可明显改善糖尿病周围神经病变患者口干、口渴、气短懒言等症状。陈皮、法半夏、茯苓取二陈汤之义，可健脾理气、燥湿化痰，薏苡仁除肌肉筋脉之湿，佐以清热解毒之黄连、紫花地丁、蒲公英，以除湿热毒邪。鸡血藤、伸筋草、川芎活血化瘀止痛、疏经通络，以化瘀毒。白芍、首乌藤解郁安神。全方补泻兼施，益气养阴，活血化瘀，清热解毒并用，药大力宏。

糖尿病周围神经病变发病机制复杂，病情多变，中医内服、外治综合疗法可增加药物的作用靶点和给药途径，从多角度治疗以提高疗效。《理瀹骈文》云："外治之理即内治之理，外治之药亦即内治之药，所异者，法耳！医理药性无二，而法则神奇变幻"。可见，内服药和外治药的治疗原则是一致的。内服与外治可互相取长补短，增加疗效。外洗方由黄芪 30g，川芎 30g，红花 30g，艾叶 20g，透骨草 30g，伸筋草 30g，鸡血藤 30g，桂枝 30g，川椒 20g 组成。方用黄芪益气为君；川芎、红花活血化瘀为臣；艾叶、桂枝、川椒温经散寒止痛为佐；透骨草、伸筋草、鸡血藤祛风止痛、养血通络为使。诸药合用，具有益气活血、温经散寒、通络止痛之功。益气以活血，血活则瘀散，气充则血行；温经有助散寒祛风，邪去则经脉通畅；筋脉肌肉得以濡养，则疼痛麻木自止。

二诊时，患者仍伴手足心热，时有汗出，大便干，舌暗苔黄腻，考虑仍阴虚内热较盛，故去薤白、炒白术之温燥，改用生白术，除热止汗，又通利大便。

三诊时，患者诸症好转，守方继服，其汗出好转，去地骨皮；眠安，去首乌藤。

中医药强调整体局部兼调，中药内服方可从整体辨证治其本，外洗方可从局部辨证治其标，内外同治，益气活血，温经通络，改善局部血虚失养，较之单纯口服药具有更大的优势。本病案内服外治相结合，中西医并用，体现了中西医内服、外治综合治疗方案的优势。

（顾红岩）

病例4 血糖升高16年，伴双下肢麻木胀痛5年余，加重3个月

患者，男，49岁。血糖升高16年，伴双下肢麻木胀痛5年余，加重3个月。患者16年前查体发现血糖升高，未予以重视，后血糖控制不佳。5年多前渐出现双下肢麻木胀痛，夜间尤甚，时有拘急，于外院确诊为"T2DM、糖尿病周围神经病变"，近期睡前皮下注射甘精胰岛素注射液14U，口服二甲双胍，每次0.5g，每日3次，阿卡波糖每次50mg，每日3次，血糖控制相对平稳。3个月前患者无明显诱因而感口干乏力、双下肢麻木胀痛等症加重，现为求进一步诊治，遂至门诊就诊。刻下症：四肢麻木、肿胀、疼痛，双下肢尤甚，时有拘急，夜间疼痛加重，口干乏力，神疲倦怠，多汗，皮肤潮湿，腰酸腿沉，纳可，眠欠安，小便频多，大便稀软，舌暗红，边有齿痕，苔黄腻，脉沉细弱。

父母均患有糖尿病。查体：BMI为26.2kg/m^2，血压为128/80mmHg，心率为72次/分，双下肢无水肿，双下肢浅感觉减退，跟腱反射、膝反射减弱，10g尼龙丝试验阳性。辅助检查：随机血糖为9.8mmol/L，HbA1c为6.5%。西医诊断为糖尿病周围神经病变；中医诊断为消渴痹症，辨证为气虚湿滞、脉络瘀阻证，治法为益气健脾、利湿清热、活血通络，予以玉屏风散合冯氏四妙汤加减。处方：生黄芪30g，炒白术10g，苍术10g，防风10g，当归10g，知母10g，川牛膝30g，怀牛膝30g，炒薏苡仁30g，车前子30g（包煎），炒杜仲20g，续断30g，桑寄生30g，鸡血藤30g，苏木30g，透骨草30g，伸筋草30g，络石藤30g，泽兰30g，猪苓30g。7剂，水煎服，每日1剂，早晚分温再服，亦可煎汤代茶频服。此外进行糖尿病宣教，嘱节饮食，慎起居，畅情志，适劳逸。

患者服上方7日后复诊，汗出减轻，手足肿胀明显，时有疼痛，纳眠可，舌暗红，苔腻，脉沉细。处方：上方去苍术、白术、防风，加泽泻30g，三棱10g，莪术10g。7剂，水煎服，每日1剂，服法同前。

患者服上方7日后复诊，四肢肿胀减轻，仍感疼痛，受凉尤甚，舌暗红，苔

白腻，脉沉滑。处方：上方去知母、猪苓、泽泻，加千年健 30g，全蝎 6g，土鳖虫 10g。7 剂，水煎服，每日 1 剂，服法同前。

患者服上方 7 日后复诊，肢体麻木、肿胀、疼痛、拘急均明显减轻，乏力、多汗、腰酸腿沉等症亦明显改善，诸症好转，效不更方，上方继服 7 剂巩固疗效后停药。随访 2 月余，患者诉症状轻微，不影响生活质量，血糖控制良好，嘱其不适随诊。

按语： 消渴痹症早期病机主要在于阴津亏损，燥热偏盛，两者互为因果，阴愈虚则燥热愈盛，燥热愈盛则阴愈虚，而阴津亏耗，日久化气亦不足，引起气的衰少，且津能载气，气的运行依附于津液，津液丢失，必定导致气的损耗。消渴久病，脏气亏虚已然成为发病之本。基于"治病求本"的原则，应通过"调气治百病"，以恢复机体的正常状态。

该患者久病多年，五脏亏虚，元气不足，气阴两虚，故口干、乏力、神疲倦怠；又嗜食肥甘厚味之品，滋腻碍脾，导致脾气亏虚，不能运化饮食水谷，聚而生湿，郁久化热，化为湿热，湿性黏滞，湿热胶着，壅滞肢体经络，表现为皮肤潮湿，双下肢肿胀、沉重，并缠绵难愈；热迫津外泄，故多汗；湿热下注膀胱，则小便频，下注大肠，则大便稀软；湿滞脉内，气虚致运血无力，则血行不畅，络脉失养，加之阴津亏损，阴虚内热，煎熬阴血，血液高凝状态，致脉道瘀阻，湿瘀互结，络脉不通，久则化毒，出现筋脉拘挛、四肢疼痛，"日西而阳气已衰"，故夜间加重。舌暗红内有瘀血，气虚则边有齿痕、脉沉细弱，湿热内蕴而苔黄腻，四诊合参，辨为气虚湿滞、脉络瘀阻证。予以玉屏风散合冯氏四妙汤加减。《素问·阴阳应象大论》载："形不足者，温之以气"，对于气虚者，采用温补阳气的方法，选用黄芪之甘温益气，补气升阳、益卫固表，并兼利水消肿之功，为临床治疗消渴痹症之主药。该病例初诊方以玉屏风散为主方之一，该方为补益之剂，出自元代危亦林《世医得效方》，二术（苍术、白术）健脾除湿，助黄芪以益气，然甘者性缓，不能速达于表，故佐以防风。东垣有言："黄芪得防风而功愈大，乃相畏相使者也"。四药相合，而为玉屏风散，治虚人腠理不固，易感风邪，表虚自汗，并能在一定程度上调节机体免疫功能，使"正气存内，邪不可干"，增强糖尿病患者抵御外邪的能力。"治湿不利小便，非其治也"，故以经验方冯氏四妙汤利湿清热、通利小便，此方由四妙丸变生而来，方中知母清热生津，长于清润，消渴多用；怀牛膝利水、引火下行，又能补肾强腰；薏苡仁健脾、利水渗湿兼清热；车前子渗湿利尿，四药合而为方，使湿热之毒从小便而出，为清除湿热最速之途径。本患者夹有瘀血之象，再入川牛膝活血化瘀；大便偏稀，宜用炒薏苡仁。并加猪苓、泽兰以加强利水渗湿、行水消肿之效，且泽兰兼有活血祛瘀之功，尤宜用于湿瘀互结之证。结合腰膝酸软症状，提示肾气亦不足，加入炒杜仲、续断、桑寄生以加强补肝肾、活血、强筋骨之力。血瘀是造成糖尿病周围神经病变的主要原因，加入当归活血养血，鸡血藤、苏木活血通络止痛，透骨草、伸筋草、络石藤以形补形、舒筋缓急、活络止痛，共奏祛风除湿、活血通络之功。

二诊时，患者汗出减轻，气渐恢复，故去固表止汗之药苍术、白术、防风，仍肿胀明显，时有疼痛，舌暗红，苔腻，脉沉细，加泽泻利水渗湿，加三棱、炙莪术，相须为用，气血兼顾，共奏破血祛瘀、行气止痛之效。

三诊时，患者自诉四肢肿胀减轻，仍感疼痛，受凉尤甚，舌暗红，苔白腻，脉沉滑，考虑热邪已去，湿邪渐消，而阳气虚，故去寒凉清热之药知母、猪苓、泽泻，用千年健之辛温，温肾壮阳，祛风湿，强筋骨，加强消肿止痛之功。此外，患者久疼不愈，加全蝎、土鳖虫以通络止痛、攻毒散结，两者均为虫类药，走窜性强，活血止痛之力尤甚。

四诊时，患者肢体麻木、肿胀、疼痛、拘急均明显减轻，乏力、多汗、腰酸腿沉等症亦明显改善，诸症好转，效不更方。总之，本案患者以气虚为本，湿热瘀毒壅滞脉络为标，以补虚通滞为基本治则，以益气健脾、利湿清热、活血通络为主要治法，古方与时方灵活运用，并随症加减，诸药合用补中有通，寓通于补，临床疗效显著。

（官　杰）

病例5　间断口干多饮，伴肢体麻木、皮肤瘙痒10年余

患者，男，63岁。间断口干多饮，伴肢体麻木、皮肤瘙痒10年余。患者10余年前出现口干多饮，伴肢体麻木及皮肤瘙痒，未规律治疗。2年前于北京某医院诊断为"T2DM，糖尿病周围神经病变"，现口服盐酸二甲双胍片，每次0.5g，每日3次。刻下症：口干口渴，大拇指指端麻木，足趾前端麻木疼痛，皮肤瘙痒，恶热不恶寒，偶有倦怠乏力，眠差，入睡困难，多梦易醒，纳可，大便正常，1日1次，成形，舌质淡暗，中有裂纹，苔薄黄，舌下络脉迂曲，脉沉。

既往肺部结节病史3月余，否认食物、药物过敏史。辅助检查：FPG为15.9mmol/L，HbA1c为10%。肌电图：右侧腓总神经运动传导波幅降低，左侧尺神经运动传导波幅较对侧降低，皮肤交感反应，右手SSR波幅未引出。西医诊断为糖尿病周围神经病变；中医诊断为消渴痹症，辨证为气虚血瘀、湿热内阻证，治法为益气活血、清热利湿通络。处方：生黄芪30g，麸炒白术10g，防风10g，北豆根9g，生石膏30g，知母10g，生地黄30g，牡丹皮20g，地骨皮30g，怀牛膝30g，麸炒薏苡仁30g，盐车前子30g（包煎），醋青皮20g，炒栀子10g，郁金10g，石菖蒲10g，制远志10g，首乌藤30g，合欢皮30g，黄芩10g。7剂，水煎服，每日1剂，早晚分温再服。

患者服上方7日后复诊，四肢麻木较前有所减轻，舌苔较上次厚腻，舌质偏

红，齿痛明显。处方：上方加龙胆10g，醋延胡索30g。7剂，水煎服，每日1剂，早晚分温再服。

患者服上方7日后复诊，诉齿痛缓解，近日痰多，易咳黄痰，舌脉同前。处方：上方加黄连10g，苦参30g，陈皮10g，法半夏9g。7剂，水煎服，每日1剂，早晚分温再服。

患者服上方7日后复诊，按原方间断继服2个月，并自行监测血糖，FPG为8.9mmol/L，HbA1c为5.0%，口干口渴及四肢末梢麻木、瘙痒等症状较前缓解，后嘱规律口服中药以维持。

按语： 糖尿病周围神经病变属中医学"消渴痹症"范畴，消渴进一步发展，合并痹症，可出现局部肢体灼热刺痛，皮肤瘙痒，严重者肢体偏废。现代研究表明，血瘀贯穿于糖尿病周围神经病变发展的始终，血瘀日久易化热，随着病情进展，燥热愈盛则阴愈虚，阴液亏虚，血瘀更重，瘀热相合。冯兴中教授对于消渴痹症的治疗，抓住其气阴两虚的根本病机，久病则入络生瘀生热，常以玉屏风散合用冯氏四妙以补气、清热利湿、通络。

本案患者六旬有余，脏气渐虚，出现倦怠乏力等症；日久伤及阴液，出现口干口渴等症；气虚无力推动，则血行瘀滞；肢体皮肤失于濡养，则麻木；不通则痛，不荣则痛，故四肢末梢疼痛；阴液不足，心神失养，则出现入睡困难；虚热内盛，内有瘀血，瘀热互结，扰乱心神，则多梦易醒；四诊合参，辨病为消渴痹症，辨证为气虚血瘀、湿热内阻证，治法为益气活血、清热利湿通络。初诊时因患者四肢末梢麻木、瘙痒且伴有疼痛，乃气血不能由内而外濡养，气血津液不能上承所致，故以玉屏风散为底方，主药黄芪更像是连接脏腑气血与肌表气血的桥梁和动力，把气运输到肌表，所以有托脓、通阳气、运精微之用，本例以通阳气、运精微为主；辅以炒白术，既振奋脾气，又可固脾土之堤坝，防止阴液过度流失；防风为风中之润药，可去肌表之外风，麻木类风象，取类比象当如此；加白虎汤经典药对——生石膏与知母，不仅清上消之气分热，亦可引肾水生津止渴；配伍生地黄、牡丹皮、地骨皮，以滋阴清热生津，清解阴液不足导致的虚热；配伍麸炒薏苡仁、怀牛膝、盐车前子，为四妙散加减，引湿热之邪从下焦小便而走，以清利湿热、利尿通淋；配伍醋青皮、炒栀子、郁金，开解郁滞之气，调畅中焦，同时郁金有行血破积之用，配合石菖蒲、远志、首乌藤，有助于通达四肢末梢之络脉，缓解麻木；黄芩清肺热，肺主皮，故可清皮肤热痛瘙痒，首乌藤又称夜交藤，顾名思义，有利于阴交于阳，尤其适用于阴血亏虚内热导致的失眠，配伍合欢皮，可开郁安神。此方首乌藤取镇静安眠之效，需大剂量使用，30～100g均可，供参考。

二诊时，患者麻木减轻，而湿热疼痛加剧，故临证加龙胆清利胆热，并加大延胡索剂量，以止齿龈疼痛，治猝病。

三诊时，患者出现肺部咳吐黄痰的症状，同时亦有皮肤瘙痒，故加黄连、苦参，合二陈丸以奏清热化痰之功效。

四诊后，其猝病已愈，T2DM 并发症有较为明显的缓解，并未进一步发展，继续中药口服治疗 2 个月后，血糖及 HbA1c 控制良好，说明中药参与 T2DM 及其并发症的治疗有相当不错的优势，在服用西药控制血糖的同时，间断服用中药，一方面可以帮助降糖，另一方面可以缓解 T2DM 带来的一系列并发症，并延缓其进展。

（袁宇莲）

1.3.3 糖尿病性胃肠神经病变

病例 1 血糖升高 20 年，伴便秘 3 个月

患者，女，58 岁。血糖升高 20 年，伴便秘 3 个月。患者 20 年前无明显诱因出现口干口渴、消瘦，1 个月内体重减轻 4kg，就诊于当地医院，FPG 为 9.2mmol/L，诊断为 "T2DM"，给予口服降糖药物治疗，血糖控制在 5.0～9.0mmol/L。3 个月前开始出现便秘，畏寒，无便血，无黑便，无恶心呕吐，遂就诊。刻下症：便秘，倦怠乏力，腰膝酸软，小便清长，心悸，腹胀，嗳气，畏寒，纳眠差，小便调。舌暗淡，苔白，脉沉。

西医诊断为 T2DM 合并便秘；中医诊断为消渴便秘，辨证为脾肾阳虚证，治法为温肾益精、润肠通便。予以济川煎加减。处方：肉苁蓉 30g，当归 10g，牛膝 15g，升麻 6g，泽泻 10g，炒枳实 10g，熟大黄 10g（后下），女贞子 15g，旱莲草 15g，黄芪 10g，茯苓 15g，生白术 30g，炙甘草 6g，半夏 9g，陈皮 10g，砂仁 10g（后下），木香 10g，厚朴 10g，苍术 10g。7 剂，水煎服，每日 1 剂，早晚分温再服。

患者服上方 7 日后复诊，诉便秘减轻，心悸减轻，仍有疲劳、头晕、腹胀、嗳气、双下肢发凉、腰痛，夜尿 2～3 次，眠差，纳食差。舌暗淡，苔白，脉沉。处方：肉苁蓉 30g，当归 10g，牛膝 15g，升麻 6g，泽泻 10g，炒枳实 10g，熟大黄 10g（后下），丹参 30g，党参 10g，茯苓 10g，生甘草 6g，生白术 30g，酸枣仁 30g，远志 10g，川续断 10g，杜仲 10g，桑寄生 10g。7 剂，水煎服，每日 1 剂，早晚分温再服。

患者服上方 7 日后复诊，诉便秘减轻，腰痛减轻，无里急后重感，仍疲劳、头晕，夜尿频多，2～3 次/夜，纳食差。舌暗淡，苔白，脉沉。处方：肉苁蓉 30g，当归 10g，牛膝 15g，升麻 6g，泽泻 10g，炒枳实 10g，熟大黄 10g（后下），乌药 10g，益智仁 10g，沉香 2g，党参 10g，焦槟榔 10g，木香 10g。7 剂，水煎服，每

日 1 剂，早晚分温再服。

按语： 糖尿病合并消化系统异常是糖尿病常见并发症之一，糖尿病胃肠病变发生率占糖尿病患者的 50% 左右。有文献报道，其中胃部疾病占 10% 左右，腹泻和便秘约占 20%。糖尿病患者常并发便秘，患者表现为食欲不振、呃逆、腹胀及大便干结等。该病西医发病机制仍未完全阐明，可能与长期高血糖、神经病变、胃肠激素紊乱、肠道菌群失调、缺乏锻炼、代谢紊乱、生活习惯改变、忽视排便及其他因素有关。严格控制患者的血糖水平，有助于防治糖尿病胃肠病变的发生与发展。长期便秘可导致肛周疾病、结肠黑便病、结肠憩室等，且是心脑血管疾病的常见诱因。目前临床一线的通便药物存在不同程度的缺陷，如长期应用蒽醌类刺激性泻药（大黄、番泻叶、芦荟等）可导致结肠黑变病；容积性泻药易导致胃肠胀气；盐类泻剂可导致体内电解质紊乱；润滑性泻剂需肛用而不方便等。

中医对便秘的认识最早见于《黄帝内经》，其称便秘为"后不利、大便难"。《伤寒论》将便秘分为阳结、阴结、脾约。脾胃为运化水谷之海，脾主运化，胃主和降，胃与肠相连，水谷入口，经脾的运化输布及胃的腐熟受纳，最后将糟粕转输于大肠。其中也依赖于肝主疏泄的功能，若肝郁气滞，则腑气不通；气滞不行，则大肠失运。肾司二便，肾气不足，则大肠传导无力，大便难于排出。中医认为糖尿病性胃肠病变是在消渴日久不愈，正气亏虚，气阴不足，气伤累及阳虚，而致气血阴阳俱虚，五脏虚损的基础上发病。冯兴中教授认为老年人阳气衰弱，肾脏精气不足，阴寒之气积于肠道内，气虚无力致肠道蠕动减慢，血虚则肠道失濡，肠道枯润，易发为便秘。

本患者年过五旬，肾阳虚弱，肾虚开阖失司，气化无力，津液不布，则小便清长。精津不足，加之消渴日久，津枯肠燥，肠失濡润，传导不利，故大便不通。肾虚精亏，故腰膝酸软。《景岳全书·秘结》言："秘结证……皆须详察虚实，不可轻用芒硝、大黄……虽今日暂得通快，而重虚其虚，以致根本日竭，则明日之结，必将更甚，愈无可用之药矣。可予济川煎加减"。济川煎出自明代张介宾的《景岳全书》，临床研究显示济川煎治疗老年性便秘效果显著。方中肉苁蓉味甘咸性温，功能为温肾益精、强腰润肠；当归补血润燥、润肠通便；牛膝补益肝肾、壮腰膝，性善下行。枳实下气宽肠而助通便，泽泻渗利小便而泄肾浊，升麻升清阳降浊阴，以助通便之效。诸药合用，既可温肾益精治其本，又能润肠通便以治其标。用药灵巧，补中有泻，降中有升，具有"寓通于补之中，寄降于升之内"的妙用。

二诊时，患者诉便秘、心悸减轻，出现腰痛、眠差，考虑为肝肾亏虚、心神不宁，故加大养心安神、补肾壮骨之力，加用川续断、杜仲、桑寄生补肾壮骨，酸枣仁、远志养心安神，改善睡眠。

三诊时，患者诉便秘、腰痛减轻，无里急后重，以夜尿频多为主诉，遂加益智仁、乌药温肾驱寒，收涩小便，益智仁温补脾肾，固精气，涩小便；乌药温膀胱气化。并加用四磨饮，以增加降气顺气通便之力。方中槟榔破滞行气，沉香降气平喘，乌药调肝顺气，纵观全案，以温肾益精、润肠通便为治疗大法，通中有补，补中寓通，寓补于攻，扶正祛邪，有升有降，补而不滞，相辅相成，共奏温肾通便之功，故获良效。

（刘　婕）

病例2　间断口干多饮20年，加重伴大便干结1周

患者，男，76岁。间断口干多饮20年，加重伴大便干结1周。20年前患者自觉口干多饮，无消瘦，无乏力，无体重减轻，未予以系统诊治。10年前开始注射胰岛素治疗，FPG控制在7.0～8.0mmol/L，PBG控制在12.0～13.0mmol/L。1周前开始出现便秘，口苦口臭，目眵多，遂就诊。刻下症：大便干，口干口苦，口臭，小便黄，尿频，夜尿2～3次，怕冷，汗出，腰膝酸软，纳眠可。舌红，苔黄厚腻，脉弦数。

既往冠心病、高脂血症病史。西医诊断为T2DM合并便秘；中医诊断为消渴便秘，辨证为湿热蕴结证，治法为清利湿热。方以龙胆泻肝汤加减。处方：龙胆草6g，炒栀子10g，黄芩10g，车前子30g（包煎），柴胡10g，泽泻10g，通草3g，当归10g，生地黄10g，生甘草6g，豆蔻5g，藿香10g，茵陈10g，滑石30g，杏仁9g，生薏苡仁10g。7剂，水煎服，每日1剂，早晚分温再服。

患者服上方7日后复诊，诉便秘缓解，口干口苦，口臭减轻，腰痛，乏力，关节痛，纳眠可，小便黄，次数仍多，夜尿2～3次，汗多，腰膝酸软，舌红，苔黄厚腻，脉弦数。处方：上方加炒苍术10g，黄柏10g，牛膝10g。7剂，水煎服，每日1剂，早晚分温再服。

患者服上方7日后复诊，患者诉大便通畅，口干口苦、口臭减轻，多汗，腰痛缓解，双下肢疼痛，畏寒，少腹胀，乏力，关节痛，纳眠可，舌红苔白厚腻，脉弦数。处方：藿香10g，厚朴10g，法半夏9g，茯苓10g，苦杏仁9g，生薏米10g，豆蔻5g，猪苓10g，泽泻10g，茵陈10g，滑石30g，小通草3g，石菖蒲10g，陈皮10g，苍术10g，生甘草6g，干姜6g，木香10g，砂仁10g（后下）。7剂，水煎服，每日1剂，早晚分温再服。

按语：便秘是指粪便在肠内滞留过久，秘结不通，排便周期延长，或周期不长，但粪质干结，排出艰难，或便质不硬，虽有便意，但便而不畅的病证。《景岳全书·秘结》主张宗仲景的思想，把便秘分为阴结、阳结两类，有火的是阳结，无火的是阴结，阐明了两者的病机与治则。本病的基本病变属于大肠传导失常，同时与肺、脾、胃、肝、肾等脏腑的功能失调有关，病性可概括为寒、热、虚、

实四个方面。便秘的病因病机多见素体热盛，或恣食肥甘厚味，易致胃肠积热，耗伤津液，便燥难排；忧思恼怒，或久坐少动，易导致气机郁滞，通降失常，糟粕内停；外感寒邪，过食寒凉，导致阴寒内盛，凝滞胃肠，糟粕传导不能；饮食劳倦，年老体虚，大病产后，均可因体质的不同，而出现气虚阳衰、阴亏血少等情况，导致大肠传导无力，或肠道失濡，而致大便秘结。在治法上实证予以通泻，虚证予以滋补。属于热结者宜泻热通腑，气虚者宜益气润肠，临证时应慎审其因，详辨其病，权衡轻重主次，灵活变通治疗。

本案例患者素体湿热体质，且消渴日久，津液亏虚导致湿热更甚，大肠传导无力，而致大便秘结。肝经绕阴器，布胁肋，连目系，入巅顶。胆经起于目内眦，布耳前后入耳中，一支入股中，绕阴部，另一支布胁肋。肝胆之火循经上炎则头部、耳目作痛，或听力失聪，旁及两胁则胁痛且口苦。舌红苔黄腻，脉弦数皆为肝经湿热之象。治宜清泻肝胆实火、清利肝经湿热，方用龙胆泻肝汤加减。方中龙胆草大苦大寒，既能泻肝胆实火，又能利肝经湿热，泻火除湿，两擅其功，切中病机，为君药。黄芩、栀子苦寒泻火，燥湿清热，加强君药泻火除湿之力，为臣药。湿热之主要出路，是利导下行，从膀胱渗泄，故又用渗湿泻热之泽泻、通草、车前子，导湿热从水道而去；肝乃藏血之脏，若为实火所伤，阴血亦随之消耗，且方中诸药以苦燥渗利伤阴之品居多，故用当归、生地黄养血滋阴，使邪去而阴血不伤，为佐药。肝体阴而用阳，性喜疏泄条达而恶抑郁，火邪内郁，肝胆之气不舒，骤用大剂苦寒降泄之品，既恐肝胆之气被抑，又虑折伤肝胆生发之机，故又用柴胡舒畅肝胆之气，并能引诸药归于肝胆之经，生甘草调和诸药，护胃安中，为使药。全方泻中有补，利中有滋，降中寓升，祛邪而不伤正，泻火而不伐胃，使火降热清，湿浊得利，循经所发诸症皆可相应而愈。

二诊时，患者诉便秘、口干口苦减轻，出现腰痛、关节痛，考虑为湿热下注，故加大清利湿热之力，加用四妙丸，方中炒苍术健脾燥湿除痹，黄柏清热燥湿，善除下焦湿热，牛膝活血通经络，补肝肾强筋骨，且引药直达下焦。

三诊时，患者诉便秘、腰痛减轻，以双下肢疼痛、畏寒为主诉，遂改用芳香化湿之剂善后。纵观全案，清热泻火与渗利滋养共施，泻中有补，利中有滋，降中寓升，祛邪而不伤正，泻火而不伐胃，火降热清，湿浊得利，配伍严谨，诚为泻肝利湿之良方，故获良效。同时，对便秘的患者需要调整饮食结构，以清淡为主，多食富含粗纤维的食物，勿进食辛辣厚味或饮酒无度，培养良好的排便习惯，养成定时排便的习惯，坚持参加锻炼，还可进行腹式呼吸锻炼或按摩，特别是腹肌的锻炼，有利于胃肠功能的改善。此外，应积极治疗全身性及肛周疾病，防止或避免使用引起便秘的药品，培养良好的心理状态，均有利于便秘防治。

值得注意的是，本方苦寒太盛，不宜常服，以免化燥，反使肾阴、肾气受损。

热证可以用本方，且在使用本方的同时，通常不忘兼顾虚实两端，注意脏腑之间的相互影响，在运用本方清泻肝火的同时，始终不忘顾护脾胃，且一般不主张大剂量或长期应用。

（刘　婕）

病例3　间断口干口渴6年余，伴排便周期延长5年余

患者，女，36岁。间断口干口渴6年余，伴排便周期延长5年余。患者6年前出现口干口渴，于当地医院查随机血糖，为13.0mmol/L，完善糖耐量试验后诊断为"T2DM"，予以降糖治疗，口服二甲双胍片，每次0.5g，每日3次，血糖控制相对平稳。患者5年前出现间断便秘，主要表现为排便周期长，7~10日排便1次，无便意，大便干硬难以排出，自服酵素可缓解，停药则加重，现为求进一步诊治，遂于门诊就诊。刻下症：7日未排便，倦怠乏力，口干口渴、口苦，腹胀，纳眠可，舌暗红，苔黄厚腻，脉沉细数。

既往体健，平素喜食辛辣。辅助检查：FPG为7.3mmol/L，HbA1c为6.8%。西医诊断为T2DM合并便秘；中医诊断为消渴便秘，辨证为气虚气滞、阴虚湿热瘀阻证，治法为益气养阴、理气活血化瘀、清热燥湿。处方：炙黄芪30g，当归30g，北豆根9g，胡黄连10g，柴胡10g，枳实20g，炒白芍30g，槟榔30g，生地黄30g，玄参30g，牡丹皮20g，酒苁蓉30g，桃仁10g，瓜蒌30g，黄芩10g，黄连10g，干姜6g，法半夏9g，熟大黄20g（后下），麦冬30g。7剂，水煎服，每日1剂，早晚分温再服。

患者服上方7日后复诊，近1周排便1次，大便干结，如羊屎状，伴轻度腹胀，口干乏力，偶有恶风畏寒，纳可眠安，舌暗红，苔白腻，脉沉。处方：上方去牡丹皮、瓜蒌、黄芩、黄连、干姜、法半夏，加火麻仁30g，番泻叶10g，赤芍30g，莱菔子30g，木香10g，砂仁10g（后下），炙黄芪加至60g，熟大黄加至30g，桃仁加至20g，7剂，水煎服，每日1剂，早晚分温再服。

患者服上方7日后复诊，乏力较前明显减轻，大便1日1行，成形，口干，偶有畏寒恶风，舌淡暗，苔薄白，脉沉细。处方：上方去砂仁、木香，加白术30g，苍术15g，防风10g。7剂，水煎服，每日1剂，早晚分温再服。后患者大便通畅，每日1行，间断门诊随诊调方。

按语：便秘是糖尿病常见的并发症，是因长时间高血糖导致胃肠自主神经出现功能性障碍，交感神经处于兴奋过度的状态，对胃肠运动起抑制作用，因肠道蠕动减慢、胃排空延迟及胃动力减弱等引起便秘。病情迁延，可阴伤及气，而见气阴两虚、气血两虚之证。也可阴损及阳，出现阴阳俱虚、肾脾衰败的证候。日久可与热盛、湿热、气滞、血瘀等互结呈现虚实夹杂，这些因素均可影响大肠传

导功能而发为便秘。

消渴日久，脏腑虚弱，正气亏虚，日久气血化生乏源，可见气血亏虚；气虚无力运行，则气机升降出入失常而见气滞。肾为先天之本，内寓元阴元阳，肾司二便，肾阴不足，则肠失濡养，便干不行。若燥热偏盛下传大肠，燔灼津液，也可见大便秘结。气虚无力排便，血虚肠道干涩，阳虚温煦无权，不能蒸化津液，则阴寒内结，糟粕不行，凝结肠道而便秘。气滞则大肠传导失职，糟粕内停而见大便排出不畅。综上可见，消渴所致便秘，常虚实夹杂，治疗需攻补兼施，诚如《景岳全书》所述："阳结者邪有余，宜攻宜泻也。阴结者正不足，宜补宜滋也"。

本病案患者为青年女性，平素饮食辛辣，日久热毒内盛，肠胃积热，耗伤津液，燥热内生，可见口干口渴。肠道干涩燥结，可见大便秘结，难以排出。燥热日久可伤阴液，加重口渴、便秘之症。日久脾胃内伤，气血化生乏源，可见乏力。气血津液运化失常，水湿内停，久蕴化热，湿热缠绵，阻滞气机，气机不畅，导致排便周期延长。脾胃内伤日久，中气虚弱，寒热错杂，气机不畅，不通则胀，可见腹胀满。气为血之帅，气虚气滞，则血脉运行无力且血脉不循常道，溢出脉外，发为血瘀。瘀血内生，加重气机不畅，而形成恶性循环。热邪循经上扰，可见口苦、苔黄。热伤津液，加重便秘。舌暗红乃瘀血之象，苔黄厚腻为湿热内生表现。脉象沉细数，可见湿邪内生、化热伤阴之象。四诊合参，综合辨证为气阴两虚、气滞血瘀、湿热中阻，治以益气养阴、理气活血化瘀、清热燥湿。方以增液汤、四逆散、当归补血汤、半夏泻心汤为主方联合行气活血之品加减。方中炙黄芪配伍当归，补气养血。柴胡配枳实，一升一降，疏畅气机之功。槟榔则增强行气利水之力。白芍敛阴养血柔肝，可防柴胡升散耗伤阴血。玄参、生地黄、麦冬三药合用，清热滋阴增液之效强，可濡养肠道。脾胃内伤日久，中气虚弱，寒热错杂，则用半夏燥湿散结除痞，干姜温中散寒，黄芩、黄连之苦寒可泻热开痞，北豆根可去大肠热毒，胡黄连可清大肠湿火蕴结。桃仁、牡丹皮、熟大黄祛瘀降浊，酒苁蓉与瓜蒌联用以润肠通便。诸药配伍，虚补实泻，促进大肠传导功能恢复正常。

二诊时，患者已见排便，但大便干结，如羊屎状，提示燥屎内结肠道，则应增加养阴润肠之力。且患者仍有乏力、腹胀之症，需加强补气行气之功。结合舌脉，腹胀乏力，考虑与湿邪内盛、瘀血内阻有关，故加用行气化湿及行气活血之品。方中重用炙黄芪以增强补气之功，加大熟大黄、桃仁用量及加番泻叶、莱菔子、火麻仁，以促进大便排出。加木香、砂仁以行气化湿，赤芍以行气活血。全方使得正气得补，湿瘀得除，肠道得润，燥结得下。

三诊时，患者大便已恢复正常，且苔腻已除，可减少行气化湿之品，故去行气化湿之砂仁、木香。患者仍有恶风恶寒表现，《黄帝内经》曰："正气存内，邪不可干"，因此进一步应用益气固表祛风之品以固护正气，故加白术、苍术、防风以益气固表祛风。

（郭 传）

病例 4　间断口干口渴 5 年，伴大便溏薄 1 周

患者，女，57 岁。间断口干口渴 5 年，伴大便溏薄 1 周。患者 5 年前出现口干口渴，并伴有乏力，未予以重视。后体检时发现血糖升高，FPG 约为 8.0mmol/L，于当地医院完善相关检查后诊断为"T2DM"，予以口服二甲双胍，每次 0.5g，每日 3 次，磷酸西格列汀，每次 100mg，每日 1 次控制血糖，自诉 FPG 控制在 6.0～7.0mmol/L，PBG 控制在 10.0mmol/L 左右。1 周前无明显诱因出现大便次数增多，1 日 3～4 次，质稀薄，遂至门诊就诊。刻下症：大便溏薄，1 日 3～4 次，倦怠乏力，口干口渴，无腹部胀痛、恶心呕吐，嗜睡，纳一般，小便调，舌淡暗苔白，脉沉细。

既往体健。西医诊断为 T2DM 合并腹泻；中医诊断为消渴泄泻，辨证为脾胃虚弱、湿浊内蕴证，治法为健脾益气、化湿止泻。处方：生黄芪 30g，党参 30g，茯苓 30g，白术 10g，炒薏苡仁 30g，车前子 30g（包煎），炒白扁豆 30g，砂仁 10g（后下），黄芩 10g，黄连 10g，葛根 30g，升麻 6g，青皮 20g，木香 10g，乌药 10g，补骨脂 10g。7 剂，水煎服，每日 1 剂，早晚分温再服。患者服上方 1 周后自觉大便溏薄、乏力倦怠症状较前好转，又自行抄方 7 剂，后电话随访患者大便已成形，每日 1～2 次，余诸症好转。

按语：T2DM 腹泻是糖尿病慢性并发症之一，是糖尿病自主神经病变的一种，临床常表现为大便次数增多，大便性状改变，多不伴有腹痛，便常规及细菌培养一般未见明显异常。两者形成恶性循环，腹泻会影响营养物质的吸收，进而引发代谢平衡紊乱，从而加重 T2DM 的病情。当糖尿病患者出现腹泻时首先询问其用药史，尤其是一些可导致腹泻的降糖药物。当调整药物剂量或换药后仍然存在，应进一步行内镜检查、粪便培养及炎症指标与血清生化学检查。管理治疗时需控制血糖，注意维持机体的水、电解质平衡，停用相关药物及调整饮食习惯。中医将 T2DM 腹泻归属中医学"消渴""泄泻"范畴，泄泻主要表现为排便次数增多，大便稀溏，甚至泻下如水样。一般认为其病因在于脾胃功能失调、湿浊内生，致使脾胃损伤，运化功能失常，水谷失约，混杂而下，发为泄泻，应以健脾、益气、化湿为治疗原则。

本病案中患者消渴病史多年，消渴基本病机为阴虚燥热，日久伤津，津液不能上乘于口，故口干口渴；《景岳全书》指出："泄泻之本，无不由于脾胃"，又言："肾为胃关，开窍于二阴，所以二便之开闭，皆肾脏之所主，今肾中阳气不足……

阴气盛极之时，则洞泄不止也"，消渴日久，损及脾胃，脾气虚弱，或消渴日久，阴损及阳，肾阳衰微，无以温煦脾土，脾运化水谷精微功能失常，水湿内停，下泄于大肠，故大便溏薄；脾气亏虚，则水谷精微运化失常，肌肉失于濡养，故倦怠乏力。结合舌脉，辨证为脾胃虚弱、湿浊内蕴证，病性为本虚标实，治疗以健脾益气、化湿止泻为主，方用参苓白术散合葛根芩连汤加减。

参苓白术散最早见于宋代《太平惠民和剂局方》，乃著名甘温益气方剂四君子汤加味而成，具有补脾渗湿、调气行滞、渗湿止泻之功用。方中党参补益脾脏之气；白术味甘、苦，性温，健脾运土、燥湿和中；茯苓味甘、淡，性平，善渗泄水湿，又可健脾补虚，党参、白术、茯苓三药合用，既平补脾胃之气，又祛湿，共为君药。又重用黄芪，以增强健脾补中、益气生津之效，升清以输布津液止渴，同时又有升脾阳之作用，使脾气升而有所固涩，黄芪又有利尿之功效，可利小便以实大便；白扁豆味甘，具有健脾化湿和中之功；薏苡仁味甘、淡，可健脾利湿；白扁豆、薏苡仁合用，可助白术、茯苓健脾化湿和中，共为臣药，同时薏苡仁又可渗湿而止泻。砂仁芳香醒脾，行气化滞，促中州运化，通上下气机，泻可止，为佐药。诸药合用，共奏补脾气之虚、祛停聚之湿、行气机之停滞、燥湿和胃之效。又加用车前子，功用为清热利尿、渗湿止泻、祛痰，与上方合用，可增强渗湿止泻之功。葛根能解表退热、生津止渴，又能升脾胃清阳之气，运化水湿，治下利；黄连则针对湿浊本身，以苦燥湿，针对湿浊已成之标，急以排邪外出，又以寒胜热，能泄降一切有余之湿火，清热以止"消渴"；黄芩为清热燥湿之品，归肺、胆、脾、大肠、小肠经，故其可泄壅滞于肠道湿热之邪，又可清肺胃之热佐黄连以降糖；三药合用，一则清热燥湿、升脾阳而止泻，二则清热生津止消渴。加用升麻助脾气上行，达到健脾止泻之功效。正如《本草纲目》中所云："升麻引阳明清气上行………脾胃引经最要药也"。方中加用青皮、木香，两药合用疏理中焦之气，肝气条达，则木不克土，配以上述药物可增加其健脾化湿之功，是《金匮要略》中"见肝之病，知肝传脾，必先实脾"临床辨证灵活应用。方中又用乌药、补骨脂，乌药辛散温通，温暖下元，调下焦冷气；补骨脂长用补火助阳，温脾止泻；乌药、补骨脂两药合用，温补脾肾之阳，又收敛涩肠，正如《仁斋直指方论》云："人皆以泄为脾恙，而不知肾病有泄焉"，温脾肾之阳气，使水可有所化生，以实大便。

（王亚菲）

病例 5　间断口干多饮 3 年余，伴腹泻 3 周

患者，男，52 岁。间断口干多饮 3 年余，伴腹泻 3 周。患者 3 年前无明显诱因出现口干多饮，倦怠乏力，于当地医院查血糖，示：FPG 为 7.5mmol/L，PBG

为 11.4mmol/L，HbA1c 为 7.1%，诊断为 "T2DM"，予以饮食、运动治疗的基础上联合口服二甲双胍，每次 0.5g，每日 3 次，后定期监测血糖，FPG 控制于 7.0～8.0mmol/L，PBG 控制于 8.0～9.0mmol/L。3 周前无明显诱因出现腹泻，3～4 次/日，腹部胀痛，伴双下肢皮疹瘙痒，于当地医院行胃肠镜检查，未见异常，难辨梭菌培养（–），口服双歧杆菌三联活菌散 2 周后，腹泻症状未见明显改善，现为求进一步诊治遂于内分泌免疫科门诊就诊。刻下症：口干多饮，腹泻，1 日 3～4 次，伴腹部胀痛，自诉停服二甲双胍后腹泻症状明显好转；白天畏寒，夜间燥热，倦怠乏力，自汗，盗汗，双下肢皮疹瘙痒难忍，纳可，眠差，入睡困难，夜不能寐，小便尚调，舌红苔黄厚腻，脉沉濡数。

既往体健。辅助检查：便常规（+），潜血（–）；难辨梭菌培养（–）；胃镜未见明显异常；肠镜未见明显异常。西医诊断为 T2DM 合并腹泻。中医诊断为消渴合并腹泻，辨证为气阴两虚、湿热内蕴证，治法为益气养阴、清热祛湿。处方：生黄芪 30g，生白术 10g，防风 10g，党参 30g，炙青皮 20g，砂仁 10g（后下），地骨皮 30g，牡丹皮 20g，炒栀子 10g，知母 10g，苍术 10g，怀牛膝 30g，炒薏苡仁 30g，车前子 30g（包煎），苦参 20g，地肤子 30g，土茯苓 30g，远志 10g，首乌藤 30g，合欢皮 30g。7 剂，水煎服，每日 1 剂，早晚分温再服。

患者服上方 7 日后复诊，自述睡眠较前明显改善，双下肢皮疹瘙痒稍有好转，仍腹泻不适，余症同前，舌红，苔黄腻，脉沉滑。处方：上方去知母、牛膝、首乌藤、合欢皮，加黄连 10g，陈皮 10g，半夏 9g，茯苓 30g。7 剂，水煎服，每日 1 剂，早晚分温再服。

患者服上方 7 日后复诊，腹泻较前明显好转，现大便偏软，1 日 1～2 次，双下肢皮疹瘙痒较前明显好转，近日复出现入睡困难，舌淡红，苔黄，脉沉滑。处方：上方去党参、苦参、地肤子、土茯苓、砂仁、地骨皮、炙青皮、炒栀子、牡丹皮，加当归 10g，知母 10g，怀牛膝 30g，合欢皮 30g，首乌藤 30g。7 剂，水煎服，每日 1 剂，早晚分温再服。

按语：二甲双胍是临床治疗糖尿病的常用药物，具有价廉、降糖疗效显著等诸多优势，近年来被国内外各项糖尿病诊治权威指南推荐为一线用药。但该药常见腹泻等胃肠道不良反应，存在一部分患者不能耐受腹泻，彻底停药虽可有效消除胃肠道症状，但不利于患者血糖控制，为追求症状减轻的同时保证血糖控制情况，减少二甲双胍用量并辅助对症治疗成为临床首选措施。目前关于二甲双胍所致腹泻的机制尚未明确，主流观点认为二甲双胍所致腹泻的机制有 5-羟色胺（5-hydroxytryptamine，5-HT）的升高、胆盐吸收不良、GLP-1 的增高及肠道菌群变化等。研究表明，该类腹泻多属于中医湿热泄泻证，需以解热利湿为治疗原则。

本病例患者消渴日久，胃火亢盛，热盛津亏，津不上承于口，故见口干多饮；

病程较长，热伤气阴，气虚则固摄，温煦固护肌表不利，出现倦怠乏力、自汗、畏寒等症；阴虚阳亢，热扰营阴，阴阳失交，出现夜间燥热、盗汗、入睡困难；气虚则运化水湿不利，湿邪停滞于中焦，清浊不分，然气虚则气机失调，气滞中焦，出现腹泻不适、腹部胀痛；湿热相合，蕴于肌肤，湿热下注，故见双下肢皮疹，瘙痒难忍。本病总属本虚标实之证，本虚以气阴两虚为主，标实以热邪、湿邪为主，结合舌红苔黄腻，脉沉濡数，辨证为气阴两虚、湿热内蕴证，施以补气滋阴、清热祛湿之法，方用玉屏风散合四妙丸加减化裁。首诊方以生黄芪为君药，其性味甘温，既能补中气以益脾气，更善实卫气而固表止汗。臣以党参、白术，益气健脾，助黄芪补气固表之力。三药相须为用，补正气，实卫气，乃培固根本之法。表虚卫气不固，易为风邪所侵，故佐以防风走表而祛邪；青皮性味辛、温，疏肝破气、消积化滞、行气止痛、疏理气机；砂仁辛散温通，气味芳香，取其化湿醒脾开胃、行气温中之效，两药合用，使补中有散，补而不滞。知母苦甘寒质润，取其清热、滋阴润燥、生津止渴之功；地骨皮甘寒清润，牡丹皮性味苦、辛、寒，两药入血分而善清透阴分伏热，善滋阴清热、退热除蒸；栀子苦寒清降，炒用入血分，清热凉血；四药合用，滋阴清热，顾护阴津，正如"留得一份津液，便有一分生机"。炒苍术苦温燥湿以祛湿浊，辛香健脾以和脾胃；怀牛膝补肝肾、强筋骨、引血下行；薏苡仁甘淡凉，清热健脾、利水渗湿；车前子甘寒，可渗湿利尿通淋；四药配伍，既取四妙丸清热利湿之功，又能协调中焦气机升降，给湿邪以出路。佐以苦参、地肤子、土茯苓清热燥湿止痒；远志、首乌藤、合欢皮养心，解郁安神。诸药配伍，共奏补虚固本、滋阴清热、燥湿止痒、养心安神之效，补而不滞，邪有出路，颇具良效。

二诊时，患者自述诸症皆减，双下肢瘙痒，寐差明显好转，舌红，苔腻程度较前减轻，但仍腹泻不适，考虑为中焦脾胃仍气机升降失调，故二诊方中采用黄连、半夏等组成泻心汤，苦辛并进，以调气机升降，加用陈皮、茯苓，与首方中党参、黄芪、白术、砂仁配伍，取香砂六君子汤健脾益气、补虚固本之意。

三诊时，患者自述腹泻明显好转，可见该思路治疗二甲双胍所致的腹泻有较好的疗效。

（谭 丽）

病例6 间断口干欲饮5年，加重伴胃胀半个月

患者，女，59岁。间断口干欲饮5年，加重伴胃胀半个月。患者5年前无明显诱因出现口干多饮，FPG为7.6mmol/L，PBG为12.0mmol/L，HbA1c为7.5%，诊断为"T2DM"，经饮食控制及规律锻炼后，血糖控制欠佳。4年前开始降糖治

疗，予以口服二甲双胍片，每次 0.25g，每日 3 次，联合阿卡波糖片，每次 100mg，每日 3 次。患者平素情志不遂，半个月来反复出现胃脘胀满感，多与情志变化有关，行电子胃镜检查，示慢性浅表性胃炎，现为求中西医结合诊治，就诊于门诊。刻下症：口干欲饮，胃脘部胀满不舒，伴有嘈杂，反酸，小便调，大便偏干，1 日 1 行。舌质淡红，苔黄腻，脉弦缓。

既往体健。辅助检查：随机血糖为 8.0mmol/L。电子胃镜示慢性浅表性胃炎。西医诊断为 T2DM 合并慢性浅表性胃炎；中医诊断为消渴痞满，中医辨证为肝胃气滞、痰热中阻证，治法为疏肝和胃、化痰清热。方拟加味四逆散、左金丸合黄连温胆汤加减化裁。处方：柴胡 10g，炒枳实 9g，赤芍 30g，白芍 30g，黄连 10g，炙吴茱萸 6g，陈皮 10g，法半夏 10g，茯苓 30g，竹茹 10g，大腹皮 30g，姜厚朴 30g，炒栀子 10g，炙青皮 20g，砂仁 10g（后下），煅瓦楞子 30g（先煎）。7 剂，水煎服，每日 1 剂，早晚分温再服。嘱患者调畅情志，清淡饮食。

患者服上方 7 日后复诊，诉胃脘胀满感时轻时重，与情绪波动有关，口苦，咽中有痰，难以咳出，纳呆，小便调，大便偏干。舌质红，苔黄腻，脉弦滑。处方：上方去白芍，加龙胆 10g，北豆根 9g，焦槟榔 30g。7 剂，水煎服，每日 1 剂，早晚分温再服。

患者服上方 7 日后复诊，诉胃脘胀满感减轻，口苦、咽中有痰症状均较前好转，纳食佳，小便调，大便偏干。舌质淡红，苔薄黄，少津，脉弦缓。处方：上方去龙胆、北豆根，加生地黄 30g，葛根 30g。7 剂，水煎服，每日 1 剂，早晚分温再服。1 周后电话随访，患者诉症状明显好转，嘱患者改善生活方式，定期复诊。

按语： 老年糖尿病患者若长期血糖控制不佳易并发自主神经病变，累及胃肠道者多表现为胃排空延迟/胃轻瘫和肠功能紊乱（腹泻或便秘交替），少数患者可表现为食管运动障碍、大便失禁。治疗方面可选用甲氧氯普胺或联合应用抑制胃酸分泌的药物。冯兴中教授认为，消渴日久，常因阴虚渐致气血阴阳俱虚，燥热、痰浊、气滞、瘀血内生，形成虚实互见、寒热错杂的病理变化。气机升降失和容易导致脾失健运、胃失和降，从而发为痞满。冯教授临证消渴痞满多以调畅气机为治疗大法，擅于从肝论治，通过疏肝调气来调和脾胃气机。肝主疏泄，有助于胃之受纳、脾之运化，正如《血证论》曰："木之性主乎疏泄，食之入胃，全赖肝木之气以疏泄而水谷乃化"。叶天士在《临证指南医案》中指出："肝为起病之源，胃为传病之所"，"肝木肆横，胃土必伤"。

本案例患者平素情志不遂，致肝失疏泄，乘脾犯胃，中焦气机失调，脏腑功能失常，气血津液失和，变生诸症。肝气乘脾，水津不运，酿湿生痰，痰湿中阻，气机升降失和，故胃脘痞闷不舒；肝气化火犯胃，胃失和降，胃气上逆，故嘈杂反酸；痰湿化热，湿热中阻，气不化津，津不上承，故口干欲饮。舌质淡红，苔黄腻，脉弦缓，为肝胃气滞、痰热中阻之象。崇叶天士"醒胃必先制肝"之法，本案遣方以疏肝调气为大法，以加味四逆散、左金丸合黄连温胆汤加减。加味四逆散为冯教授经验效方，意在疏肝理脾、调畅气机，药用柴胡、枳实、赤芍、白芍，柴胡疏解肝郁，升举清阳以使郁热外透；枳实破气消积、化痰除痞，与柴胡合用，可升清降浊、调畅气机；芍药敛阴养血，白芍柔肝缓急，赤芍凉血活血，与柴胡合用，可收散并重，使郁热透解而不伤阴。黄连温胆汤功在清热化痰、和胃降逆；左金丸意在清肝和胃，佐金平木；全方共奏疏肝行气、理脾和胃、化痰清热之功，中焦气机恢复调畅，则脾升胃降，运化腐熟功能恢复正常。

二诊时，患者新见气郁化火之证，故加龙胆、北豆根泻火解毒，焦槟榔消食导滞。

三诊时，患者新见郁热伤阴之象，投以生地黄、葛根养阴生津之品，药证相符，疗效确切。本案患者因情绪波动致病情反复，故应重视调畅情志在治疗中的作用，疏肝调气之法贯穿始终，药证相符，效如桴鼓。

（赵　艳）

病例 7　间断口干口渴 10 年余，伴腹胀加重 1 周

患者，男，52 岁。间断口干口渴 10 年余，伴腹胀加重 1 周。患者 10 年前无明显诱因出现口干口渴，伴有腹胀，矢气频发，排便次数增多，自行口服药物后症状稍有缓解。1 周前患者无明显诱因出现口干口渴及腹胀加重，午后明显，伴有倦怠乏力、嗳气，现为求进一步诊治，遂至门诊就诊。刻下症：腹胀、腹痛，午后加重，矢气频发，口干口苦，倦怠乏力，大便 1 日 3～4 行，质黏，平素性情急躁，纳眠可，小便调。舌红，苔黄腻，脉弦。

既往体健。辅助检查：FPG 为 7.8mmol/L，HbA1c 为 7.3%。便常规及球杆比无异常。西医诊断为 T2DM 合并腹胀；中医诊断为消渴腹胀，辨证为脾虚气滞、湿热内蕴证，治法为健脾理气、清利湿热。处方：生黄芪 30g，当归 10g，北豆根 9g，龙胆草 6g，柴胡 10g，炒枳壳 10g，炒白芍 30g，醋青皮 20g，炒栀子 10g，地骨皮 30g，黄连 10g，吴茱萸 5g，厚朴 30g，炒山药 30g，炒薏苡仁 30g，车前子 30g（包煎），砂仁 10g（后下）。7 剂，水煎服，每日 1 剂，早晚分温再服。

患者服上方 7 日后复诊，诉腹胀较前减轻，受凉后加重，偶有肠鸣，倦怠乏力明显好转，偶有太息，大便 1 日 2 次，质黏，偶有嗳气，无嗳腐吞酸，纳眠差，舌暗苔黄，脉弦。处方：黄芪 30g，炒白术 10g，当归 10g，柴胡 10g，白芍 30g，党参 30g，黄连 10g，黄芩 10g，枳壳 10g，干姜 6g，乌药 20g，陈皮 10g，法半

夏 9g，茯苓 30g，木香 10g，砂仁 9g（后下），炒山药 20g，炒薏苡仁 30g，佛手 15g，香橼 15g。7 剂，水煎服，每日 1 剂，早晚分温再服。

按语： 本案例中患者消渴 10 年余，平素过食肥甘，导致脾胃运化功能减弱，加之平素思虑过度，久思伤脾。《灵枢·本藏》认为禀赋不足、五脏柔弱是消渴发病的重要内因："五脏皆柔弱者，善病消瘅"，"脾脆则善病消瘅易伤"，脾胃同属土，居于中焦，脾为阴土，主运化、升清，喜燥而恶湿，胃为阳土，主受纳、通降，喜润而恶燥，脾气以升为顺，胃气以降为和，脾胃中气不足，则清气不升，浊气不降，表现为纳运升降的异常，而出现痞满、嗳气、泄泻、便秘等症状。同时脾胃亏虚，水谷精微和水液不能正常运化，中焦气机郁滞，久则阻碍脏腑的气血、津液的运行，故见大便黏腻、舌苔厚腻等症状。患者平素性情急躁，肝失疏泄，气机郁滞，横逆犯土，进而导致腹胀、纳呆、嗳气等症状。同时患者消渴日久，耗气伤阴，久病致阴，五脏受损，五脏失养，导致气化紊乱，气血不和，阴阳失调，故可见倦怠乏力。本病总属本虚标实之证，本虚以气虚为主，标实以气滞兼有湿热之邪，治以益气健脾、疏肝理气、清利湿热，方用四逆散合左金丸加减。方中以重用黄芪为君药，黄芪为补气要药，其性甘温，能补中气、健脾气。柴胡疏肝解郁，升举阳气；白芍敛阴养血柔肝，与柴胡合用，可补养肝血、调达肝气，可使柴胡升散而无耗伤阴血之弊，合为臣药。佐以枳壳理气宽中，行滞消胀，与柴胡为伍，一升一降，加强舒畅气机之功，与白芍相配，又能理气和血；厚朴燥湿消痰、下气除满；青皮疏肝破气消滞；砂仁行气调中、和胃醒脾。左金丸清肝和胃，佐金平木；薏苡仁甘淡凉，可清热健脾、利水渗湿；车前子甘寒，可渗湿利尿通淋；四药配伍，既取四妙丸清热利湿之功，又能调节脾胃的气机升降，给湿邪以出路。配以龙胆草清利肝胆湿热；佐以当归补养气血，北豆根清利郁热。全方组方精妙，共奏疏肝解郁、清肝和胃、补气健脾、清热利湿的功效。

患者服用 7 剂后腹胀大减，二诊仍有嗳气、便黏等症状，考虑为中焦气机不畅、脾胃气虚，故在上方基础上微调思路，采用半夏泻心汤调和肝脾，方中以半夏散结消痞、降逆止呕；干姜温中散邪；黄芩、黄连苦寒，泻热消痞。党参健脾益气，加用茯苓、陈皮，与方中党参、黄芪、白术、砂仁、山药配伍，取香砂六君子健脾益气、补虚固本之意，配以佛手、香橼疏肝解郁、理气和中。

后电话随访，患者诉嗳气、便黏等症状消失，纳食佳，可见消渴腹胀责之肝脾，当以调和肝脾为大法，旨在调畅全身气机。凡临证见精神紧张或易怒、情绪焦虑或低落，伴有倦怠乏力、周身不适、胸满、胁胀、失眠、便秘等躯体症状，且病情随情志变化而反复者，宜疏肝调气，且应贯穿于疾病治疗始终。

（翟金婷）

1.3.4 糖尿病周围血管病变

病例 1 口干乏力 20 余年，伴双下肢麻木冷痛 10 余年，加重 2 个月

患者，男，78 岁。口干乏力 20 余年，伴双下肢麻木冷痛 10 余年，加重 2 个月。患者 20 余年前出现口干乏力，后查体发现血糖升高，未规范诊治，血糖控制不佳。10 余年前渐出现双下肢麻木冷痛、间歇性跛行，曾行双下肢动脉彩超，示双下肢动脉内膜增生并斑块形成，诊断为 "T2DM，糖尿病周围血管病"，后间断调整降糖方案，血糖控制相对平稳。2 个月前无明显诱因出现口干乏力、双下肢麻木冷痛等症状加重，遂于门诊就诊。刻下症：口干乏力，神疲倦怠，心悸胸闷，腹胀，腰痛，双下肢麻木冷痛，痿弱无力，皮肤干燥，纳可，多梦易醒，夜尿频多，大便秘结，舌淡暗，有瘀斑，苔白，脉涩。

既往高血压、冠心病等慢性病病史。查体：双足背动脉搏动减弱，皮温偏低。辅助检查：随机血糖为 10.1mmol/L，HbA1c 为 6.9%。西医诊断为 2 型糖尿病周围血管病；中医诊断为消渴痹症，辨证为气阴两虚、气滞血瘀证，治法为益气养阴、活血行气。予以生脉散合补阳还五汤加减治疗。处方：太子参 30g，麦冬 30g，五味子 6g，炙黄芪 30g，当归 20g，赤芍 30g，桃仁 10g，地龙 10g，薤白 30g，枳实 10g，生槟榔 30g，生地黄 30g，玄参 30g，肉苁蓉 30g，炒芡实 20g，金樱子 20g，牛膝 30g，炒杜仲 20g，芒硝 10g（冲服），砂仁 10g（后下）。7 剂，水煎服，每日 1 剂，早晚分温再服。

患者服上方 7 日后复诊，诉大便仍干结难下，余症缓解。处方：上方去砂仁，加火麻仁 30g，熟大黄 10g，柏子仁 30g。7 剂，水煎服，每日 1 剂，服法同前。

患者服上方 7 日后复诊，自感腰痛、尿频明显减轻，舌上瘀斑淡化，仍有腹胀、大便干不畅。处方：上方去牛膝、炒杜仲、芡实、金樱子，加莱菔子 30g，郁李仁 30g。7 剂，水煎服，每日 1 剂，服法同前。服此方 7 剂之后，自感效佳又抄方续服 7 剂。

患者服上方 14 日后复诊，诉倦怠乏力、心悸、多梦明显，双下肢皮肤瘙痒。处方：上方去太子参，加党参 60g，川芎 30g，土茯苓 30g，并重用炙黄芪至 60g，枳实至 20g。7 剂，水煎服，每日 1 剂，服法同前。

患者服上方 7 日后复诊，诉诸症好转，双下肢麻痛明显减轻，自感轻便有力，效不更方，继服上方 7 剂巩固疗效后停药。随访 3 个月，诉身心较为舒适，血糖控制良好。

按语： 糖尿病周围血管病（diabetic peripheral angiopathy，PAD）是 T2DM 患者常见的一种并发症，主要累及下肢动脉，以感觉减退、疼痛、下肢麻木为主要表现，突出表现为下肢动脉硬化闭塞，是导致患者残疾的重要原因，严重降低患者的生活质量。目前糖尿病周围血管病的发病机制尚未完全清楚。研究表明，高糖毒性造成血管内皮细胞受损，使内皮因子释放，血小板活化等，导致该病发生发展。目前西医治疗以控制血糖水平、遏制血小板聚集及血栓形成为主，对糖尿病周围血管病并没有直接的干预作用，因而临床亟须改进治疗方法，以有效遏制糖尿病周围血管病。糖尿病周围血管病归属中医学"消渴痹症"范畴，系消渴阴虚为本，燥热为标，该病迁延不愈，阴损及阳，阴阳俱虚，脏腑衰败，气血亏虚，阴寒凝滞，变证丛出。气阴两虚是糖尿病周围血管病最常见的主证，而血瘀证是最常见的兼证，贯穿疾病的始终。糖尿病周围血管病的患病率随着T2DM患病率的升高而升高，且往往因合并多种T2DM急慢性并发症及慢性基础病，以致病机复杂，临床表现多样，治疗困难，因此如何执简驭繁，把握基本病机成为治疗的关键。

《素问·痹论》载："病久入深，荣卫之行涩，经络时疏，故不通，皮肤不营，故为不仁……痹在于骨则重，在于脉则血凝而不流，在于筋则屈不伸，在于肉则不仁，在于皮则寒"，《灵枢·营卫生会》载："老者之气血衰，其肌肉枯，气道涩"，阐述了年老或久病，气血阴阳亏虚，血脉瘀阻，气血运行不畅，致血凝不流、筋屈不伸、肌肉不仁、皮毛寒凉等表现。《素问玄机原病式》载："或麻者，亦由涩也，由水液衰少而燥涩，气行壅滞，而不得滑泽通利，气强攻冲，而为麻也"，阐述了阴亏失润，气滞不畅而致麻木，因此认为气阴两虚是消渴脱疽的病因病机。

该病例患者年老体弱，加之久患消渴，耗气伤阴，气血运行不畅而为"流滞"，以双下肢麻木冷痛为主症就诊，治当补虚通滞。初诊以生脉散合补阳还五汤为主方，既益气养阴，又补气活血、化瘀通络止痛，冯兴中教授擅用以上两方治疗各类消渴变证，基于"全面治人"以加减化裁，其中可重用太子参、黄芪，大补元气，令气旺以促血行；方中当归活血补血，祛瘀而不伤正，又能通达气血，使补而不滞；赤芍、桃仁活血祛瘀之力尤强，患者大便秘结，桃仁又可助润肠通便；麦冬、五味子养阴生津，守阴液留阳气；地龙通经活络，力专善走，配合诸药以行药势。诸药合用，气血兼治，气旺血行，瘀去络通，瘀毒得解，共奏益气活血解毒之效。并针对胃肠气滞为主之"气道涩"，加枳实、生槟榔、砂仁破气消积行滞；针对气虚生痰，痰浊痹阻胸阳之心悸胸闷，加薤白，与枳实相伍，以通阳散结、化痰除痹，"气行则血行"，薤白可行气导滞，助当归、桃仁等活血化瘀药通利脉络，又因其入胃、大肠经，有消胀止痛之功，与枳实、槟榔、砂仁等行气通滞药合用，可减患者胸闷、腹胀症状。患者下肢痿弱、腰部酸痛，示肾气亏虚，加牛膝、杜仲以补肝肾、强筋骨，前者又兼活血祛瘀、引血下行之效；尿频尿多者，加芡实、金樱子以补益肾气、固精缩尿；消渴日久，多见津液耗伤、阴虚火盛，故加生地黄、玄参，以清热凉血，且两者尚有养阴生津之功效，可治患者之阴虚津伤，肠燥便秘；同时以肉苁蓉、芒硝润肠通便，其中肉苁蓉功兼补肾益精，尤宜于肾虚兼便秘者，患者大便秘结难解，恐前药润肠通便之力稍欠，故加芒硝以润燥软坚。复诊时以此为底方随症加减，使方药证症合拍，终获良效。

二诊时，患者诸症皆有好转，唯诉大便干结难下，此为阴虚肠燥、肠道乏津所致，故加火麻仁、熟大黄、柏子仁，以增强生津润肠之力。其中熟大黄泻下力缓，却增强了活血化瘀的作用，尤其适用于体虚便秘并有瘀血证的老年患者，柏子仁功兼养心安神，可改善患者睡眠质量。

三诊时，患者感腰痛、尿频明显减轻，舌上瘀斑淡化，说明肾气得复，脉络得通，故去牛膝、炒杜仲、芡实、金樱子。但患者仍有腹胀，便干不畅，故加莱菔子以消食除胀降气，郁李仁以润肠通便。郁李仁质润多脂，润肠通便作用较火麻仁强，且润中兼可行大肠之气滞。

四诊时，患者诉倦怠乏力、心悸、多梦明显，考虑为补气之力不足，心神失养；气虚生湿化热浸淫肌肤，故又见双下肢皮肤瘙痒。遂加土茯苓清热除湿止痒，又去补气之力较弱的太子参，改为党参，且重用至60g，并重用炙黄芪至60g，枳实至20g，以增强补气之力。且为免患者虚不受补，加行气活血之川芎使补而不滞，调和气血。

（官 杰）

病例2　间断口干多饮23年，加重伴双下肢麻木疼痛1个月

患者，男，61岁。间断口干多饮23年，加重伴双下肢麻木疼痛1个月。患者23年前无明显诱因出现口干多饮、多尿，于当地医院诊断为"T2DM"，予以口服格列喹酮片，每次30mg，每日3次治疗。7年前因血糖控制不佳停用口服降糖药，调整降糖方案为门冬胰岛素早餐前16U、晚餐前16U，联合甘精胰岛素睡前16U降糖。近1个月来患者口干、多饮、多尿症状加重，伴双下肢麻木、疼痛、足背冰凉感，就诊于当地医院查血糖，示：FPG为22.7mmol/L，HbA1c为10.3%，现为求进一步诊治，就诊于内分泌免疫科门诊。刻下症：口干多饮，倦怠乏力，气短，双下肢麻木、疼痛，足背冰凉感，恶风寒喜暖，出汗多，尿频，尿中有泡沫，纳可，眠一般，舌红少苔干燥有裂纹，脉弦涩。

既往高脂血症、高血压病史。辅助检查：FPG为8.14mmol/L，HbA1c为10.3%；下肢血管B超示双下肢动脉硬化伴斑块。西医诊断为糖尿病周围血管病；中医诊断为消渴痹症，辨证为气阴两虚、瘀血阻络证，治法为益气养阴、活血化瘀、通络止痛。处方如下。①内服方：太子参30g，麦冬30g，醋五味子6g，黄芪30g，麸炒白术10g，防风10g，川芎30g，当归10g，地龙6g，砂仁9g（后下），柴胡10g，枳实10g，甘草5g，赤芍30g。7剂，水煎服，每日1剂，早晚分温再服。②外洗方：桂枝15g，赤芍30g，桃仁15g，红花15g，鸡血藤30g，苏木30g，车前子30g（包煎）。7剂，水煎后外洗，每日1剂。

患者服上方 7 日后复诊，自述口干、尿频较前好转，神疲乏力、出汗多明显改善，上肢麻木、疼痛减轻，但仍有冰凉感，近日出现视物模糊，双眼干涩，尿中仍有浊沫，舌红少苔有裂纹，脉弦微涩。处方：上方去防风，减黄芪用量至 15g，加葛根 30g，桂枝 9g，巴戟天 20g，枸杞子 15g，菊花 15g，生薏苡仁 30g。7 剂，水煎服，每日 1 剂，早晚分温再服。患者服上方 7 日后复诊，诸症明显缓解，继服 7 剂巩固，后患者间断门诊复诊，未再诉明显不适。

按语：本病案患者为老年男性，消渴日久，脏腑之气衰弱，气阴两虚，又喜肥厚甘味之品，损伤脾胃，脾失健运，水液不能化津，津液不足，难以濡养脏腑，上承头面，而口干多饮；脾失健运，气血生化无源，肺脾气虚，水液代谢失调，直趋下焦膀胱，出现尿频；肾气不足，失于固摄，湿浊下流，肾精腐败外流，出现尿中浊沫；气虚卫外不固，肌肉不充，出现汗出多、神疲乏力、气短、恶风寒喜暖。消渴日久，阴虚则血少，血虚则运行缓慢，气虚无力推动血液，加之痰湿内生，病久入络，易瘀易滞，瘀阻血络，不通则痛，故见下肢疼痛；血虚生风，肌肤失于濡养，故见双下肢麻木；气虚失于温煦，血虚寒凝，故见足背冰凉感，结合舌红，少苔干燥有裂纹，脉弦涩，四诊合参辨证为气阴两虚、瘀阻血络证，治法为益气养阴、活血化瘀通络。方用生脉散、补阳还五汤合玉屏风散加减。

方中重用太子参 30g 为君药，《饮片新参》言其"补脾肺元气，止汗生津，定虚悸"，最善补气益阴、健脾益气、止渴生津。臣以麦冬甘寒，养阴生津，配合五味子，酸甘化阴，守阴留阳，养阴敛汗，三者合用，取生脉散之义，收耗散之气，敛外溢之阴，使气血得以荣养一身。黄芪补中益气之力强，《本草汇言》载其为"补肺健脾，卫实敛汗，驱风运毒之药也"，《本草逢原》亦云："黄芪能补五脏诸虚，治脉弦自汗，泻阴火，去肺热，无汗则发，有汗则止"，配合太子参补一身之元气，补脏腑虚，益气固表。又有"气无形，血则有形。有形不能速生，必得无形之气以生之"，津血同源，黄芪用于麦冬之中，自能助之以生津养阴。白术健脾益气、燥湿利水，助黄芪以加强益气固表之功，合砂仁行气化湿，清泄湿浊。佐以防风走表而散风，防治外邪侵犯肌表，三者合用，取玉屏风散固表而不致留邪、祛邪而不伤正之义。血瘀属肝，治风先治血，方中大量补气药与活血药相配，加入当归尾、川芎、桃仁、赤芍、红花，以行瘀活血、疏肝祛风；加入地龙活血而通经络，取补阳还五汤之义，气旺血行，活血而又不伤正，共奏补气活血通络之功。柴胡疏解肝郁，枳实行气散结，共奏疏畅气机之效，则补而不滞，使肝恢复疏泄之功，气机顺畅，手足复温；甘草调和诸药，补气益脾。外用桃仁、红花、鸡血藤、苏木之品，温而不烈，既能活血通络、消肿止痛，又能养血荣筋。

二诊时，患者自述口干、尿频较前好转，乃气阴恢复之象，神疲乏力、出汗多明显改善，上肢麻木、疼痛减轻，仍有冰凉感，乃卫气恢复，肌表得以温煦，风邪内息外达，故黄芪减量，去防风，加入桂枝温通血脉、温阳活血；巴戟天补肾助阳，温补下焦。近日出现视物模糊，双眼干涩，舌红少苔有裂纹，此仍有阴津不足之象，故用葛根，以增强生津养阴之功，再入枸杞子、菊花，以清肝明目、补肾填精。尿中仍有浊沫，加入薏苡仁健脾、利水渗湿，化湿去浊，与白术配伍，又给湿邪以出路。诸药配伍，共奏益气滋阴、温阳活血、通络止痛之功，补泻兼施，标本兼顾。

（陈元昊）

病例3 发现血糖升高10年，伴四肢皮肤发凉3年

患者，女，63岁。发现血糖升高10年，伴四肢皮肤发凉3年。患者10年前体检发现血糖升高，无明显口干口渴，未服用任何降糖药物。8年前开始出现明显口干、口渴、乏力等症，FPG控制在9.0～10.0mmol/L，诊断为"T2DM"，予以口服二甲双胍片，每次0.25g，每日3次，血糖控制不佳，后药量逐渐加至每次0.5g，每日3次，FPG控制在9.0mmol/L左右。3年前开始出现四肢皮肤干燥、瘙痒，继而出现足背皮肤发凉、麻木，足背皮肤色素沉着，呈深褐色，于内分泌科就诊，完善双下肢动脉彩超后考虑为"糖尿病周围血管病"。近期四肢发凉、麻木症状反复出现。刻下症：口干、口苦、口臭，疲劳、心慌气短、乏力，双下肢沉重，偶有疼痛，不能久行，手足皮肤干痒、发凉，足背皮肤深褐色，双侧足背动脉搏动减弱，烦躁，喜冷饮，眠可，大便黏腻，1日2次，小便微黄。舌红，苔淡黄，脉沉涩。

既往高血压病史。辅助检查：双下肢血管超声示双下肢动脉粥样硬化，双侧股动脉及腘动脉未见狭窄，双侧胫前动脉节段性闭塞，双侧胫后动脉及腓动脉多节段狭窄。西医诊断为糖尿病周围血管病；中医诊断为消渴痹症，辨证为气虚血瘀、湿热内蕴证，治法为补气活血、清热祛湿。治以当归补血汤、四逆散合四妙丸加减。处方：黄芪30g，当归10g，炙青皮20g，炒栀子10g，龙胆10g，柴胡10g，炒枳壳10g，炒白芍30g，知母10g，黄柏10g，牛膝30g，炒薏苡仁30g，车前子30g（包煎），土茯苓30g，地肤子30g，苦参20g，黄连10g，吴茱萸5g，地骨皮30g，砂仁10g（后下）。7剂，水煎服，每日1剂，早晚分温再服。

患者服上方14日后复诊，乏力、手足皮肤发凉、干痒稍有缓解，出现反酸、胃灼热，呃逆，仍有口干，有黏痰，夜眠梦多，舌红，有齿痕，滑脉。处方：上方去炙青皮、炒栀子、柴胡、炒枳壳、炒白芍、地肤子、地骨皮、砂仁，加肉桂6g，陈皮10g，半夏9g，茯苓30g，煅瓦楞子30g（先煎），海螵蛸30g，川芎30g，苦紫花地丁30g，当归加量至20g。7剂，水煎服，每日1剂，早晚分温再服。

患者服上方14日后，电话随访，告知口干、手足发凉、关节疼痛等症大减，睡眠、反酸、胃灼热亦有明显改善。遂嘱患者注意饮食调节，控制血糖，不适随诊。

按语：冯兴中教授认为，基于"治病求本"的理念，消渴各类变证的治疗均应注意消渴本症的调治，无论是消渴本病还是消渴变证，两者的病机根源皆源于机体元气亏虚，推动或固摄不能，导致脏腑功能失调，气血津液运行失常，产生气滞、血瘀、痰凝、湿热等多种病理产物，内邪致病耗伤气血阴阳，最终导致正虚与邪滞并见的现象。因此，在治疗消渴痹症时，要紧紧把握气虚这一根本病因，同时结合邪滞的特点施以不同的祛邪之法，以实现标本兼治的目的。

本病例患者消渴日久，耗气伤血，气血亏虚，气虚推动无力，血行停滞为瘀，气血运行不畅，四肢、肌肤失于濡养，不通则痛，则见肢体疼痛、四肢末端发凉、皮肤干痒等症；肺主宣发肃降，肺气虚则气不能外达，外邪易袭肌腹，致皮肤干燥。脾主运化、升提，脾气虚则气血无源，机体失养，皮肤发凉、肢节烦疼；肾气虚则易疲劳，腰酸腿沉；日久伤阴，燥热内生，湿热内郁，则口干、口臭、小便微黄。结合舌红，苔淡黄，脉涩，均是气虚血瘀、湿热内蕴之象。治疗当以补气活血为本，兼而清热化湿。方中黄芪甘温，入脾经，为补中益气之要药；当归性味甘、辛，既善补血，又能活血，《本草正》赞其"诚为血中之气药，亦血中之圣药"，两药合用即为当归补血汤。该方是李东垣补益气血之经典名方，补气生血兼顾，药简效宏。柴胡辛行苦泄，善条达肝气，解郁疏肝；枳壳行气化痰，破气除满；白芍酸敛肝阴，入肝、脾经，能养血敛阴、疏肝行气，三者共为梳理气机之四逆散的重要组成部分，可透邪解郁。加砂仁温中行气，可调达气机，促进气血流通；黄柏、牛膝、薏苡仁为取四妙丸之意，有清热利湿、舒筋壮骨之功，加车前子利尿除湿，可有化湿除痹之力；黄连、吴茱萸为左金丸配方，可清胃热，配合方中炒栀子、龙胆、知母、地骨皮，可清热生津，缓解口干口渴之症；土茯苓、地肤子、苦参等药，有燥湿通痹止痒之效。

二诊时，患者皮肤干痒及手足发凉、关节疼痛缓解，提示气机得通，皮肤、肢端得以濡养。新见反酸、胃灼热，呃逆，口干痰黏，夜眠梦多，此为痰热内扰之象，舌红有齿痕、滑脉亦为佐证。治法仍以活血补气为主，同时兼以清热化痰。恐前方长时间服用，疏肝行气之力过强，而致气泄，故上方去炙青皮、炒栀子、柴胡、炒枳壳、炒白芍、地肤子、地骨皮、砂仁，加肉桂引热下行，配合海螵蛸补肾助阳，缓解疲劳；陈皮、半夏、茯苓为二陈汤之重要组成部分，配合川芎可增强理气之功；煅瓦楞子配合方中黄连、吴茱萸，可制酸止痛，缓解患者反酸、胃灼热之症；苦紫花地丁可加强方中苦参清热之力。

患者服上方14日后告知口干、手足发凉等症大减，睡眠亦有明显改善，此为气机通畅之象，说明辨证思路正确，治疗得当，再遇气虚血瘀、湿热内郁之证时可供参考。

（章庆庆）

病例 4 间断口干多饮 20 年余，加重伴双下肢麻木疼痛 2 个月

患者，男，65 岁。间断口干多饮 20 年余，加重伴双下肢麻木疼痛 2 个月。患者 20 年前无明显诱因出现口干多饮，倦怠乏力，于当地医院查血糖，示 FPG 为 8.8mmol/L，PBG 为 13.2mmol/L，HbA1c 为 7.5%，诊断为"T2DM"，予以降糖治疗，口服盐酸二甲双胍片，每次 0.25g，每日 3 次，后间断监测血糖，FPG 控制于 8.0～8.5mmol/L，PBG 控制于 11.0～12.0mmol/L，血糖控制不佳，后逐渐加量二甲双胍片至每次 0.5g，每日 3 次，联合阿卡波糖片每次 50mg，每日 3 次，磷酸西格列汀片每次 100mg，每日 1 次，血糖控制一般。2 个月前出现双下肢指尖麻木，冰凉疼痛，行走不便，于当地医院查双下肢血管 B 超，示双下肢动脉硬化伴血管壁变窄。考虑"T2DM，糖尿病周围血管病变"或"T2DM，DPM，糖尿病周围血管病变"，予以口服甲钴胺片，每次 0.5mg，每日 3 次，贝前列素钠片，每次 40μg，每日 3 次治疗。双下肢麻木稍有好转，仍冰凉疼痛，现为求进一步诊治，遂就诊。刻下症：口干多饮，倦怠乏力，双下肢冰凉疼痛，行走不便，偶有指尖麻木，夜间燥热，夜尿频多，起夜 4～5 次，腰膝酸软，纳尚可，食后腹胀，眠一般，自述双下肢疼痛影响睡眠，舌暗红有瘀斑，苔薄黄，脉弦涩。

既往高血压病史。辅助检查：下肢血管 B 超示双下肢动脉硬化伴血管壁变窄；FPG 为 8.5mmol/L，PBG 为 12.8mmol/L，HbA1c 为 8.3%。西医诊断为糖尿病周围血管病；中医诊断为消渴痹症，辨证为气阴两虚、瘀热内阻证，治法为益气养阴、活血化瘀、通络止痛。方用当归补血汤、鳖甲知母汤合独活寄生汤加减。处方：生黄芪 30g，当归 10g，砂仁 9g（后下），炙鳖甲 30g（先煎），知母 10g，川牛膝 30g，生薏苡仁 30g，炒杜仲 20g，川续断 30g，桑寄生 30g，鸡血藤 30g，三棱 10g，莪术 10g，苏木 30g，伸筋草 30g，金樱子 20g，芡实 20g，乌药 20g。7 剂，水煎服，每日 1 剂，早晚分温再服。

患者服上方 7 日后复诊，自述夜尿频多较前明显好转，双下肢疼痛略有好转，夜间燥热较前改善，仍双下肢冰凉感，遇寒痛甚，双下肢痿软无力，食后腹胀较前好转，舌暗红，苔黄，脉弦。处方：上方去炙鳖甲、芡实、乌药、金樱子、伸筋草、砂仁，加黄连 10g，肉桂 6g，怀牛膝 30g，车前子 30g（包煎），桃仁 10g，丹参 30g，当归用量加至 20g。7 剂，水煎服，每日 1 剂，早晚分温再服。

患者服上方 7 日后复诊，自述略咽痛，腰膝酸软、下肢冰凉较前好转，偶小腿肿胀感，大便调，舌红苔薄黄。处方：上方去肉桂、知母，加伸筋草 30g，延胡索 30g。7 剂，水煎服，每日 1 剂，早晚分温再服。

后询问患者疗效，患者诉下肢冰凉疼痛较前明显改善，后间断至门诊对处方进行微调，患者行动不便明显缓解，生活质量得到提升，后复查下肢血管 B 超，提示动脉闭塞较前改善，血管壁未加重变窄，至今双下肢未出现明显溃烂等症状。

按语：本病案患者患消渴20余年，热伤气阴，气阴两虚，津亏无以上承于口则见口干多饮，倦怠乏力；阴不入阳，阳浮于外，则见夜间燥热；气行则血行，气虚则血凝，血行不畅，停滞为瘀，气滞、血瘀相互胶着，阻于经络，阳气无通达布散之力，四肢失于温煦濡养，则见双下肢冰凉、疼痛，指尖麻木；消渴日久，累及肝、脾、肾，肝失疏泄，脾气不足，肾阳衰微，固摄温煦失司，则见食后腹胀，夜尿频繁，腰膝酸软之症，结合舌暗红有瘀斑，苔薄黄，脉弦涩，四诊合参辨证为气阴两虚，瘀热内阻证，治法为益气补虚、滋阴清热、活血化瘀、通络止痛。方用当归补血汤、鳖甲知母汤合独活寄生汤加减。方中重用生黄芪至30g，为君药，可大补肺脾元气，以资气血生化之源，所谓"有形之血不能速生，无形之气所当气固"。臣以当归，补血活血，为补血之圣药。两药相伍，一气一血，一阴一阳，补正气而摄浮阳，使气旺血生，阳生阴长，虚热自除，佐以砂仁辛散温通，气味芳香，取其化湿醒脾开胃，行气温中之效，与黄芪配伍，使补中有散，补而不滞。又以鳖甲咸寒，直入阴分，滋阴退热；知母苦寒质润，滋阴降火，助鳖甲滋阴退热；杜仲、续断、桑寄生性温，归肝、肾经，一则补肝肾、强筋骨，二则活血祛瘀、养血舒筋，共为臣药。佐以三棱、莪术辛散苦泄温通，既入血分，又入气分，能破气行血、散瘀消癥、消积止痛；鸡血藤苦泄甘缓，温而不烈，既能活血通络止痛，又能养血荣筋；苏木咸入血分，能活血散瘀、消肿止痛；伸筋草味辛，能行散，以舒筋活络、消肿止痛；牛膝补肝肾，强筋骨，逐瘀通络，引血下行；生薏苡仁甘淡凉，清热健脾、利水渗湿；牛膝、生薏苡仁两药相伍，既引血下行以通络，又给湿邪以出路。佐以金樱子味酸而涩，功专固敛，固精缩尿；芡实甘涩收敛，善能益肾固精；乌药辛散温通，入肾与膀胱经，温肾散寒、缩尿止遗；三药相伍，共奏温肾缩尿之功。诸药配伍，共奏益气补虚、滋阴清热、活血化瘀、通络止痛之功，滋清相伍，标本兼顾，收获良效。

二诊时，患者自诉食后腹胀较前好转，故去砂仁；夜间燥热稍有好转，考虑上热下寒证引起夜间燥热，下肢冰凉感，故去鳖甲而加用交泰丸之黄连、肉桂交通心肾，黄连清泄心火，肉桂温补肾阳、引火归原；夜尿频较前明显改善，故去芡实、金樱子、乌药；双下肢仍痿软无力，且结合舌暗红，考虑血虚瘀滞明显，故去伸筋草，当归加量以养血活血，加用川牛膝、桃仁、丹参，以增强活血化瘀之功；加用车前子，与生薏苡仁配伍，加强祛湿利水之功。

三诊时，患者自诉略有咽痛，考虑"气有余便是火"，故去肉桂；腰膝酸软、下肢冰凉较前明显好转，小腿略有肿胀感，考虑气滞下肢，故加用延胡索行气止痛、活血散瘀；伸筋草消肿止痛。

（谭　丽）

病例5 间断口干乏力20余年，加重伴双下肢麻木发凉1年

患者，男，68岁。间断口干乏力20余年，加重伴双下肢麻木发凉1年。患者20年前因出现口干乏力，自测血糖升高，至内分泌专科就诊，诊断为"T2DM"，口服二甲双胍片，每次0.5g，每日3次，监测血糖，FPG为8.3～10.7mmol/L。口干乏力缓解不显。近1年口干乏力明显，FPG控制在8.0mmol/L左右，伴下肢麻木发凉，偶有刺痛，曾于专科检查，考虑为"糖尿病周围血管病"。现为求进一步诊治，遂至门诊就诊。刻下症：口干多饮，倦怠乏力，气短懒言，自觉烦热，下肢麻木，双下肢发凉，偶有刺痛感，腰酸，下肢沉重无力，食欲欠佳，伴腹胀呃逆，眠可，大便黏滞不爽，1日2～3次。舌紫暗，苔黄腻，脉沉。

既往高脂血症病史。辅助检查：双下肢血管超声示双下肢动脉硬化伴多发斑块。双侧股浅动脉下段腘动脉狭窄。双侧胫后动脉重度狭窄，右侧胫前动脉闭塞。双下肢深静脉无明显异常。西医诊断为糖尿病周围血管病；中医诊断为消渴脉痹，辨证为气阴两虚、痰瘀互结，治法为益气养阴、活血化瘀、清热化痰。治以生脉散、桃红四物汤合四妙丸加减。处方：太子参30g，麦冬30g，五味子6g，丹参30g，白芍15g，当归20g，红花10g，桃仁10g，川芎15g，地龙10g，三棱10g，莪术10g，黄柏10g，牛膝30g，炒薏苡仁30g，车前子30g（包煎），知母10g，苏木30g，伸筋草30g，鸡血藤30g。7剂，水煎服，每日1剂，早晚分温再服。

患者服上方7日后复诊，口干多饮略缓解，乏力气短减轻，下肢麻木较前改善，发凉，无明显刺痛感，下肢沉重，食欲尚可，腹胀，大便质黏，1日1次。舌暗红，苔薄黄腻，脉沉。处方：上方去地龙、三棱、莪术，加炒白术30g，木香10g，砂仁10g（后下）。14剂，水煎服，每日1剂，早晚分温再服。

患者服上方14日后随访，口干乏力减轻，肢体麻木减轻，无疼痛，腹胀减轻，遂守前方。

按语： 中医学古籍中没有直接对应糖尿病周围血管病病名的论述，根据该病临床典型症状，如痛、麻、凉、乏、重及消渴的表现，将其多归属中医学"脉痹""血痹""脱疽"等范畴，其中症状无破溃者命名为"脉痹"，已破溃者命名为"脱疽""痛疽"。由于该病多在消渴长期病变基础上进展而来，故具有特殊性。"脉痹"一词最早见于《素问·痹论》，曰："风寒湿三气杂至，合而为痹"，根据邪气致病的季节与对应部位的不同，痹症又分为筋痹、脉痹、肌痹、骨痹、皮痹，其中"以夏遇此者为脉痹"。"脱疽"的记载最早见于《灵枢·痈疽篇》，曰："发于足趾，名脱痈"。对于糖尿病与脱疽关系的论述，最早见于宋代窦汉卿的《窦氏外科全书·卷二·附甲背发说》，曰："甲背发，此症由消渴之症发于手足指，名曰脱疽"。故此后临床根据患者的病情程度多沿用"脉痹""脱疽"为糖尿病周围血管病的中

医学病名。外因概括多为风、寒、湿、热毒邪侵袭；内因多为正气不足、脏腑阴阳失调及饮食失节导致虚、邪、瘀相互影响，引起疾病发生发展。冯兴中教授认为，消渴日久累及肝、脾、肾，脾气不足，肾阳衰微，肝失疏泄，气虚无力推血，血停为瘀，气滞、血瘀相互胶着，阻于经络，阳气无通达布散之力，四肢失去温养，故见本病麻、木、冷、痛之典型特征。故本病的病机除气阴两虚外，往往夹杂如湿邪、风邪、痰浊、血瘀等致病因素。

该患者消渴病史20余年，病程日久，耗伤气阴；阴虚津不上乘，头面失养，故见乏力，口干，多饮，烦热；气虚则行血无力，血行迟滞，停聚成瘀，血瘀则血行不畅，血不能濡养四肢，故见疼痛麻木发凉，并伴有刺痛；患者久病血糖控制不佳，且平素嗜酒，体形偏胖，故脾气不足，运化失常，机体失养，则纳差，腹胀，大便黏滞不爽；舌紫暗，苔黄腻，脉沉，均为气阴两虚，痰瘀互结之象。《石室秘录》云："肥人多痰，乃气虚也，虚则气不能营运，故痰生之，则治痰焉可仅治痰哉：必须补其气"；《素问·至真要大论》云："疏其气血，令其条达，而致和平"。故本病当以益气养阴、化痰祛瘀为主要治法，方用生脉散、桃红四物汤合四妙丸加减。此处生脉散以太子参代替人参，具有一定的益气滋阴效果，与人参相比虽益气效果较差，但滋阴效果较强，患者多为气虚夹杂实邪，故多用太子参，以减少燥热之性；麦冬甘寒养阴；五味子收敛固涩、益气生津；三药合用，共奏益气复脉之功。合用《医宗金鉴》之桃红四物汤，方中桃仁味苦通泄，红花辛散温通，两药均入心肝血分，善泄血滞，祛瘀力强，为治疗多种瘀血阻滞病症的要药；熟地黄甘温味厚，质润滋腻，滋阴补血；当归为"血中之气药"，补血和血，与熟地黄相伍，补血行滞兼顾；白芍柔肝缓急，养血敛阴，助熟地黄、当归滋阴补血之力，又可缓急止痛；川芎既能活血祛瘀，又能行气通滞，与当归合用，使诸药补血而不滞血。对于痰浊较重患者，冯教授常用经验方：知母、牛膝、薏苡仁、车前子。此方由四妙丸变生而来，知母清热生津，长于清润，消渴多用；牛膝利水、引火下行；薏苡仁健脾利水渗湿兼清热；车前子渗湿利尿，四药合而为方，使湿热之毒从小便而出，毒有出路。再加苏木、伸筋草、鸡血藤舒筋通络，活血散瘀。诸药合用，共使气阴得补，瘀消脉通。

二诊时，患者口干乏力减轻，下肢麻木刺痛缓解，提示正气得复，阴液亦生，瘀血之象已有缓解。此类患者本有气虚之基础，防止久用活血化瘀之品而耗伤正气，故二诊减破血逐瘀之品地龙、三棱、莪术。患者腹胀明显，故加炒白术健脾气，木香、砂仁行气消胀。后随访患者诸症减轻。

（王　正）

1.3.5　糖尿病足

病例1　右胫骨前皮肤破溃9月余

患者，男，83岁。右胫骨前皮肤破溃9月余。患者于9个月前无明显诱因出现右胫骨前皮肤破溃，脱屑结痂，无发热，行抗炎、局部清创、针刺、泡脚等治疗，症状未见明显好转。后出院自行于家中局部换药治疗，右胫骨前皮肤破溃无明显好转。刻下症：右胫骨前皮肤破溃，无发热流脓，面色偏黄，形体肥胖，倦怠乏力，晨起口干，时有头昏沉，腰酸腿沉，恶冷，偶有心慌、胸闷气短，偶有自汗出。大便质稀，1～2日1行，夜尿频多，每夜6～8次。舌体胖大，舌质暗红，边有瘀斑，苔薄白，脉弦涩。

既往 T2DM、糖尿病周围神经病变病史。查体：右小腿及右足皮温偏高，双足痛觉减低，温、触觉明显减退，右胫骨中段以下、足趾、足背可见大面积皮肤瘀黑，左侧足背动脉可触及，右侧足背动脉未触及，病理反射未引出。西医诊断为糖尿病足；中医诊断为脱疽，辨证为气虚血瘀证，治法为益气活血化瘀。处方如下。①内服方：炙黄芪60g，当归20g，柴胡10g，烫枳实10g，赤芍30g，白芍30g，北豆根9g，生地黄30g，连翘30g，苦紫花地丁30g，知母10g，川牛膝30g，薏苡仁30g，盐车前子30g（包煎），麸炒芡实20g，金樱子20g。7剂，水煎服，每日1剂，早晚分温再服。②外用方：蒲公英30g，苦紫花地丁30g，连翘30g，三七粉6g，白及20g，赤芍30g。3剂，中药膏摩外用，每日1次。

患者服上方7日后复诊，自诉右胫骨前皮肤破溃，局部渗液较前明显减少，夜尿频多较前明显改善，2～3次/晚，有少量新生肉芽组织，右胫骨中段以下皮肤瘀黑较前稍有好转，上背部皮肤红疹、瘙痒消失，仍有头晕、偶有心悸，胸闷，口干欲饮，腰髋部酸痛，大便偏干，1日1行。舌质暗红，苔白腻，脉沉涩。处方：炙黄芪60g，当归20g，柴胡10g，烫枳实10g，赤芍30g，白芍30g，北豆根9g，生地黄30g，连翘30g，苦紫花地丁30g，知母10g，川牛膝30g，薏苡仁30g，盐车前子30g（包煎），醋三棱20g，醋莪术20g，鸡血藤30g。7剂，水煎服，每日1剂，早晚分温再服，同时配合中药膏摩治疗。此后电话随访，患者以前方为基础服药21日，皮肤破溃明显减轻，余症状皆有所减轻。

按语：糖尿病足（diabetic foot，DF）是指与下肢远端神经异常和不同程度的周围血管病变相关的足部感染，溃疡或深层组织破坏，是糖尿病最常见的慢性并发症之一，具有发病率高、致残率高、致死率高、易复发的特点。目前临床常应用 Wagner 分级标准评估糖尿病足的临床分级，将其分为5级：0级是皮肤无开放性的病灶；1级是肢端皮肤有开放性病灶；2级是感染病灶已经侵犯深层肌肉组织；3 级是肌腱及韧带组织破坏形成大脓腔，但骨质层面尚未破坏；4级是已造成骨质缺损及骨关节破坏；5 级为足部湿性或干性坏死。目前尚无确切有效的方案控制或逆转糖尿病足进展，西医主要是通过控制感染、清创、截肢等方法防止扩散。糖尿病足归属中医学"脱疽""脉痹""足部疔疮""足底席疮"等范畴，一般认为糖尿病足为一类慢性消耗性疾病，属本虚标实之证，以气血阴阳亏虚为本，以血瘀、痰阻、火毒、湿热为标，在治疗上讲究辨证论治，攻补兼施，内外合治。研究表明，中医内治联合外治法，如中药熏洗、足浴、中药外敷、针灸等，既可以明显改善糖尿病足溃疡临床症状，提高创面愈合率，又可以减轻患者经济负担，明显降低截肢概率，在改善患者症状、预后方面发挥重要的作用。

本病例中，患者老年男性，年老久衰，肝肾亏虚，《素问·六微旨大论》言："非出入，则无以生长壮老已；非升降，则无以生长化收藏"，患者消渴日久，肾精虚耗，元气亏损，温煦及固摄失职，故见恶冷、自汗；虚气留滞，气滞于胸，心脉不通，故偶有心慌、胸闷；腰为肾之府，肾元亏虚，故见腰髋酸沉；患者恣食肥甘，耗伤脾胃，水谷精微运化失司，头面四肢失养，故见面色偏黄、倦怠乏力，脾虚痰湿凝聚，故形体肥胖；中焦受损，津液失于输布，泛于清窍故见时有头昏沉；水湿泛滥于二阴故见大便稀，夜尿频多。患者消渴"本虚"日久，导致气滞、血瘀、痰凝、湿阻、毒聚等"标实"内生，痹阻于右胫，故见右胫骨前皮肤破溃。此外患者舌胖大，舌质暗红，有瘀斑，苔白，脉弦涩。四诊合参，辨证为气虚血瘀。治疗当以补虚培元、活血化瘀为法则。方中以黄芪为根基，重用黄芪意在使正气健旺，助气血得行、痰湿得化，畅达经络。黄芪性温，故同时予以北豆根清热，以防止黄芪量过大而化火灼咽。"气为血之帅"，"血为气之母"，故辅以当归补血扶正，黄芪、当归合用又有气血双调之意，使补中有动，行中有补。患者夜尿频多，故予以水陆二仙丹补肾益气、固精缩尿。临床研究表明，对于糖尿病患者，水陆二仙丹具有明确的改善尿白蛋白、肾功能等指标的作用，有利于改善糖尿病周围血管病的远期预后。同时辅以"冯氏四妙"利水渗湿。患者消渴日久，必伴有血瘀，故以活血化瘀之中药膏摩活血通络。诸药共用，以达补"虚体"之本，通"标实"之滞的目的。

二诊时，患者夜尿频多较前明显改善，结合右胫皮肤破溃，舌暗红，提示久病必瘀，瘀血入络，故去固肾锁尿之金樱子、芡实，加用活血化瘀、通络止痛之三棱、莪术、鸡血藤。"外治之理即内治之理，外治之药亦即内治之药，所异者法耳"，中医内外治法合用，取得良好疗效。

（王　威）

病例2 发现血糖升高3年余，左足溃破2周余

患者，女，64岁。发现血糖升高3年余，左足溃破2周余。患者3年多前无明显诱因逐渐出现多饮、消瘦，自测随机血糖，为18.2mmol/L，遂就诊于内分泌科，完善糖耐量、C肽释放试验等检查后，诊断为"T2DM"，后规律服用格华止控制血糖，自诉血糖控制尚佳。近1年逐渐出现足部发凉、蚁行感，未予以重视。2周前修脚后出现左足破溃、疼痛，活动及夜间疼痛明显，就诊于急诊，考虑为"糖尿病足"，予以抗生素口服及外用治疗，疼痛未见明显缓解，现为求中医治疗就诊。刻下症：左足大踇指破溃，无明显渗液，疼痛，夜间明显，四肢麻木，肢冷畏寒，倦怠乏力，纳尚可，眠浅易醒，大便干，尿少，每日约200ml。舌淡，苔薄白，有瘀点，舌下脉络迂曲，脉沉弱。

既往糖尿病肾病Ⅴ期、肾性贫血、肾性骨病、肾性高血压等病史。查体：左足大踇指周围可见破溃结痂，周围无明显渗出，双侧足趾、足背皮肤紫暗，双足皮温减低，左足明显，痛、温、触觉迟钝，左足明显，双侧足背动脉搏动未触及，双侧膝腱反射、跟腱反射减弱。西医诊断：糖尿病足；中医诊断为脱疽，辨证为阳虚寒凝、瘀血阻络证，治法为益气温阳、活血化瘀、通络止痛。处方如下。①内服方：炙黄芪60g，砂仁15g（后下），白术60g，大黄5g，黑顺片15g（先煎），瓜蒌30g，牡丹皮30g，茯苓30g，山药60g，桂枝15g，桃仁30g，甘草10g，黄芩15g。7剂，浓煎50ml，每日1剂，早晚分温再服。②外治方：蜜麻黄15g，桂枝30g，熟地黄30g，干姜15g，黄芪60g，白芍15g，制巴戟天30g，升麻30g，醋鳖甲30g，蜈蚣3条，甘草60g。4剂，外用溻渍法，每日1剂。

患者服上方7日后复诊，自诉左足破溃减轻，足趾夜间仍疼痛明显，下肢关节僵硬发凉，口苦，善太息，舌淡，边有齿痕，苔薄白，脉沉弱。处方：炙黄芪30g，当归20g，升麻6g，葛根30g，柴胡10g，枳实10g，白芍30g，赤芍30g，知母10g，川牛膝30g，炒薏苡仁30g，盐车前子30g（包煎），桃仁20g，泽兰30g，醋三棱20g，醋莪术20g，鸡血藤30g，连翘30g，苦紫花地丁30g，砂仁12g（后下）。7剂，浓煎50ml，每日1剂，早晚分温再服。同时配合前方外用溻渍，予以针刺，穴位选用天枢、气海、关元、期门、水道、大包、足三里、上巨虚、下巨虚、太白。其中关元、气海予以烧山火手法，其余穴位为平补平泻，留针20min，艾灸关元、中脘、神阙、气海。

患者服上方7日后复诊，自诉左足破溃及疼痛明显减轻，下肢关节僵硬发凉较前明显改善，口苦减轻，善太息，舌淡，苔薄，脉沉弱。处方：前方去连翘、苦紫花地丁。7剂，浓煎50ml，每日1剂，早晚分温再服。同时继续予以外用溻渍法及针灸治疗。

按语：《洞天奥旨》云："脱疽之生，正四余之末气血不能周到也，非虚而何？"又云："夫脚乃四余之末，宜毒之所不至，谁知毒所不到之处，而毒聚不散"。说明糖尿病足乃本虚标实之病，毒邪侵袭肌表肢节而发病。这与冯兴中教授"气虚生毒"的学说不谋而合，冯教授认为，对于糖尿病足溃疡的临床辨治应当将视角置于消渴进展的过程和机体内外环境相互作用。在糖尿病发生、发展过程中，阴虚燥热日久，伤阴耗气，导致气阴两虚。气虚是糖尿病慢性病程中的主要因素，气虚而运血无力，血液循环滞涩，血脉不畅，生痰致瘀，痰瘀蕴积日久，邪盛伤正，阴阳气血俱虚，水湿痰饮病理性代谢产物无以排出，或为湿毒，或为瘀毒，形成"气虚生毒"的病理状况，对于糖尿病足而言，其外现可由于"热毒""湿毒""痰毒""瘀毒""糖毒"等不同而临证表现各异，但根源均在于脏腑元气亏虚，气化无力，气血津液运化失调。因此，治病求本，基于"气虚生毒"理论辨治糖尿病足，当以培补元气为治疗根基，注重解毒、排毒法的应用，随机应变，辨证施治。

本病例患者为中老年女性，机体久衰阳虚，元气亏损，失于温煦，故见倦怠乏力、肢冷畏寒。脉络瘀滞，气血不通，故见足趾溃破，疼痛明显，舌淡，苔薄，有瘀点，舌下脉络迂曲，脉沉弱。亦为阳虚寒凝、瘀血阻络之象。初诊用方中，侧重于益气温阳通脉，而此患者经脉阻滞，日久为痹，气血运行阻滞顽固，故益气温阳未能得以通行，收效略微。因此，复诊时，冯教授调整处方思路，先予以黄芪、当归、升麻、葛根益气升阳、通经活络，再施以四逆散调畅体内气机升降，四逆散为《伤寒论》所载经方，原文曰："少阴病，四逆，其人或咳，或悸，或小便不利，或腹中痛，或泄利下重者，四逆散主之"，而对于此例糖尿病足患者，冯教授认为本病例证属寒凝气滞，阳气内郁不能外达四肢所致，故以四逆散为主畅达气血。此外，方含四妙散加减通利小便，给邪以通路，患者足趾疼痛明显，此为血瘀气滞，不通则痛，故配伍三棱、莪术、鸡血藤破血行瘀，行气止痛。患者口苦、恶热，乃上焦郁热之象，故予以连翘、苦紫花地丁清除上焦郁热，清热解毒；诸药合用，共奏益气温阳、活血化瘀、通络止痛之功。患者服用7剂，配合中医外治活血通络，收效明显。

三诊时，患者上焦热象减轻，故减连翘、苦紫花地丁，继续予以前方口服，随访2个月，患者足趾溃破未明显进展，疼痛减轻，生活质量得到提高。

（王 威）

病例3 间断口干口渴23年，伴左踇趾紫暗疼痛1年，加重2个月

患者，男，83岁。间断口干口渴23年，伴左踇趾紫暗疼痛1年，加重2个月。患者23年前因口干口渴于医院就诊，诊断为"T2DM"。多年来坚持口服降糖药物。2年前出现双足麻木，入院治疗，诊断为"糖尿病周围神经病变"，出院后给予口服甲钴胺片，每次0.5mg，每日3次，以营养周围神经。1年前左踇趾出

现疼痛，同时颜色逐渐加深，考虑为"糖尿病足"，未予以重视。近 2 个月症状逐渐加重，遂来医院就诊。刻下症：左踇趾紫暗，疼痛较剧，夜间尤甚，影响睡眠，无溃破，恶热，汗出，肢凉，排便不畅，3～4 日 1 行，干燥。小便调。舌紫暗苔黄厚腻，脉弦涩。

既往 T2DM、高血压、冠心病病史，否认药物过敏史。查体：BP 为 130/70mmHg，双侧足背动脉搏动较弱。辅助检查：FPG 为 7.2mmol/L，PBG 为 9.7mmol/L，HbA1c 为 6.9%。西医诊断为糖尿病足，T2DM，糖尿病周围神经病变；中医诊断为消渴痹症，脱疽，辨证为气阴亏虚血瘀证，治法为益气养阴、活血解毒。予以当归补血汤、四逆散合四妙丸加减。处方：炙黄芪 40g，当归 20g，生地黄 30g，赤芍 30g，白芍 30g，柴胡 10g，枳实 10g，知母 10g，苍术 10g，牛膝 30g，生薏苡仁 30g，车前子 30g（包煎），黄柏 10g，连翘 30g，紫花地丁 30g，玄参 30g，鸡血藤 30g，苏木 30g，首乌藤 30g，远志 10g，牡丹皮 20g。7 剂，水煎服，每日 1 剂，早晚分温再服。西药治疗方案：阿卡波糖片，每次 100mg，每日 3 次，随餐嚼服；盐酸二甲双胍，每次 0.5mg，每日 3 次，餐前服；甲钴胺片，每次 0.5mg，每日 3 次。

患者服上方 7 日后复诊，左踇趾紫暗减轻，疼痛缓解，伴恶热、汗出，肢凉减轻，睡眠有所好转，排便不畅，2 日 1 行，质干燥，小便调，舌暗苔黄腻，脉弦涩。体格检查：BP 为 124/82mmHg，双侧足背动脉搏动正常。辅助检查：FPG 为 7.2mmol/L，PBG 为 8.3mmol/L。处方：上方去远志。7 剂，水煎服，每日 1 剂，早晚分温再服。西药治疗方案同前。

患者服上方 7 日后复诊，诸症好转，左踇趾暗红，疼痛消失，恶热，汗出减轻，肢凉缓解，寐安，仍排便不畅，2 日 1 行，小便调，舌暗苔黄，脉弦涩。辅助检查：FPG 为 7.1mmol/L，PBG 为 7.6mmol/L。处方：上方去苍术、黄柏、首乌藤。7 剂，水煎服，每日 1 剂，早晚分温再服。西药治疗方案同前。

按语：研究表明，糖尿病足是造成糖尿病患者下肢及足慢性难治性溃疡、坏疽、截趾的主要原因之一。糖尿病足归属中医学"脱疽""筋疽""足发背""足底疔"等范畴，具有本虚标实、毒浸迅速、腐肉难去、新肌难生等特点。《诸病源候论》曰："消渴者久不治则经络壅涩，留于肌肉，变发痈疽"，提出消渴病久，阴虚内热，耗伤津液，脉络不畅，热盛肉腐，伤骨烂筋而发为脱疽。《类证治裁》记载："诸气血凝滞，久而成痹"。《灵枢·痈疽》亦云："夫血脉营卫，周流不休，上应星宿，下应经数。寒邪客于经络之中，则血泣，血泣则不通，不通则卫气归之，不得复反，故痈肿"，说明血瘀是消渴痹症进而发展为糖尿病足的病因之一。

本案例患者为老年男性，年老久病，气血已衰，气虚无力推动血行，瘀血阻滞经络，不通则痛，故左踇趾紫暗、疼痛；气虚卫表不固则汗出；阴血不足则虚热内生，故恶热；血虚则气血不达四末，四肢失于濡养则肢凉，正如《外科真诠·脱疽》曰："脱疽之生，止四余之末，气血不能周到"。体虚运化无力，湿浊内生，日久化热，遂生湿热邪毒。《张氏医通》云："营卫滞而不行则麻木……麻则属痰属虚"。木则全属湿痰死血。瘀血不去则新血不生，虚瘀夹杂，筋脉失养，瘀阻络脉，气血运行不畅，则见麻木不仁。因此，本病案实属本虚标实之证，治当益气养阴、活血解毒。清代王三尊的《医权初编》云："人之生死，全赖乎气。气聚则生，气壮则康，气衰则弱，气散则死"。气是机体生命活动的物质基础，推动脏腑功能的正常运行。故方用炙黄芪大补元气，为君药；当归、生地黄、赤芍、白芍配伍鸡血藤养血活血，有四物汤之意，伍以苏木活血通经，以除经络之瘀毒；柴胡、枳实、白芍寓有四逆散之意，可调畅郁遏之阳气，使气血达于四末；生薏苡仁、车前子、苍术、黄柏健脾清热利湿，合牛膝引湿热下行；连翘、紫花地丁清热解毒，诸药合用，以清除湿热邪毒；知母、玄参、牡丹皮滋阴凉血，清虚热；首乌藤、远志交通心肾，养血安神。全方具有益气养阴、清热解毒、活血通络之功，四末气充血畅，则疼痛、肢凉自止。

二诊时，患者睡眠明显好转，遂去安神益智之远志。

三诊时，患者左踇趾疼痛减轻，苔腻明显改善，睡眠已恢复正常，遂在上方的基础上去清热燥湿之品苍术、黄柏及养血安神之首乌藤。《王旭高医案》云："古称三消为火病，火有余，由水不足也。十余年来，常服滋阴降火……今就舌苔黄腻而论，中焦必有湿热。近加手足麻木，血不能灌溉四末，暗藏类中之机，拟疏一方培养气血之虚，另立一法以化湿热之气"。可见，中医学采用益气养阴、活血解毒法治疗糖尿病周围神经病变和糖尿病足早有记载。本病案患者经益气养阴、活血解毒治疗后诸症好转，病程得以延缓，生活质量得以提高。

（顾红岩）

病例4 右足底破溃1月余，加重1日

患者，女，56岁。右足底破溃1月余，加重1日。患者于1个月前因右足底出现皮疹伴瘙痒抓破皮肤，出现破溃，自行外用消炎乳膏涂抹，未见明显好转，自行清理局部破溃组织，面积逐渐加深加大。1日前出现足底部红肿，伴异味就诊。刻下症：右足底皮肤破溃，有异味，破溃处可见灰白色坏死组织，周围皮肤红肿，倦怠乏力，口干口苦，时有盗汗，偶有头晕，胸闷，饮食欠佳，睡眠欠佳，大便时干时稀，夜尿频，每夜3～4次。舌胖大，舌暗红，苔薄黄，脉沉弦。

既往T2DM、糖尿病周围神经病变病史。查体：形体偏胖，双足痛觉及温度觉减退，双足动脉搏动减弱，双足皮温略低，右足底可见一 3cm×0.5cm 纵行破溃，表面为灰白色坏死组织，有异味，周围组织红肿。西医诊断为糖尿病足；中医诊断为脱疽病，辨证为气阴两虚、热壅血瘀证，治法为益气养阴、清热活血解

毒。处方：太子参 30g，麦冬 30g，五味子 6g，葛根 30g，柴胡 10g，炒枳壳 10g，白芍 30g，赤芍 30g，青皮 20g，栀子 10g，地骨皮 30g，黄连 10g，知母 10g，川牛膝 30g，鸡血藤 30g，苏木 30g，金银花 30g，苦紫花地丁 30g，首乌藤 30g，远志 10g。7 剂，水煎服，每日 1 剂，早晚分温再服。同时给予每日局部换药，逐渐清除坏死组织。西药给予降糖、改善微循环、营养神经及抗感染治疗。

患者服上方 7 日后右足底异味较前减少，创面坏死组织较前减少，周围皮肤红肿较前减轻，倦怠乏力较前稍有好转，口苦及盗汗较前好转，饮食欠佳，睡眠较前稍有改善，大便稀，夜尿频及进食情况较前无明显改善。舌胖大，舌暗红，苔薄白，脉沉弦。处方：上方去栀子、地骨皮，加金樱子 20g，芡实 20g，焦山楂 30g，焦麦芽 30g，焦神曲 30g。7 剂，水煎服，每日 1 剂，早晚分温再服。患者服用上方后，饮食较前改善，以上方为基础随症加减，应用 3 个月后，患者足底创面已无明显坏死组织，出现新鲜肉芽组织，生长良好。

按语：糖尿病足被认为是由于糖尿病患者合并神经、血管病变导致足部感染、溃疡形成和（或）深部组织的破坏，故又称糖尿病足趾端坏疽。冯兴中教授认为，本病的发生主要得之于五志过极，饮食失调，导致精微物质不从正化，反为异化而来。如七情拂郁，饮食不节，嗜好烟酒，偏嗜膏粱肥甘厚味，亦或由食积、痰饮、瘀血等病理性代谢产物蓄积不去，胶结壅滞，导致脏腑气血功能失调，阳气独盛，功能亢奋，因而生热化火，酝酿成毒，或为湿毒，或为瘀毒，或为热毒，毒客经脉，则肢体麻木坏疽。

本病案患者为老年女性，平素情志不畅，肝气不舒，郁而化火，火热耗伤气阴，则乏力倦怠、口干、时有盗汗；脾胃气虚则纳运失常，故纳差；口苦为肝气不舒之象，大便时干时稀为肝脾不调之症；阴虚火旺，火热扰心，心神不安，故睡眠欠佳；热扰清窍，故头晕；久病及肾，肾气虚则固摄失司，故夜尿频；气虚则运血无力，瘀血内生，血瘀心脉，故时有胸闷；瘀血与内热相合成毒，热壅血瘀，血败肉腐，出现足部破溃坏死，周围组织红肿，治疗当以益气养阴为本，配合清热活血、行气解毒为法。本方以生脉散益气养阴为本，原方组成为人参、麦冬、五味子，本例运用时将原方中的人参改为太子参，以增强其养阴之功，加用葛根以生津止渴，柴胡、炒枳壳、白芍、赤芍合用有四逆散之意，冯教授认为消渴的发病机制除了与肺、胃、肾有关，与肝也密切相关。肝主疏泄，喜条达而恶抑郁，肝的疏泄功能正常，则肺得以宣发肃降，敷布津液，通调水道；脾胃得以运化水谷和水液，肾得以封藏，精微可以内敛。方中柴胡入肝胆经，疏肝解郁，透邪外出；白芍敛阴养血柔肝，与柴胡合用，以补养肝血、调达肝气，可使柴胡升散而无耗伤阴血之弊。本方加用赤芍，冯兴中教授善用白芍、赤芍这药对，冯教授认为赤芍、白芍均归肝经，两药合用，白芍养肝血，赤芍泻肝火，白芍扶正气，赤芍行瘀滞，是补泻兼施调养气血的精良药对，因患者大便干稀不调，易破气行滞之枳实为轻灵行气之枳壳，加用青皮以加强理气之功，栀子、地骨皮、知母可滋阴清内热，栀子可泻三焦之火，使邪有出路；鸡血藤、川牛膝合苏木用以养血活血、通行血滞，金银花、苦紫花地丁、黄连为针对热毒所设以清热解毒。冯教授认为，糖尿病毒邪产生于脏腑气血阴阳亏虚，变生水湿痰饮，血脉不畅，痰瘀互结，病理性代谢产物无以排出，淤积成毒。"毒"是糖尿病的重要病因，又是糖尿病发生发展变化的病理基础，不仅可加重病情，也可导致变证丛生。方中加用首乌藤、远志，为安神助眠之意。纵观全方，以益气养阴为主，加用清热活血、行气解毒之品，使正气得复，邪气得清。

二诊时，患者创面周围皮肤红肿明显减轻，口苦较前改善，考虑热毒较前减轻，遂去清热解毒、滋阴凉血之栀子、地骨皮；仍饮食欠佳，夜尿频未见明显改善，故加用金樱子、芡实，取水陆二仙丹益肾滋阴、收敛固摄之意；同时加用焦山楂、焦麦芽、焦神曲，取焦三仙健脾开胃、消食导滞之意。3个月后随访，查体可见患者足底创面无明显坏死组织，已出现新鲜肉芽组织，长势良好，提示经综合治疗后，临床疗效尚可。

（郭　英）

病例 5　间断口干口渴 5 年，伴右足趾溃破 7 日

患者，女，67 岁。间断口干口渴 5 年，伴右足趾溃破 7 日。患者 5 年前因口干口渴就诊，诊断为"T2DM"，规律服用二甲双胍、格列苯脲控制血糖，血糖控制良好，FPG 控制在 4.7～5.7mmol/L，PBG 控制在 6.3～7.9mmol/L。7 日前不慎抓破右足，随即出现右足趾间皮肤溃破，如粟米大小，有脓性渗液，疼痛明显，体温未见升高，自行涂抹聚维酮碘溶液及口服头孢类抗生素治疗，症状未见明显缓解，溃破面呈进行性加重，遂就诊于急诊科，查 FPG，为 8.5mmol/L，行下肢血管彩超，示双下肢动脉硬化斑块，四肢血流多普勒示双侧 ABI 均为 0.40，表示双侧下肢中度血管病变，感觉阈值示右脚第一足趾测试值为 49.2V，感觉减退，左足第一足趾测试值为 13.5V，感觉减退，考虑为"糖尿病足、糖尿病周围血管病、皮肤溃疡"。刻下症：右足第三至五足趾间破溃，有脓性渗液，疼痛，夜间明显，双下肢水肿，右下肢为甚，形寒肢冷，神疲乏力，口干口渴而不欲饮，腹胀满、饮食欠佳，眠差，大便干，3～4 日 1 行，小便色黄、灼热，夜尿 1 日 3～4 次，舌体胖大，舌红，苔白腻，脉沉滑。

既往冠状动脉粥样硬化性心脏病、高血压、腰椎病，否认药物过敏史。查体：右侧足趾溃破结痂，足跟皮肤紫暗，双足皮温减低，右侧足背动脉搏动未触及，双侧膝腱反射，跟腱反射减弱。西医诊断为糖尿病足；中医诊断为脱疽，辨证为气阴两虚、痰湿内蕴证，治法为补气养阴、化痰利湿、通络止痛。方用五苓散、

济生肾气丸合生脉散加减。处方如下。①内服方：茯苓 20g，猪苓 20g，白术 50g，泽泻 15g，桂枝 10g，黑顺片 10g（先煎），牡丹皮 10g，盐车前子 30g（包煎），川牛膝 15g，山药 15g，熟地黄 15g，酒萸肉 10g，白芍 15g，甘草 10g，太子参 15g，麦冬 10g，五味子 10g。7 剂，水煎服，每日 1 剂，早晚分温再服。②外用方：桂枝 15g，赤芍 30g，干姜 15g，茯苓 20g，大腹皮 20g，透骨草 20g，黄芪 20g，连翘 20g，苦紫花地丁 15g，5 剂，外用溻渍法，每日 1 剂。西药治疗方案：盐酸二甲双胍，每次 0.25g，每日 3 次，餐前服，用于降糖；头孢呋辛酯片，每次 0.25g，每日 2 次，用于抗感染；甲钴胺片，每次 0.5mg，每日 3 次，用于营养神经。

患者服上方 7 日后复诊，右足破溃面较前收敛，少量脓性渗液，局部结痂，口干口渴症状缓解，双下肢水肿减轻，但足趾夜间仍疼痛明显，周围皮肤色暗程度较前消退，腹满减，饮食可，眠差，乏力，大便干，1 日 1 行，小便色黄，夜尿 1 日 2～3 次，舌红，苔白，脉沉。FPG 控制在 4.5～5.6mmol/L，PBG 控制在 5.9～7.3mmol/L。处方：①上方易熟地黄为生地黄，去酒萸肉、白芍、太子参、麦冬、五味子，加白及 15g，地龙 3g，蜈蚣 2 条、雷公藤 10g，首乌藤 20g。7 剂，水煎服，每日 1 剂，早晚分温再服。②予以针刺治疗以标本兼治。穴位选用双下肢肾俞、脾俞、太溪、关元、足三里、三阴交。其中关元行烧山火手法，其余穴位行平补平泻手法，留针 20min，艾灸关元、足三里。

按语： 本病例患者为老年女性，年老体弱，脏腑功能亏虚，化生阴阳气血不足，气阴两虚不能荣养足部，加之脾肾功能亏虚，水液代谢失司，痰湿内生，流于下肢及足部，故见双下肢水肿，右足皮肤可见破溃、脓液、渗液。痰湿阻碍气机，气机不畅，津液无以正常输布，不能上布于口，故见口干口渴而不欲饮，结合患者舌红胖大，苔薄白，脉沉滑，中医辨证为气阴两虚、痰湿内蕴证，病位在足，与脾、肾等脏腑有关，病性属虚实夹杂。冯兴中教授认为脾为后天之本，气机升降之枢，水津入胃，需通过脾的散精作用才能敷布全身，脾健才能化生气血津液。《辨证录》曰："夫消渴之症，皆脾坏而肾败"，表明该病系脾失健运，肾失开阖，三焦气化失常，水液输布障碍所致，故此例糖尿病足患者的治疗应注重温阳化气行水，故方用五苓散。五苓散中泽泻，味甘性寒，其功达水脏，可增强肾与膀胱渗湿利水之力；猪苓利水渗湿消肿，茯苓利水渗湿，兼能健脾补中，二苓淡渗，通利水道。三药配伍，分治三焦之湿，可有效改善患者肢体水肿之状。正如《医方考》云："猪苓质枯，轻清之象也，能渗上焦之湿；茯苓味甘，中宫之性也，能渗中焦之湿；泽泻味咸，润下之性也，能渗下焦之湿。"腹胀满，饮食欠佳，乃中阳不振，脾失健运，痰饮内停。方中白术用量达 50g，取其燥脾逐湿之用，可彰培土制水之效，又可奏输津四布之功。机体阴阳平衡失调，阴虚日久损阳，致使气血运行失常，形成瘀滞，临床表现为阳虚血瘀证，患者症见畏寒肢冷，倦怠乏力、肢体肿胀、足趾溃破，气血瘀滞不通，不通则痛，疼痛明显等一系列症候，故以济生肾气丸温肾化气、利水消肿，方中以熟地黄为君药，以滋补肾阴；酒萸肉、山药同为臣药，以健脾益气、化生精血、滋补肝肾；黑顺片助命门之火，以温阳通督、消阴翳，达"阴中求阳"之效；川牛膝可引药下行，增强补肾利水之功；车前子清热通淋。诸药合用，共奏温通经脉、益气活血、利尿消肿之功用。口干口渴、神疲乏力、大便干、小便色黄灼热，乃阴液暗耗，气阴两虚，阴虚内热之象。《灵枢·五变》言："五脏皆柔弱者，善病消瘅"，指出先天禀赋不足、五脏柔弱是 T2DM 发病的根源，方中含生脉散，可益气培元、增液养阴，使气壮、液足、渴消、溃愈。此外用方熟谙"治外者，由外以通内"（《圣济总录》）、"从内之外者调其内，从外之内者治其外"（《素问·至真要大论》）等理论，配合外用溻渍法、针刺治疗，以活血通络、药达病所，对糖尿病足常见的四肢麻木、疼痛等症状亦有明显疗效。

二诊时，患者右足破溃减轻，创面较前收敛，有红色肉芽覆盖，脓性渗液减少，但足趾仍疼痛明显，双下肢水肿减轻，眠差，辨其湿热之邪衰其半也，去酒萸肉、白芍、太子参、麦冬、五味子，加白及收湿敛疮，雷公藤通络止痛，首乌藤养心安神、通经活络，更加地龙、蜈蚣之虫类药物，取其性喜攻逐走窜、通经活络化瘀之功，可直达病所。形寒肢冷、双下肢水肿，针刺肾俞、脾俞、太溪、关元、足三里、三阴交，诸穴合用，共奏健脾补肾、养阴和阳之效。西药治疗方案不变。随访 1 个月，患者足趾溃破未明显进展，疼痛明显减轻，中医内外治法合用，疗效明显。

（张建文）

1.3.6　糖尿病肾病

病例 1　间断口干多饮伴乏力、夜尿频 3 年余，加重 1 周

患者，男，67 岁。间断口干多饮伴乏力、夜尿频 3 年余，加重 1 周。患者 3 年前因口干乏力、夜尿频，就诊于当地医院，FPG 及 HbA1c 升高，诊断为"T2DM"，予以常规西药降糖治疗（具体不详），血糖控制不佳。患者 1 周前口干乏力症状加重，伴夜尿频，现为求进一步诊治，遂至门诊就诊。刻下症：口干口苦，乏力，脘腹痞满，大便干结难解，夜尿频，尿中带泡沫，纳眠可。

既往高脂血症病史。查体：神志清，精神可，未闻及异常气味及声音，舌红，苔微黄，脉弦细。辅助检查：HbA1c 为 6.7%，尿白蛋白为 186.1mg/L，肌酐为 67.7mg/dl，尿白蛋白与肌酐比（ACR）为 274.9mg/g。西医诊断为糖尿病肾病Ⅲ期；中医诊断为消渴肾病，辨证为气阴亏虚、气郁湿阻证，治以益气养阴、渗湿

解郁。予以生脉散合四逆散加减。处方：柴胡 10g，炒枳实 10g，赤芍 30g，白芍 30g，知母 10g，苍术 10g，炒白术 10g，牛膝 30g，生薏苡仁 30g，车前子 30g（包煎），炒芡实 20g，金樱子 20g，太子参 30g，麦冬 30g，五味子 6g，丹参 30g。7 剂，水煎服，每日 1 剂，早晚分温再服。

患者服上方 7 日后复诊，口干症状较前好转，夜间较重，时有乏力，脘腹痞满，大便干较前好转，夜尿次数较前减少，纳差，眠可，舌尖红，苔薄黄，脉弦细。处方：上方加黄芩 10g，黄连 10g。7 剂，水煎服，每日 1 剂，早晚分温再服。

患者服上方 7 日后复诊，口干口苦、乏力较前好转，仍有大便干，纳差，胃脘部痞闷，眠可，舌尖红，苔白腻，脉弦滑。处方：上方去柴胡、白芍、炒白术，加陈皮 10g，法半夏 9g，茯苓 30g。7 剂，水煎服，每日 1 剂，早晚分温再服。

患者服上方 7 日后复诊，口干，夜间加重，大便干，2～3 日 1 行，夜尿次数较前减少，纳差乏力，胃脘部痞闷症状好转，眠可，舌暗红，苔白，脉弦滑。处方：上方去苍术、陈皮、半夏，加炒栀子 10g，桃仁 10g，乌药 20g。7 剂，水煎服，每日 1 剂，早晚分温再服。患者服药后症状好转，于当地医院抄方 7 剂。

患者服上方 14 日后复诊，口干乏力症状明显好转，夜尿较前明显减少，仍时有胃脘部痞满，纳差，大便干较前缓解，仍有排便不爽，舌红，苔白，脉弦滑。处方：上方去知母、车前子，加全瓜蒌 30g，苍术 15g。7 剂，水煎服，每日 1 剂，早晚分温再服。调治 1 月余，诸症悉平，病情稳定。

按语：糖尿病肾病（diabetic nephropathy）是指糖尿病所致的慢性肾病，多由糖尿病发展而来，在糖尿病症状基础上，常表现为乏力、水肿等症状。临床诊断依赖尿白蛋白及肾小球滤过率，治疗强调以降血糖、降血压为基础的综合干预。冯兴中教授认为糖尿病肾病归属中医学消渴继发的"水肿""虚劳""关格"等范畴。消渴日久阴伤气耗，气血津液运行失常，变生湿、痰、瘀等病理产物，壅滞体内、淤积不解而成浊毒，毒邪流注肾脏，损伤肾络，与脾、肝密切相关，病性为本虚标实，本虚以气虚、阴虚、阳虚为主，标实以湿、痰、瘀、热、毒、气滞为主，核心病机为"气虚生毒"，临床治疗上针对该核心病机，以"益气固肾解毒"为主要治疗原则，随症辨证治疗。

本病案患者饮食不节，劳逸失调，日久耗气伤阴，导致气阴两虚，气虚则推动无力，故乏力；气虚不摄，膀胱不能约束水液，故夜尿多；阴虚则内热自生，故口干；阴虚不润，加之气虚无力推动，故大便干结难解。气虚失运而成气滞，无力运行水液留为湿阻，日久化热，湿热内停，故口干口苦、脘腹痞满、小便带泡沫。结合舌红、苔微黄、脉弦细，辨证为气阴亏虚、气郁湿阻证，治宜益气养阴、渗湿解郁，方用生脉散合四逆散加减。方中太子参补气健脾，生津养血，安神益智；麦冬清热生津，能养心阴、清心热，并有除烦安神之效；两药配伍，益气养阴之功益著。五味子收敛固涩，益气生津，又能宁心安神，配太子参则补固正气，配麦冬则收敛阴津；三药合用，补其正气以鼓动血脉，滋其阴津以充养血脉，共奏养阴生津之效。方中柴胡入肝胆经，升发阳气，疏肝解郁；白芍敛阴，养血柔肝，与柴胡合用，以补养肝血，条达肝气，可使柴胡升散而无耗伤津血之虞；枳实理气解郁散结，与柴胡相伍，一升一降，加强舒畅气机之功，并奏升清降浊之效，与白芍配伍，又能理气和血，使气血调和。芡实益肾固精，金樱子固精缩尿，两药相须为用，为水陆二仙丹之意，可补脾益肾、收涩固精。车前子清热利尿通淋；白术健脾益气、燥湿利水；苍术燥湿健脾；薏苡仁味甘可健脾，性淡渗湿，四药合用，可资健脾除湿之力。知母苦甘寒，清热泻火，滋阴润燥；牛膝引热下行，以防温燥化热；赤芍苦微寒，善清泻肝火，泄血分郁热；丹参苦微寒，凉血活血。方中配伍赤芍、白芍，行气活血并用，使气机调畅，气血调和。

二诊时，患者脘腹痞满症状仍较明显，考虑湿热阻于中焦，影响中焦脾胃气机升降，故在上方加重清热祛湿之力，遂加黄芩、黄连清热燥湿、泻火解毒，两药配伍，苦寒泻热开痞。

三诊时，患者仍有大便干、纳差、胃脘部痞闷，考虑痰湿偏重，故在上方基础上加用二陈汤以加重燥湿化痰、理气和中之力。"治痰先治气，气顺则痰消"，痰湿易阻气机，故用陈皮理气行滞、燥湿化痰；法半夏燥湿化痰、降逆和胃、消痞除满；茯苓甘淡渗湿健脾，以治生痰之源，与半夏配伍，燥湿渗湿而不生痰，以达湿化痰消之功。

四诊时，患者口干，夜间加重，考虑为湿热日久，气滞血瘀；故上方去苍术、陈皮、半夏之辛温燥热之品，加炒栀子泻火除烦、清热利湿，桃仁活血祛瘀，乌药行气止痛，又能入肾与膀胱经，温肾散寒，与芡实、金樱子合用，可增缩尿止遗之效。

五诊时，患者口干乏力、夜尿频多症状较前明显改善，仍时有胃脘部痞满，纳差、大便干较前缓解，仍有排便不爽。故去苦寒伤脾之知母，甘寒伤肾之车前子，加全瓜蒌清热化痰、理气宽胸、润燥滑肠，加苍术辛香健脾以和胃，其对湿阻中焦、脾失健运而致的脘腹胀闷最为适宜。

纵观冯兴中教授治疗气阴两虚、气郁痰阻型糖尿病肾病，施以益气养阴、疏肝理脾、利湿化痰、固肾缩尿之法，标本兼顾，肝脾同调，收获良效。

（梁家琦）

病例2 发现血糖升高10年，加重伴双下肢乏力近3个月

患者，男，69岁。发现血糖升高10年，加重伴双下肢乏力近3个月。患者10年前体检发现血糖升高，随机血糖为20.0mmol/L，于当地医院诊断为"T2DM"，予以皮下注射门冬胰岛素联合甘精胰岛素控制血糖，平素 FPG 控制在 6.0～

7.0mmol/L，PBG 控制在 8.0～11.0mmol/L。3 个月前无诱因出现双下肢乏力，畏寒怕风，于当地医院门诊查尿蛋白（++），肾功能正常，诊断为"糖尿病肾病"，予以口服黄葵胶囊治疗后，疗效不佳，为求进一步治疗，遂至门诊就诊。刻下症：下肢乏力，畏寒怕风，皮肤湿冷，口干，少腹胀痛，大便偏黏，夜尿频，2～3 次/晚。

既往否认高血压、冠心病等慢性病病史。查体：BP 为 125/67mmHg，心肺腹查体未见异常，四肢未见明显水肿。舌淡红，苔黄腻，脉沉。辅助检查：HbA1c 为 7.8%，ACR 为 355mg/g。西医诊断为糖尿病肾病Ⅳ期；中医诊断为消渴肾病，辨证为脾肾气虚、湿郁气滞证，治法为健脾益肾、行气利湿。方以玉屏风散合四妙散加减。处方：生黄芪 30g，当归 10g，白术 10g，防风 10g，柴胡 10g，枳实 10g，白芍 30g，荔枝核 30g，小茴香 10g，乌药 20g，知母 10g，牛膝 30g，炒薏苡仁 30g，车前子 30g（包煎），芡实 20g，金樱子 30g，炒杜仲 20g，川续断 30g，炒山药 20g，砂仁 10g（后下）。7 剂，水煎服，每日 1 剂，早晚分温再服。

患者服上方 7 日后复诊，自诉胀痛、畏寒好转，仍有乏力，夜尿 1～2 次/晚，舌红苔稍腻脉沉。处方：上方去金樱子、芡实，加太子参 30g，木香 10g。14 剂，水煎服，每日 1 剂，早晚分温再服。后 1 月后随访患者诉症状明显改善，尿常规示正常。

按语：糖尿病肾病作为糖尿病最常见的微血管合并证，目前已成为全球终末期肾病的首要病因，因此对于糖尿病肾病应给予足够重视。而早期干预对于减少尿蛋白、延缓肾脏疾病的进展及早期逆转起一定作用。冯兴中教授对于糖尿病肾病多从"毒"论治。冯教授认为，"毒"非一种单一的、具体的致病因素，而是多种致病因素相互作用的结果，具有广泛性、从化性、善变性、趋内性、兼夹性、顽固性。糖尿病肾病临床常见有热毒、湿毒、痰毒、瘀毒、风毒、浊毒等。

本例患者为老年男性，患糖尿病多年，疾病迁延不愈，耗伤正气，气阴耗伤，气虚血瘀，痹阻肾络，气不化水，津液停聚，痰湿内生，痰湿瘀互结，肾元受损，浊毒内盛，发为糖尿病肾病。气虚不能固护腠理，腠理稀疏，风邪乘虚而入，故恶风；卫气不足，不能温煦肌表，故畏寒；虚气留滞，进而生湿，湿邪外溢于皮肤而湿冷；肾阳不足，浊毒下注于肾元，肾精外溢，加之肾气不足，膀胱失约，出现夜尿频、尿中有蛋白；脾气不足，湿邪阻滞气机，气滞少腹，而见少腹胀痛、大便质黏；脾主肌肉，肾主骨，下肢归属下焦，脾肾亏虚，故见乏力，脉沉、苔腻乃脾肾气虚、湿郁气滞之象，究其本源是气虚，兼有湿浊之毒内犯，治疗以补益脾肾、益气固本为主，兼以祛湿解毒。玉屏风散是中医扶正固表、玄府御风的传统名方，方中防风善祛风，得黄芪以固表，白术以固里，故冯兴中教授常以此三药合用，可健脾升阳、益气固表，使外有防卫，内有所据。下元虚衰，故以荔枝核、小茴香、乌药温补肾阳、理气散寒除胀，配以杜仲、川续断，可补肾壮阳、固肾养精。当归、白芍活血利水。牛膝性味苦凉，善通利泻降，去湿化浊，又有补肝肾、活血化瘀通络之功；炒薏苡仁利水渗湿、健脾补中，去浊解毒；车前子性滑利，使湿热浊毒从小便而去；知母坚肾、清郁热，此四药乃冯教授之加味四妙散，有化浊祛湿、活血解毒之功。再入芡实、金樱子、山药，取水陆二仙丹补肾健脾、固精缩尿之功，两方一固一泻，合而为用，则湿热去而精微固，肾元功能恢复正常。柴胡、枳实、砂仁疏肝解郁、行气除胀，通利大便。

二诊时，患者自诉夜尿仅 1~2 次/晚，胀痛好转，畏寒好转，此提示精准辨治继续守方加减，夜尿频减轻，久用固涩则不利于祛湿浊，遂去金樱子、芡实；仍有倦怠乏力，加太子参，以增强益气养阴之力，治其本，舌苔微腻，湿浊已去大半，脾为痰湿内生之源，加木香芳香醒脾，行气燥湿。

纵观全方，冯教授治疗脾肾气虚、湿郁气滞型糖尿病肾病应用荔枝散温肾健脾，四妙散清热利湿解毒，四逆散疏肝行气，炒杜仲、续断补益肝肾、强筋骨，芡实、金樱子滋养肾阴、收敛固涩等，体现了证与症并重的思想，后患者尿常规阴性，提示临床疗效尚可。

（孙思怡）

病例 3　口干乏力近 20 年，伴双下肢水肿 3 年余，加重 1 个月

患者，女，67 岁。口干乏力近 20 年，伴双下肢水肿 3 年余，加重 1 个月。患者 20 年前发现血糖升高，病初未予以重视，未系统诊治，后间断口服降糖药物，血糖控制不稳，病程中逐渐出现腰膝酸软、头晕耳鸣、双下肢水肿、胸闷憋气等症，自诉曾多次于外院查蛋白尿，为阳性，血肌酐、尿素氮轻度升高。现以诺和灵 30R-精蛋白生物合成人胰岛素注射液早餐前 20U、晚餐前 18U，于餐前 30min 皮下注射，以控制血糖，1 周前于外院查 HbA1c，为 7.2%；尿常规示尿蛋白（++）；肾功能示尿素氮为 10.2mmol/L，肌酐为 135.0μmol/L。患者血糖控制相对平稳，近期未出现低血糖反应。刻下症：口干，倦怠乏力，偶有头胀痛，胸闷气短，畏寒，腰膝酸软，足下空虚，走路不稳，双下肢水肿，肌肤甲错，纳可，眠差，小便较少，尿中泡沫多，无尿急尿痛，大便调，舌暗红，苔白腻，脉沉。

既往高血压、高脂血症病史；否认其他慢性病病史，否认药物、食物过敏史。查体：血压为 142/78mmHg，心、肺、腹查体未见明显异常，双下肢凹陷性水肿。辅助检查：HbA1c 为 7.2%；尿常规示尿蛋白（++）；肾功能示尿素氮为 10.2mmol/L，肌酐为 132.0μmol/L。西医诊断为糖尿病肾病Ⅴ期；中医诊断为消渴肾病，辨证为气阴两虚、气滞湿阻证，治法为益气养阴、利湿消肿、行气活血。予以生脉散合冯氏四妙汤加减。处方：黄芪 30g，太子参 30g，麦冬 30g，五味子 6g，薤白 30g，

川芎 30g, 夏枯草 30g, 知母 10g, 牛膝 30g, 生薏苡仁 30g, 车前子 30g (包煎),
猪苓 30g, 泽泻 30g, 泽兰 30g, 炙青皮 20g, 炒杜仲 20g, 续断 30g, 桑寄生 30g。
7 剂, 水煎服, 每日 1 剂, 早晚分温再服, 亦可煎汤代茶频服, 以避免因分 2 次
顿服药量较多, 而对患者的肾、胃肠和心理造成负担。

患者服上方 7 日后复诊, 自觉诸症好转, 遂自行抄方续服 7 剂后, 停药 1 周。
自觉乏力明显, 胸胁满闷, 善太息, 手足烦热, 双下肢水肿较前减轻, 头痛较前
明显改善, 大便软, 舌暗红, 苔腻微黄, 脉沉。处方: 上方中黄芪加量至 60g,
去川芎、夏枯草、生薏苡仁, 加柴胡 10g, 炒枳壳 10g, 黄柏 10g。7 剂, 水煎服,
每日 1 剂, 早晚分温再服。

患者服上方 7 日后复诊, 腰膝酸软明显减轻, 手足烦热减轻, 仍感倦怠乏力,
口干口渴。处方: 上方去杜仲、续断、桑寄生、黄柏, 加党参 30g, 葛根 30g, 白
芍 30g, 桔梗 10g。7 剂, 水煎服, 每日 1 剂, 早晚分温再服。

患者服上方 7 日后复诊, 口干口渴减轻, 双下肢水肿减轻, 仍有乏力倦怠,
夜寐不安, 多梦。处方: 上方重用黄芪至 90g, 去麦冬、五味子, 加远志 10g, 首
乌藤 30g。7 剂, 水煎服, 每日 1 剂, 早晚分温再服。7 日后随访患者诉乏力、腰
膝酸软、双下肢水肿等症明显减轻。其后曾因"感冒""面瘫"就诊, 无明显消渴
肾病临床表现。

按语: 糖尿病肾病是指糖尿病性肾小球硬化症, 以微血管病变为主, 其发生
与长期高血糖及糖基化终产物、肾脏血流动力学改变、胰岛素样生长因子、炎症
因子、氧化应激、脂代谢紊乱、遗传等因素有关, 基本病理改变为结节性肾小球
硬化、弥漫性肾小球硬化和渗出性病变。中医认为, 五脏病变易产生虚证, 临床
常见"虚气流滞", 乃因脏气之虚的功能不足导致的"痰瘀血水"病症。清代陈士
铎《石室秘录·卷六·内伤门》云:"消渴之症, 虽分上中下, 而肾虚以致渴, 则
无不同也", 故"虚气"是糖尿病肾病的发病基础, 临床表现为五脏气血阴阳俱虚,
然以肾虚为主。消渴迁延日久, 耗气伤阴, 五脏受损, 初期气阴两虚者症见倦怠
乏力、气短懒言、咽干口燥, 渐至肝肾阴虚者多见眩晕耳鸣、两目干涩、视物模
糊、腰膝酸软, 久则脾胃运化无力, 气血生化乏源, 表现为头晕心悸、面色㿠白、
神疲乏力等气血两虚者见症, 后期阴损及阳, 脾肾阳虚者可见畏寒肢凉、腰腹冷
痛等。此外, 肾虚精关不固症见大量蛋白尿, 气虚不能生血并失于统摄, 则出现
贫血、出血致血红蛋白降低等实验室指标的异常。"流滞"是糖尿病肾病的发病之
标, 是表现出某些肾脏严重损害症状的病机所在。如肝肾阴虚, 水不涵木, 阴不
制阳, 肝阳升发太过, 血随气逆, 上冲头面则头目胀痛、眩晕耳鸣、面红目赤、
急躁易怒、血压升高; 气虚运行无力则留为气滞, 或长期恼怒焦虑使肝气郁结,
气滞则血行不畅, 血脉瘀滞, 加之气虚无力推动血行使血运迟缓, 阴虚津伤致血
液浓缩黏滞、脉道瘀塞, 常伴见面色黧黑、肌肤甲错、肢体麻木等血瘀见症; 清

代唐容川的《血证论》记载："瘀血化水，亦发水肿，是血病兼水病也"，故瘀血日久亦可引发水肿，加之脾肾阳虚，脾失健运，肾不主水，水湿内停则症见头面四肢水肿、胸腔积液、腹水，水饮凌心射肺，则症见心悸气短，甚则喘憋不能平卧；晚期脾肾衰败，浊毒潴留，阻于中焦，升降失司，而致恶心呕吐、纳差、壅塞三焦，肾关不开，则少尿或无尿，入脑损络症见神志恍惚、谵妄昏迷，或突发抽搐、肢体麻痛等。"虚气"与"流滞"互为因果，相互影响，加重病情，本虚标实，虚实夹杂。

本案患者为糖尿病肾病Ⅴ期，临床表现"虚气"以气阴两虚为主，症见口干乏力、胸闷气短、腰膝酸软、足下空虚，故以益气养阴之名方生脉散为主方之一，并加黄芪补脾肺之气，加炒杜仲、续断、桑寄生、牛膝等补肝肾之虚；"流滞"以水湿浊毒为主，气滞血瘀为次，表现为双下肢水肿、小便不利、胸闷气短、肌肤甲错等，治当利湿排浊消肿、行气活血化瘀以"通滞"，以冯氏四妙汤为主方之一，加用猪苓、泽泻、泽兰，使湿浊之毒从小便排出，邪有出路，加青皮、川芎等行气活血，且方中泽兰除利水消肿外，功兼活血祛瘀，牛膝除补肝肾、强腰膝外，功兼逐瘀通经、利尿消肿，诸药合用，使气行则瘀血得行、湿浊易排。

二诊时，患者乏力明显，故重用黄芪至60g，以增强补气之力；无头痛，血压控制平稳，故去清肝降火之夏枯草、养血柔肝之川芎；双下肢水肿较前减轻、大便偏软，故上方去利水渗湿之生薏苡仁；患者消渴日久，情志不遂，肝气郁结，逐渐出现情绪低落、烦恼、忧郁、焦虑等情志失调的表现，并见胸胁满闷、善太息等躯体症状，故加柴胡、炒枳壳，以疏肝理气。患者阴虚内热，症见手足烦热，故从肝论治，加黄柏，与知母共用，以清热养阴，使虚热得清、肝郁得舒，对有消极情感的患者尤有积极作用，使之情志畅达而神旺体健。

三诊时，患者腰膝酸软明显减轻，手足烦热减轻，故去补益肝肾之品杜仲、续断、桑寄生，以及清热泻火之品黄柏。口干口渴、倦怠乏力明显，故加党参、葛根、白芍以益气养阴、生津止渴，并少加桔梗作为"舟楫之剂"，以"载诸药上浮"，与枳壳配伍，一升一降，宽胸行气，且方中柴胡疏肝解郁，升达清阳，与桔梗、枳壳同用，尤善理气行滞，使气行则血行。

四诊时，患者口干口渴减轻，遂去养阴生津之麦冬、五味子，仍倦怠乏力，将重用黄芪至90g，以大补元气；夜寐不安，故加用远志、首乌藤，以宁心安神，改善睡眠。后随访，患者诸症明显改善，疗效确切，全方共同体现了补虚通滞的治疗法则。

（官　杰）

病例 4　发现血糖升高 15 年，伴血肌酐升高半年

患者，女，75 岁。发现血糖升高 15 年，伴血肌酐升高半年。患者 15 年前体检发现血糖升高，应用二甲双胍、阿卡波糖等药物控制血糖，目前 FPG 控制在 7.0mmol/L 左右，PBG 控制在 10.0mmol/L 左右。半年前体检发现血肌酐 110μmol/L，估算肾小球滤过率（eGFR）约为 30.7ml/min，经系统检查，考虑为"糖尿病肾病"，未予以重视。1 个月前复查血肌酐为 137μmol/L，血尿酸 480μmol/L，eGFR 为 24.7ml/min，现为求进一步诊治，遂至门诊就诊。刻下症：疲劳乏力，不耐寒热，口干口苦，便偏干，食后腹胀，夜尿 3～4 次，眠尚可，舌暗红，苔黄腻，脉沉。

既往高血压、高脂血症病史。西医诊断为糖尿病肾病 V 期；中医诊断为消渴肾病，辨证为肾虚浊泛、毒瘀互阻证，治法为补益气血、固肾解毒。处方：炙黄芪 30g，当归 20g，黄连 10g，陈皮 10g，法半夏 9g，茯苓 30g，柴胡 10g，枳实 10g，炒白芍 30g，竹茹 10g，厚朴 30g，北豆根 9g，玄参 30g，土茯苓 30g，生薏苡仁 30g，车前子 30g（包煎）。7 剂，水煎服，每日 1 剂，早晚分温再服。

患者服上方 7 日后复诊，自诉口干口苦、腹胀、大便干结较前改善，不耐寒热、乏力减轻，夜尿 3～4 次，舌脉同前。处方：上方去竹茹、厚朴，加炒山药 20g，炒白术 15g。7 剂，水煎服，每日 1 剂，早晚分温再服。患者间断服上方 1 个月，FPG 控制在 6.0～7.0mmol/L，PBG 控制在 8.0～9.0mmol/L，血肌酐为 112μmol/L，血尿酸为 380μmol/L，eGFR 为 30.2ml/min，后因外出停服中药。

患者因外出工作停药 4 个月后复诊，诉口干，乏力，畏寒，腰腿酸沉，入睡困难，善太息，夜尿 2～3 次，舌暗红，苔黄腻，脉沉弦。FPG 控制在 7.0～8.0mmol/L，PBG 控制在 10.0～11.0mmol/L，血肌酐为 115μmol/L，血尿酸为 400μmol/L，eGFR 为 29.4ml/min。处方：炙黄芪 30g，当归 20g，太子参 30g，麦冬 30g，五味子 6g，薤白 30g，黄连 10g，陈皮 10g，法半夏 9g，茯苓 30g，葛根 30g，知母 10g，牛膝 30g，炒杜仲 20g，芡实 20g，金樱子 20g，北豆根 9g，生薏苡仁 30g，桑寄生 30g，车前子 30g（包煎），肉桂 6g。14 剂，水煎服，每日 1 剂，早晚分温再服。

患者服上方 14 日后复诊，自诉腰酸腿沉较前缓解，大便时有偏干，舌暗红，苔白腻，脉沉。血糖控制尚可，血肌酐为 104μmol/L，血尿酸为 350μmol/L，eGFR 为 32.5ml/min。处方：炙黄芪 30g，当归 20g，北豆根 9g，葛根 30g，生地黄 30g，玄参 30g，枳实 10g，厚朴 30g，炒白芍 30g，荔枝核 30g，牡丹皮 20g，地骨皮 30g，牛膝 30g，炒杜仲 20g，川续断 30g，桑寄生 30g，黄连 10g，陈皮 10g，法半夏 9g，熟大黄 20g（后下）。14 剂，水煎服，每日 1 剂，早晚分温再服。

按语：糖尿病肾病是糖尿病最常见、最严重的微血管并发症之一，是导致慢性肾衰竭的重要病因之一。随着糖尿病患病人数逐渐增多，糖尿病肾病也逐渐成为危害人类健康的重要因素。目前西医治疗方案主要包括控制血糖、血压、血脂，抗炎，以及后期的透析、移植，但治疗效果不尽如人意。中医治疗具有独特的优势，尤其是早中期控制病情、延缓疾病发展，以及后期的生活质量改善方面，因此中西医结合是糖尿病肾病患者治疗的最佳方式。糖尿病肾病可归属中医学"消渴""肾劳""水肿"等范畴，多从脾肾立论，以脾肾亏虚为本，邪气羁留为标。主要病因有先天禀赋不足，饮食肥甘厚味，情志不畅，劳欲过度，外感六淫等。治疗以中药复方为主，也有单味中药，如大黄、黄芪、冬虫夏草等；中药提取物，如雷公藤多苷、葛根素等；针灸，灌肠，穴位贴敷等。

本案患者因早期未注重血糖控制，未能及时诊断并治疗并发症，就诊时即发现肌酐升高，此时已明确诊断为糖尿病肾病Ⅴ期。冯兴中教授认为，消渴肾病的基本病机为虚、毒并存，"虚"主要指气虚；"毒"特指湿热毒、浊毒及糖毒。临证时宜祛毒与补虚共用。补气宜贯穿治疗的全过程。本案患者临床以乏力为主要不适，患者元气亏虚，虚气流滞，无力推动，留而成气滞、痰瘀、湿热，化而成毒，毒损肾络，发为糖尿病肾病。正气虚衰，卫外不固，温煦失职，则不耐寒热；肾虚失于固摄，则夜尿频；气虚流滞，中焦气机升降不利，不通则胀，则见腹胀；肝胆不利，湿热蕴结，则见口干口苦；气滞化火，煎熬肠道阴津，则见大便硬结不易排；结合舌暗红，苔黄腻，脉沉，辨证为肾虚浊泛、毒瘀互阻。处方以炙黄芪为君，既能大补元气，又柔润通便；与当归配伍取当归补血汤之气血双补之意；加用北豆根清热解毒，佐制黄芪温燥之性；冯教授十分注重调畅气机，选用四逆散舒畅气机使补而不滞；黄连温胆汤化痰降火，清利中焦以利脾胃升降；加用厚朴下气除满，增强通降之力；合用玄参、土茯苓、生薏苡仁、车前子清利湿热。全方合用，共奏补益气血、固肾解毒之功。

二诊时，患者腹胀较前明显好转，遂去理气行滞之厚朴、竹茹，加用炒山药、炒白术健脾益气，充养后天之气。后监测血糖基本平稳，复查血肌酐、血尿酸逐渐下降，提示肾功能有所改善、病情进展得到延缓。后患者外出停药，其间饮食不节、劳累，复查病情有所反复，遂复诊。

三诊时，患者元气虚损，温煦失司，则见乏力、畏寒；气阴亏虚，阴津不足，无以上滋孔窍，则见口干；腰腿酸重、夜尿频，属肾气不足之象；心火上炎，心肾不交，则见入睡困难；善太息，属气虚流滞、胸阳不舒之象；处方仍以前方为基础，加用生脉散气阴双补，牛膝、杜仲、桑寄生、芡实、金樱子补肾固涩，薤白温通胸阳，葛根生津止渴，肉桂温阳补火助阳。

四诊时，复查血糖控制平稳、血肌酐下降、血尿酸正常，患者时有大便干，提示仍有内热，加熟大黄增强清热之力，与枳实、厚朴合用取小承气汤之意。同时，患者慢性病程，症状反复，提示病邪结滞较重，前方基础上加荔枝核加强理气散结。随访患者长期间断服用此方加减，血糖、血尿酸、血肌酐控制平稳。

（闫　凯）

病例5　发现血糖升高5年，伴小便泡沫1月余

患者，男，36岁。发现血糖升高5年，伴小便泡沫1月余。患者于5年前体检时发现血糖升高，伴口干、口渴，小便增多，未予以重视，未经系统治疗。1个月前发现口干、口渴加重，小便次数增多，有泡沫，量多，为求进一步诊治，遂至门诊就诊。刻下症：口干，无口苦，恶热多汗，纳可，眠差，早醒，醒后可以再入睡，无多梦，尿中有泡沫，大便不成形，1日2～3次。舌淡红，苔薄黄，脉滑。

否认其余慢性病病史，否认药物、食物过敏史。辅助检查：尿常规示尿蛋白（＋），HbA1c为7.9%，FPG为8.04mmol/L。西医诊断为糖尿病肾病；中医诊断为消渴肾病，辨证为肾气不足、湿浊毒蕴证，治法为益气固肾、化浊解毒。予以金匮肾气丸合水陆二仙丹加减。处方：肉桂6g，知母10g，黄柏10g，山药10g，山萸肉10g，生地黄10g，茯苓10g，泽泻10g，牡丹皮10g，香附10g，芡实10g，金樱子10g，附子10g（先煎），白芍10g，煅赭石10g（先煎），鬼箭羽9g，炒栀子10g，葛根15g，丹参10g，生黄芪10g。14剂，水煎服，每日1剂，早晚分温再服。

患者服上方14日后复诊，诉口干减轻，仍有恶热多汗，眠差，入睡困难，早醒，小便泡沫，大便不成形，每日2行。舌淡红，苔薄黄，脉滑。处方：上方去白芍、煅赭石、炒栀子、丹参，加党参10g，白术20g，生甘草6g，陈皮10g，黄连10g，麦冬10g，浮小麦20g，煅龙骨20g（先煎），煅牡蛎20g（先煎）。14剂，水煎服，每日1剂，早晚分温再服。

患者服上方14日后复诊，诉尿中泡沫减轻，口干减轻，腰痛，仍有眠差，入睡困难，早醒，醒后可以入睡，大便不成形，1日2行，舌淡红，苔薄白，脉滑。辅助检查：尿常规示尿蛋白（－），FPG为6.5mmol/L。处方：上方去生甘草、陈皮、黄连，加苍术9g，川牛膝10g，炒薏苡仁10g，淫羊藿10g，葛根10g，鸡血藤10g。14剂，水煎服，每日1剂，早晚分温再服。

按语：糖尿病肾病在糖尿病慢性并发症中很常见，国际上研究显示有20%～40%的糖尿病患者可发展为糖尿病肾病，糖尿病肾病既包含了肾脏微血管性病变，也包含了肾脏大血管性病变和肾间质性病变。因此，糖尿病肾病的早期筛查及早期防治至关重要。我国尚缺乏全国性糖尿病肾病流行病学调查资料，糖尿病肾病严重影响糖尿病患者的寿命及生活质量。中医药对于糖尿病肾病防治具有一定优势，故积极开展糖尿病肾病早期的中西医结合研究，有助于减缓临床早期糖尿病肾病（Ⅲ期）进展。在中医学中，糖尿病肾病归属中医学"肾消""尿浊"等范畴，先天不足、饮食不节、过度劳累及情志不畅等是引发糖尿病肾病的主要因素。糖尿病肾病的中医发病机制可分为初期、中期及晚期三个阶段。气阴两虚是糖尿病肾病发病初期的主要证候，糖尿病肾病发展至中期，会导致脾肾阳虚，而发展至晚期则阴阳气血俱衰。

　　本病患者消渴日久，气虚日久，水不化气，化生湿、浊毒邪，内攻肾脏，故发为消渴肾病。肾为元气之根，肾气不足，膀胱气化失司，故见小便次数增多；气之所达，水阴亦随之无处不到，肾气亏虚，水阴不能随气上行于肺而化津液，故口干、口渴，湿、浊停于下焦则为尿，故小便量多；肾失于封藏，元精外溢，而尿中有泡沫；肾精外溢，日久肾阴亦亏，不能上济于心，阴不制阳，心火偏盛，扰动心神而眠差，早醒，醒后难以入眠，恶热多汗；肾司二阴，肾脏受损，不能化气行水，湿邪内生，故大便不成形，次数增多。结合舌淡红，苔薄黄，脉滑，辨为肾气不足、湿浊毒蕴证，本病病位在肾，与心、脾相系，病性为本虚标实。冯兴中教授基于"气虚生毒"理论，在多年临床实践的基础上，提出益气固肾治其本，化浊解毒治其标。方以金匮肾气丸合水陆二仙丹加减。方中生地黄甘寒滋水阴，入足少阴经，大补肾精，又善清热凉血，入心经泻心火之烦热；山药主伤中补虚，善益气养阴，入肺补津液而止渴，入脾助健运而除湿，入肾补肾气而固涩肾精；山萸肉补益肝阴肾精，固涩缩尿，三者合用，以藏精气而不泻；牡丹皮入心以清火安肾，泽泻、茯苓行水气，泻湿浊，以恢复脾肾之气化，再纳桂、附于滋阴剂中，十倍之一，意不在补火，而在微微生命门之少火即生肾气，则肾之气化得利，湿浊亦随之外泄。即所谓消渴之关门大开，水病之关门不开，用此方蒸动肾气，则关门有开有阖。方中再加入芡实、金樱子，助山药补脾固肾、涩精缩尿；黄柏入下焦清利湿浊毒邪；栀子、白芍助牡丹皮清心火以安眠；佐生黄芪、葛根益气升阳止泻，又有生津止渴之功；佐以香附、白芍、丹参、鬼箭羽等疏肝气、和胃气、清心烦，以达调和气血，防止久病入络，煅赭石其性重坠，为使以载药下行入肾。

　　二诊时，患者仍有恶热多汗，眠差，入睡困难，早醒，心阴不足而心火仍然旺盛，以甘寒滋养、苦寒直折同用，以黄连易炒栀子清心火，又有燥湿解毒之功，麦冬滋养心阴，加入浮小麦敛汗，煅龙骨、煅牡蛎滋阴潜阳，重镇安神。仍小便泡沫，大便不成形，思之脾胃为生痰生湿之源，治湿在治脾，故去赭石重坠之力，加陈皮、党参、白术、生甘草留守中焦，健脾益气、行气除湿，活血之品久用又耗血动血之弊，故减白芍、丹参二味。

　　三诊时，患者小便泡沫减轻，口干减轻，大便不成形，湿邪稍去，但祛湿之力仍显不足，而热邪稍减，故去生甘草、陈皮、黄连，加苍术、川牛膝、炒薏苡仁，取四妙丸之意，加强补肾祛湿、化浊解毒之功，患者腰痛，加淫羊藿、鸡血藤补肾壮阳、舒筋止痛。诸药同用，直达病所，配伍精当，取得良好的临床疗效。

（刘　婕）

1.4 糖尿病合并症

1.4.1 糖尿病合并冠心病

病例1 间断口干、多饮，伴心慌、胸闷20余年，加重1周余

患者，女，70岁。间断口干、多饮，伴心慌、胸闷20余年，加重1周余。20年前患者无明显诱因出现口干、多饮，伴心慌、胸痛，心痛彻背，舌下含服硝酸甘油后胸痛症状缓解，患者就诊于医院，行生化检查，示FPG为8.7mmol/L，行动态心电图、冠状动脉CT等检查后，诊断为"T2DM，冠心病，心律失常"，住院经系统治疗后症状缓解。出院后患者胸痛、胸闷、心慌等症状间断发作，时轻时重。1周前无明显诱因患者心慌、胸闷再次发作。刻下症：心慌、胸闷，双下肢轻度凹陷性水肿，气短，乏力，不耐寒热，遇风流涕，口干多饮，口苦，大便稀，不成形，纳可，眠差，小便少，舌淡暗苔白腻，脉细涩。

既往高脂血症病史20余年，口服阿托伐他汀钙片，每次10mg，每晚1次，以降脂稳斑，否认其余慢性病病史，否认药物、食物过敏史。西医诊断为冠状动脉粥样硬化性心脏病，心律失常，T2DM；中医诊断为消渴合并心悸，辨证为气阴两虚、气滞水停证，治法为益气养阴、行气利水，予以玉屏风散、生脉散、四妙丸合方加减。处方：生黄芪30g，苍术10g，炒白术10g，防风10g，太子参30g，麦冬30g，五味子6g，薤白30g，炙青皮20g，炒栀子10g，黄芩10g，牡丹皮20g，地骨皮30g，生地黄30g，甘松20g，牛膝30g，炒薏苡仁30g，车前子30g（包煎），丹参30g，泽泻、泽兰各30g，猪苓30g，葛根30g，首乌藤30g，远志10g。7剂，水煎服，每日1剂，早晚分温再服。

患者服上方7日后复诊，诉口干、失眠等症状有所缓解，余症仍在，心慌气短，夜尿频多，夜尿2～3次，舌淡暗苔白腻，脉细涩。处方：上方去苍术、太子参、麦冬、五味子、远志、首乌藤、葛根，加荔枝核30g，芡实20g，金樱子20g，重用黄芪至60g。7剂，水煎服，每日1剂，早晚分温再服。

患者服上方7日后复诊，诉畏风流涕症减，仍感乏力明显，夜尿频多，偶有头痛，余症减轻，舌淡苔白腻，脉细。处方：前方去炒白术、防风、甘松、牛膝、荔枝核，加炒山药20g，益智仁20g，党参30g，川芎30g，重用黄芪至90g。7剂，水煎服，每日1剂，早晚分温再服。

患者服上方7日后复诊，诉心慌、胸闷、口干多饮、口苦、双下肢凹陷性水肿明显缓解，气短乏力较前减轻，舌淡苔白腻，脉细。处方：前方去泽泻、猪苓、

黄芩，加茯苓 30g，炒白术 10g。7 剂，水煎服，每日 1 剂，早晚分温再服。

按语：目前普遍认为糖尿病是冠心病的重要危险因素，糖尿病合并冠心病患者病死率比较高。由于糖尿病合并冠心病患者发生冠状动脉事件时症状相对隐匿，许多患者没有得到及时有效治疗，导致病情恶化，甚至发生猝死。

结合患者主诉及症状，将其归属中医学"消渴心悸"范畴，辨证为气阴两虚、气滞水停证。心悸的发生多因体质虚弱，饮食劳倦，七情所伤，感受外邪及药食不当等，以致气血阴阳亏损，心神失养，心主不安，或痰、饮、火、瘀阻滞心脉，扰乱心神。心悸的病因虽有上述多种，然病机不外乎气血阴阳亏虚，心失所养，或邪扰心神，心神不宁，其病位在心，与肝、脾、肾、肺四脏密切相关。心悸的病理性质主要有虚实两方面。虚者为气血阴阳亏损，使心失滋养，而致心悸；实者多由痰火扰心，水饮上凌或心脉瘀阻，气血运行不畅所致。虚实之间可以相互夹杂或转化。

本例患者心悸是多因素共同作用的结果：其一，患者气阴两虚，心失所养；其二，患者肝郁气滞化火或阴虚火旺，导致火邪扰动心神；其三，气虚导致津液代谢失调，出现水饮内停，水饮上凌心肺；其四，肝郁气滞，气为血之帅，气机不畅导致血运受阻出现瘀血内停，血脉瘀滞，心神失养；以上四个方面共同导致患者心悸的发生。气短乏力是明显的气虚之象；口干、口苦考虑为肝郁化火或阴虚火旺所致；胸闷多为肝郁气滞，胸中气机不能抒发；双下肢轻度凹陷性水肿，为水饮停留，考虑与脾、肾两脏气虚有关，脾虚运化功能失常，则水液不能正常输布，停留体内成为湿浊，痰饮，或泛溢肌肤发为水肿。肾虚不能主水，肾精亏虚，气化功能失常，开合失灵，则水液停留在内，水肿进一步加重，正如《诸病源候论》所云："水病无不由脾肾虚所为，脾肾虚，则水妄行，盈溢肌肤而令身体肿满。"水停日久，导致瘀血的出现，瘀血的出现又可导致水饮加重，所谓"血不利则为水"，最终出现瘀水互阻的情况，舌暗、脉涩均是瘀血的佐证。

冯兴中教授基于患者上述症状辨证论治，将生脉散用于心悸治疗，并将太子参易人参，使其补气力度更为和缓，切中患者气阴两虚的病机。一方面对患者气短乏力等气虚症状有所缓解，另一方面对遇风流涕，不耐寒热的症状具有治疗作用。甘松、薤白、炙青皮、炒栀子、黄芩可疏肝理气、清热泻火，对肝郁化火导致的胸闷、口干多饮、口苦具有治疗作用。牡丹皮、地骨皮、生地黄具有滋阴清热的作用。苍术、牛膝、炒薏苡仁、车前子取自四妙丸的方义，具有清热利湿、健脾活血的作用；丹参、泽泻、泽兰、猪苓四味药物合用，具有活血利水的作用。首乌藤、远志，针对患者眠差对症治疗。上方配伍得当，补泻兼施，利水而不伤阴，补虚而不留邪，可谓构思巧妙。

二诊时，患者诉口干、失眠等症状有所缓解，考虑气阴两虚的症状有所缓解，故去苍术、太子参、麦冬、五味子、远志、首乌藤、葛根。夜尿频多，2~3 次/夜，心慌气短，考虑患者心气虚衰症状依然很明显，加大黄芪用量，夜尿频多为肾气不固的表现，加荔枝核、芡实、金樱子补肾固涩。

三诊时，患者诉畏风流涕症减，考虑表气渐固，下元渐充，故去炒白术、防风、甘松、牛膝、荔枝核；患者仍感乏力明显，故重用黄芪，并加党参；夜尿频多，加炒山药、益智仁，取自缩泉丸的方义，具有补肾缩尿之功效；头痛，加川芎行气活血止痛。

四诊时，患者诉心慌、胸闷、口干多饮、口苦、双下肢凹陷性水肿明显缓解，气短乏力较前减轻，舌淡苔白腻，脉细。因水肿减轻，仍需补脾土以固河堤，故去泽泻、猪苓、黄芩，加茯苓、炒白术，取参苓白术散的用意，以健脾益气。脾胃为后天之本，气血生化之源，脾胃功能正常，运化水谷精微，入心化赤为血，心脏才能行使正常的功能。

（高慧娟）

病例 2　间断口干、多饮 10 年，加重伴心悸、胸闷半个月

患者，女，51 岁。间断口干、多饮 10 年，加重伴心悸、胸闷半个月。患者 10 年前无明显诱因出现口干、多饮，FPG 为 10.0mmol/L，PBG 为 15.0mmol/L，HbA1c 为 7.0%，诊断为"T2DM"，经饮食控制及规律锻炼后血糖控制欠佳。后口服二甲双胍片，每次 0.5g，每日 3 次，联合口服阿卡波糖片，每次 50mg，每日 3 次，以降糖。3 年前诊断为"冠状动脉粥样硬化性心脏病，心房颤动"，口服阿托伐他汀钙片，每次 20mg，每晚 1 次，以降脂稳斑；单硝酸异山梨酯片，每次 20mg，每日 2 次，以扩张冠状动脉；华法林钠片，3mg，每日 1 次，以抗凝。半个月前患者与人争执后出现口干多饮较前加重，伴心悸、胸闷，FPG 为 9.0mmol/L，PBG 为 12.0mmol/L，现为求中西医结合诊治，遂至门诊就诊。刻下症：口干多饮，心中悸动不安，胸闷气短，口苦，夜难入眠，腰酸腿沉，大便黏滞不爽，1 日 1~2 次。舌质淡红，苔黄腻，脉沉弦。

既往体健，否认其他慢性病病史。辅助检查：随机血糖为 11.1mmol/L，心电图示心房颤动。西医诊断为 T2DM，冠状动脉粥样硬化性心脏病，心房颤动；中医诊断为消渴合并胸痹，辨证为气滞痰热证，治法为疏肝行气、清热化痰。予以加味四逆散合四妙丸加减。处方：柴胡 10g，赤芍 30g，白芍 30g，炒枳壳 10g，薤白 30g，炙青皮 20g，知母 10g，怀牛膝 30g，薏苡仁 30g，车前子 30g（包煎），炒杜仲 20g，续断 30g，远志 10g，首乌藤 30g。7 剂，水煎服，每日 1 剂，早晚分温再服。嘱调整阿卡波糖片至每次 100mg，每日 3 次，以降糖，餐后适量运动。

患者服上方 7 日后复诊，诉口干、心悸、胸闷较前稍有好转，余症同前。舌

质淡红，苔黄腻，脉沉弦。自测血糖，FPG 为 9.0mmol/L，PBG 为 11.0mmol/L。处方：上方加黄连 10g，陈皮 10g，半夏 9g，茯苓 30g，合欢皮 30g。7 剂，水煎服，每日 1 剂，早晚分温再服。

患者服上方 7 日后复诊，诸症较前缓解，大便质稀，1 日 1 次，舌质淡红，苔薄黄微腻，脉沉弦。自测血糖，FPG 为 7.0mmol/L，PBG 为 9.0mmol/L。处方：上方去柴胡、赤芍，加苍术 10g，砂仁 10g（后下）。7 剂，水煎服，每日 1 剂，早晚分温再服。1 周后电话随访，患者已无明显不适。

按语： 老年糖尿病患者常伴发心血管病变，包括动脉粥样硬化导致的缺血性冠状动脉供血不足或闭塞（冠心病），糖尿病微血管病变所致的心肌病变，心脏自主神经病变引发的心律失常、对心肌缺血感应的缺失及高血压引起的心室肥厚、舒张功能减退（心力衰竭）等。冠心病的预防包括长期坚持行之有效的生活方式干预，综合管理伴存的其他危险因素，力争达到良好的控制目标，有助于延缓动脉硬化进展，避免发生冠状动脉事件。对于已确诊无症状冠心病的老年糖尿病患者，需进行扩冠、抗凝、调脂、稳定斑块等多元化治疗，避免发生严重冠状动脉事件。冯兴中教授认为，消渴患者"气虚"为本，"气滞、痰饮、血瘀、燥热"为标，日久气血阴阳俱虚，使胸阳痹阻，气机不畅，容易发为"胸痹病"，临证多以调畅气机贯穿始终，通过疏肝气、宣肺气、健脾气、益心气、补肾气，多脏调燮，疗效显著。《素问·举痛论》曰："百病生于气也"，概述了气机失调是百病之源。朱丹溪曰："气血冲和，百病不生，一有拂郁，诸病生焉"，强调了人体气机畅通、气血调和的重要作用。

本案患者与人发生争执后，情志不遂，肝失疏泄，气机不畅，水津不能上布于口，故口干多饮；心气郁滞，胸阳不振，故胸闷；气机不畅，阳不入阴，故夜难入眠；"气行即水行，气滞即水滞"，气机失调，水液生成、输布障碍，变生痰湿，郁而化热，故口苦；湿性趋下，水湿下注，经络不通，故腰酸腿沉；湿重于热，湿热蕴结大肠，故大便黏滞不爽；舌质淡红，苔黄腻，脉沉弦，为气滞痰热之证。综观舌脉，四诊合参，中医辨病为"消渴胸痹"，辨证为气滞痰热证，治宜疏肝行气、清热化痰，方以加味四逆散合四妙丸加减化裁。本案遣方重在疏肝理气，辅以清热利湿，抓住了"气滞"的病机要点，体现了冯教授"调气多从肝论治"的临证特点。四逆散和加味四妙散均为冯教授经验效方，其中加味四逆散疏肝理脾，调畅气机，药用柴胡 10g，枳壳 10g，赤芍和白芍各 30g，柴胡疏解肝郁，升举清阳以使郁热外透；枳壳轻灵和缓，理气宽胸、行气消积，与柴胡合而升清降浊、调畅气机；芍药敛阴养血，白芍柔肝缓急，赤芍凉血活血，与柴胡合而收散并用，使郁热透解而不伤阴。加味四妙散由知母 10g，牛膝、薏苡仁、车前子各 30g 组成，知母清热泻火、滋阴润燥，牛膝补益肝肾、引药下行，薏苡仁淡渗利湿，车前子清热利湿。

初诊时，遣方以加味四逆散疏肝调气，以加味四妙丸清热利湿，加用薤白、青皮以通阳散结、疏肝行气；加用炒杜仲、续断以补益肝肾；加用远志、首乌藤以安神助眠。

二诊时，患者失眠仍在，考虑痰热未除，酌加黄连温胆汤加减以加强清热化痰之功效，加用合欢皮解郁安神、欢悦心志。

三诊时，患者诸症缓解，患者大便由黏滞不爽转为质稀，大便次数正常，考虑郁热渐消，水湿仍在，遂去柴胡、赤芍等透解郁热之药，加苍术、砂仁以健脾燥湿，俾湿祛痰消，气机调畅。本案从肝论治，多脏调燮，疗效益彰。

（赵　艳）

病例3　间断口干、多饮10年余，伴心悸、胸闷1个月

患者，女，55岁。间断口干、多饮10年余，伴心悸、胸闷1个月。患者10年前出现口干、多饮，诊断为"T2DM"。1个月前因家事劳累忧怒，出现明显心悸、胸闷不适阵作，休息后可缓解，无胸痛，无咳嗽、咳痰，为求进一步诊治，遂至门诊就诊。刻下症：心悸频作，心慌，气短，烦躁，汗出，心胸痞塞不舒，善太息，纳谷乏味，身重乏力，倦怠，睡眠欠佳，腰酸腿沉，平素大便黏腻，1~2日1行，偶不成形，口苦、口干，舌红，苔黄腻，脉弦。

既往高血压病史。西医诊断为T2DM，冠状动脉粥样硬化性心脏病；中医诊断为消渴合并胸痹，辨证为气阴两虚、气滞湿热内蕴证，治法为益气养阴、疏肝理气、清热祛湿，予以四逆散、生脉散合四妙散加减化裁。处方：柴胡10g，白芍15g，炒枳壳10g，太子参30g，麦冬30g，五味子6g，薤白30g，知母10g，怀牛膝30g，炒薏苡仁30g，车前子30g（包煎），炙青皮20g，龙胆10g，生黄芪30g，防风10g，炒白术10g，炒杜仲20g，续断30g，牡丹皮20g，地骨皮30g，炒栀子10g。7剂，水煎服，每日1剂，早晚分温再服。

患者服上方7日后复诊，诉胸闷、心悸、汗出缓解，食欲转佳，时烦闷，咽干，腰酸腿沉，舌红，苔色黄微腻，脉弦滑。处方：上方去柴胡、白芍、车前子、防风、炒白术，加鳖甲胶10g，黄连10g，条黄芩10g，金银花20g。7剂，水煎服，每日1剂，早晚分温再服。服后症减。

按语：《诸病源候论》记载："消渴重，心中痛"，中医认为消渴胸痹是由长期脏腑功能失调所致，病因多为七情内伤、劳欲过度、年老体弱。消渴日久，气阴耗伤，气虚胸阳不振，以致内生实邪，水湿难化，痰浊凝聚，血行受阻，阴虚则内生燥热，热煎营血，久而化瘀，痰瘀阻滞心脉，从而出现胸痹心痛。本病以气阴两虚为本，阴损及阳，阴阳两虚，以气滞、血瘀、痰浊为标。《素问·举痛论》曰："怒则气上，喜则气缓，悲则气消，恐则气下，寒则气收，炅则气泄，惊则气

乱，劳则气耗，思则气结。"冯教授基于九气为病的理论，认为凡表里虚实，逆顺缓急，无不因气而生，消渴胸痹亦离不开"气病"这层病机，尤与气虚运行不畅、气机郁滞相关，《医碥》有云："百病皆生于郁……郁而不舒，则皆肝木之病矣。"冯教授认为气郁需调气，调气则以调肝为先。肝主疏泄，又主藏血，具有疏通、畅达全身气机的作用，肝气功能得以正常发挥，则气血冲和、情志舒畅，胸中气机运行正常，否则气血津液疏泄不利，痰、湿、瘀血内生，阻于脉内，发为消渴胸痹。

本案患者因劳累忧怒而发病，肝失疏泄，气滞心胸，发为心慌、胸闷；肝气郁滞，气机不调，故善太息；胸中气机不能正常流通布散，故心悸烦闷、气短；气虚湿困，湿热内蕴，故肢体沉重、纳谷乏味、身重乏力、倦怠、腰酸腿沉、大便黏腻；气郁有化火之势，内生之火伤阴灼津，阴虚火旺，因而口干口苦，多汗少气。本病辨证属气阴不足，气滞湿热内蕴，病性本虚标实，虚实夹杂。治当益气养阴、清热祛湿。本病案中，患者心悸胸闷加重之诱因源于家事劳累忧怒，随后出现明显"气虚"之外象，故需追溯病因，探求病机，审因而治，以疏肝理气为先。临床但见气虚者，不可见虚即用补，若因郁而虚，当先解其郁而后补，因过劳而虚，当缓其劳而后补。初诊处方中，冯教授融入四逆之理，疏调肝气，助周身气机顺畅，予以后续之补以有利之机。四逆散方仅由柴胡、枳实、白芍、甘草四味组成，其中柴胡疏肝解郁，升少阳之清；枳壳行气散结以利脾胃，两药合用，可开郁达阳，同时一升一降以利气机运行；白芍柔肝养血，甘草益脾缓急，酸甘化阴，利阴和血，全方药味精简，配伍巧妙，共奏气血宣通之效，佐以炙青皮疏肝破滞气，散结消瘕，温又入脾消食积；薤白化痰通阳，行气止痛；同时，患者表现出明显的痰湿之象，冯教授善用四妙散，灵活变换运用，多选用知母、牛膝、薏苡仁、车前子，具有清热利湿之功，尤其针对湿热内蕴，周身沉重，腰酸腿沉者，效果显著。患者有明显的少气乏力、多汗、困倦便溏、口干多饮之气阴两虚表现，加太子参、麦冬、黄芪益气养阴，五味子、防风、白术固表止汗，取生脉散合玉屏风散之义，收敛外泄之气阴，固护肌表，以达"虚则补之"，"衰而彰之"。同时又伴有口干口苦，烦闷之火象，正如《素问·阴阳应象大论》所论："壮火食气，气食少火；壮火散气，少火生气"，反映了病理之"火"与正"气"的关系，此乃情志不遂，肝气郁结，郁而化火，火伤气阴，方以龙胆清泄肝火，栀子、牡丹皮、地骨皮"调降火气"、滋阴降火，以期减缓气阴之耗伤，续断、杜仲坚筋骨，利腰膝，温补肾阳，以利胸阳。

二诊时，患者心悸、胸闷、汗出、口干好转，乃气机畅通、气阴得复之象，遂去柴胡、白芍、防风、白术，车前子性寒利小便，久服伤阴伤阳，亦去之。患者仍胸闷、心烦，结合舌红苔黄腻，湿热仍重，加黄芩、黄连清泄心火、燥湿化痰，咽干乃营分不足，邪火上犯，故加鳖甲胶滋阴养血、滋补阴分；再加金银花清利咽喉，透热外出。

（金易晞）

病例4 发现血糖升高10年，伴间断胸闷1个月

患者，女，88岁。发现血糖升高10年，伴间断胸闷1个月。患者10年前体检时测FPG，为13.0mmol/L，诊断为"T2DM"，予以降糖治疗，口服阿卡波糖，每次50mg，每日3次，未规律监测血糖，3年前因肺部感染就诊，调整降糖方案为格列美脲，每次1mg，每日1次；利格列汀，每次5mg，每日1次联合阿卡波糖，每次50mg，每日3次，血糖控制尚可，出院后未控制饮食。1个月前患者无明显诱因出现间断胸闷，活动后加重，休息时可自行缓解，为寻求中医治疗而就诊。刻下症：神清，精神欠佳，口干，偶有自汗、盗汗，周身乏力，下肢明显，同时伴下肢发凉，纳可，间断胸闷，小便可，大便黏，舌暗，苔腻，脉沉涩。

西医诊断为T2DM，冠状动脉粥样硬化性心脏病；中医诊断为消渴合并胸痹，辨证为气阴两虚、湿阻血瘀证，治法为益气养阴、活血利湿。处方：黄芪30g，川芎30g，苍术10g、炒白术10g，龙胆草10g，生地黄30g，牡丹皮20g，地骨皮30g，防风6g，知母10g，川牛膝30g，牛膝30g，炒杜仲20g，续断30g，三棱10g，莪术10g，鸡血藤30g，苏木30g，砂仁10g（后下），黄连10g。7剂，水煎服，每日1剂，早晚分温再服。

患者服上方7日后复诊，患者精神尚可，乏力及间断胸闷较前好转，下肢发凉较前减轻，大便黏较前稍有好转，口干改善不明显。处方：上方去苍术、炒白术、黄芪，加太子参30g，麦冬30g，五味子6g。7剂，水煎服，每日1剂，早晚分温再服。

按语： 冠心病为糖尿病大血管慢性并发症，目前关于糖尿病合并冠心病的具体发病机制尚未完全阐明，主要包括炎症反应、胰岛素抵抗、氧化应激及遗传因素等多种机制。治疗主要以降糖、降压、降脂、抗血小板聚集为主，必要时应用溶栓及介入手术治疗。中医认为，糖尿病合并冠心病归属中医学"胸痹""消渴"等范畴，治法包括益气温阳通痹法、益气养阴法、活血化瘀法、祛痰化瘀法、疏肝健脾法、益气化痰法等。冯兴中教授认为，糖尿病性相关血管病变病机不外"虚气"与"流滞"两类。"虚气"主要责之于阴虚、气虚和阳虚，"流滞"主要指气滞、血瘀、痰凝。

结合本患者，患者因阴虚燥热，口干喜饮冷而伤阳，水湿内停，或因气虚则运化无权，水湿不化，凝聚成痰，气虚不运，血脉不畅而为瘀，痰瘀阻络，阻于

心脉，故胸闷；阻于下肢血脉，故下肢发凉，口干、盗汗、乏力为气阴两虚之象；大便黏为内有痰湿之证，结合舌暗苔腻，脉沉涩，辨为气阴两虚、湿阻血瘀证。治以益气养阴、化痰活血法。方中应用黄芪补气，《本草纲目》言："耆者，长也，黄芪色黄，为补药之长，故名之"；炒白术补气健脾，合用苍术，加强燥湿之功；炒苍术、白术为冯教授擅用药对，苍术健脾平胃，燥湿化浊，升阳散邪；炒白术健脾燥湿，益气养血，和中安胎；苍术苦温性烈，燥湿力胜，散多于补，偏于平胃燥湿；炒白术甘温性缓，健脾力强，补多于散，善于补脾益气，两药配伍，一散一补，一脾一胃，则中焦得健，脾胃纳运正常，水湿得化。砂仁、黄连、龙胆草进一步加强其化湿之力，以生地黄滋阴，加地骨皮、知母、牡丹皮滋阴清热，清虚火以止汗，又可佐制黄芪、苍术燥热之弊。方中针对瘀血阻络，冯教授常用三棱、莪术药对行气活血、消瘀散结，此乃取张锡纯缓消瘀血之法，此两味微辛、微温之品，性近平和，瘀血癥瘕坚如铁石者亦可徐徐消之，佐以芪、术等补药，不伤气血而瘀血化之亦速，配以川芎增强行气止痛之功。鸡血藤、苏木温通气血、舒筋活络，血虚、阴虚之人尤为适用，配以杜仲、续断、川牛膝补肝肾，强筋骨活血通经络，补而不滞，引气血下行，改善下肢无力、下肢凉情况。

二诊时，患者乏力及间断胸闷较前好转，下肢发凉较前减轻，方证对应，取效尤速，故守方加减，患者大便质黏较前稍有好转，而口干不减，乃痰湿之象减轻，而阴液未复，故去苍术、炒白术等燥热之品，加太子参代替黄芪补气之功，合麦冬30g，五味子6g，以益气养阴止渴。

（郭　英）

病例5　发现血糖升高10年，伴胸闷、胸痛反复发作5年，加重1周余

患者，男，61岁。发现血糖升高10年，伴胸闷、胸痛反复发作5年，加重1周余。患者10年前体检时发现血糖升高，后在当地医院诊断为"T2DM"。5年前因胸闷、胸痛于医院就诊，诊断为"冠心病"，口服药物治疗缓解，后胸痛、胸闷时轻时重，反复发作。1周前无明显诱因复发，为求进一步诊治而就诊。刻下症：胸闷、胸刺痛，伴气短，活动后加重，大便干燥，3日1行，小便调。舌暗红，有瘀点，苔黄，脉细涩。

既往体健，否认其他慢性病病史。西医诊断为冠状动脉粥样硬化性心脏病，T2DM；中医诊断为消渴胸痹，辨证为气阴两虚、气滞血瘀证，治法为益气养阴、行气活血、宽胸止痛。予以生脉散合舒肝散加减。处方：太子参30g，麦冬30g，炙五味子6g，薤白30g，柴胡10g，枳实10g，赤芍30g，白芍30g，桃仁10g，红花10g，丹参30g，砂仁10g（后下）。7剂，水煎，每日1剂，早晚分温再服。

患者服上方 7 日后复诊，诉胸闷、胸痛明显好转，仍时有气短，活动加重，大便干燥，3 日 1 行，小便调。舌暗红，有瘀点，苔黄，脉细涩。处方：上方加炙黄芪 30g，厚朴 30g，火麻仁 30g，茯苓 30g，白术 10g。7 剂，水煎服，每日 1 剂，早晚分温再服。

患者服上方 7 日后复诊，胸闷、胸痛好转，仍时有气短、言语无力，活动加重，伴口干口苦，大便成形，2～3 日 1 行，小便淋漓不尽。舌暗红，有瘀点，苔黄，脉细涩。处方：上方去火麻仁、茯苓、白术，加龙胆草 10g，芡实 20g，金樱子 20g，荔枝核 30g，薤白 30g，甘松 20g，炙青皮 20g，炒栀子 10g，山豆根 9g。7 剂，水煎服，每日 1 剂，早晚分温再服。

患者服上方 7 日后复诊，诸症明显好转，仍时有气短，伴左下肢麻胀不适，大便成形，2 日 1 行，小便调。舌暗红，有瘀点，苔黄，脉细涩。处方：上方去芡实、金樱子、荔枝核，加鸡血藤 30g，苏木 30g，伸筋草 30g。7 剂，水煎服，每日 1 剂，早晚分温再服。

按语：本病案患者患消渴多年，日久伤阴耗气，虚气停滞，心血运行不畅，阴血火内热，煎熬心血，久则化瘀，痹阻心脉，阻滞气机，气血瘀滞心胸，不通则痛，故胸闷、胸痛；心气不舒，气滞不行，故气短；患者年老血虚，大肠津液不足，故大便干；气虚推动无力，大肠传导失司，大便 3 日 1 行；结合舌暗红，有瘀点，苔黄，脉细涩，辨证为气阴两虚、气滞血瘀证，治当益气养阴、行气活血、宽胸止痛。方用生脉散益气养阴、补肺清心，使心气心阳、心血心阴充实，鼓动人体内血液正常运行，用于治疗胸痹心痛，冯兴中教授将方中温燥的人参易之于甘平的太子参，且用量较大，意在益气而不伤阴，将生脉散益气养阴之功发挥到极致。沈金鳌所著的《杂病源流犀烛·心痛源流》曰："七情除喜之气能散于外，余皆令肝郁而心痛"，可见，胸痹心痛与情志刺激及气机郁滞关系密切，因此冯教授治疗胸痹心痛时很注重调畅气机，常伍以四逆散、薤白疏肝行气、宽胸理气，加之温中行气之砂仁，则行气止痛之功倍增；再配伍活血化瘀之丹参、桃仁、红花、赤芍，既可行气活血、止痛泻实，又可养血润肠、化瘀通便。其中，丹参、砂仁配伍寓有丹参饮活血化瘀、行气止痛之意，为心痛、胃脘诸痛所设。研究显示，丹参饮具有抗心肌间质纤维化、抑制心肌细胞凋亡、抑制心室重塑等作用，且胸痹心痛多伴有血瘀，情怀不畅，肝郁气滞，则心腹胃肠气结，三焦道路不通，阳气不能宣达，人体气机升降出入失常，便会滋生多种疾病。全方补中有泻，寓通于补，补虚泻实，标本兼顾；诸药合用可益气活血，行气止痛，胸中气机调畅，血行畅达则胸痛自止。后期根据兼症加减治疗善后，最终药到病除。

二诊时，患者仍时有气短，活动加重，加炙黄芪、茯苓、白术，以补益肺脾，补益宗气而行呼吸，大便仍然不畅，肺与大肠相表里，在补益肺气之基础上，再加厚朴行气通便，又无补药壅滞之弊；加火麻仁，可滋阴润燥、滑肠通便，尤适用于老年、体弱者等津亏血少者。

三诊时，患者仍时有气短、言语无力，大便成形，活动加重，伴口干口苦，小便淋漓不尽，此肺脾虚而心肝热。急则治其标，先治其热，加龙胆草、炙青皮清泄肝火，炒栀子、山豆根清泄心火，芡实、金樱子健脾固肾，治疗尿频。荔枝核、薤白、甘松增强温通心阳、理气止痛之功。

四诊时，患者诸症好转，小便调，故去芡实、金樱子、荔枝核，出现左下肢麻胀不适，此为久病入络，脉络不通，故加鸡血藤、苏木、伸筋草，以温阳气血、舒筋活络。

（顾红岩）

1.4.2 糖尿病合并焦虑抑郁状态

病例1 间断口干、多饮3年，伴失眠1个月

患者，女，36岁。间断口干、多饮3年，伴失眠1个月。3年前体检时发现血糖升高，FPG为8.0mmol/L，就诊于当地医院，诊断为"T2DM"，经过饮食及运动控制，血糖控制尚可。1个月前出现失眠，情绪欠佳，思虑多，遂就诊。刻下症：失眠，易醒多梦，醒后能入睡，心烦，思虑多，情绪欠佳，悲伤欲哭，神疲乏力，心慌气短，偶有胃胀，纳食少，二便尚调，舌红体胖，苔薄白，脉弦细数。

西医诊断为T2DM合并轻度抑郁状态；中医诊断为消渴合并郁证，辨证为心肾不交、阴血亏虚证，治法为交通心肾、滋阴养血。予以交泰丸合天王补心丹加减。处方：肉桂3g，黄连9g，生地黄10g，白芍15g，柏子仁15g，酸枣仁30g，川芎6g，茯神30g，熟地黄15g，天冬15g，麦冬15g，天麻12g，远志10g，知母10g，当归12g，钩藤30g（后下）。7剂，水煎服，每日1剂，早晚分温再服。

患者服上方7日后复诊，诉失眠多梦减轻，情绪尚可，仍有胃胀，时有反酸、胃灼热，喜热食，纳少，二便调。舌红体胖苔薄白，脉弦细数。更改组方思路，予以交泰丸合半夏泻心汤合酸枣仁汤加减。处方：上方去鲜地黄、白芍、柏子仁、熟地黄、天冬、麦冬、天麻、知母、钩藤，加党参10g，炒白术10g，生甘草6g，陈皮10g，半夏9g，干姜6g，首乌藤30g，苍术10g，吴茱萸3g。7剂，水煎服，每日1剂，早晚分温再服。

患者服上方7日后复诊，诉失眠减轻，仍胃胀反酸，大便稀溏，乏力，无心烦，月经愆期，伴有血块，无痛经，纳食改善，二便调，舌红体胖苔薄白，脉弦细数。予以八珍汤合左金丸加减。处方：上方去肉桂、干姜、首乌藤、苍术，加炙黄芪15g，熟地黄15g，白芍10g，海螵蛸10g，煅瓦楞30g，白及10g，当归加

至 15g。7 剂，水煎服，每日 1 剂，早晚分温再服。

患者服上方 7 日后复诊，诸症明显好转，服上方 7 剂以巩固疗效，嘱规律作息，调畅情志、清淡饮食，不适复诊。

按语： 由于糖尿病患者需长期通过饮食、运动和（或）药物进行降糖治疗，很多患者会产生心理障碍，抑郁焦虑便是其中一种表现。《中国 2 型糖尿病防治指南（2017 年版）》指出，糖尿病患者抑郁焦虑的风险是正常人群的 2 倍。糖尿病会加重抑郁焦虑，抑郁焦虑又会影响血糖，加重病情，降低患者生活质量，形成恶性循环。一般认为，长期血糖控制不良会影响其他物质代谢，并影响中枢神经系统的结构与功能，进而导致抑郁焦虑；胰岛素抵抗会影响脑组织葡萄糖利用效果，下调神经元兴奋性，导致传输速度减缓，在糖尿病并发抑郁焦虑的发病中发挥着重要作用。而合并抑郁焦虑状态的 T2DM 患者的 FPG 水平、HbA1c 水平、血糖达标时间、合并大血管病变比例均明显高于单纯 T2DM 患者。因此，在临床工作中关注 T2DM 合并抑郁焦虑状态尤为重要。T2DM 合并抑郁焦虑状态归属中医学"消渴伴郁证"范畴。中医学认为，本病是在消渴的基础上伴发的情志疾病，而失眠是糖尿病合并抑郁主要的症状之一。《灵枢·营卫生会》云："卫气行于阴二十五度，行于阳二十五度，分为昼夜，故气至阳而起，至阴而止。故曰日中而阳陇为重阳，夜半而阴陇为重阴。故太阴主内，太阳主外，各行二十五度，分为昼夜。夜半为阴陇，夜半后而为阴衰，平旦阴尽而阳受气矣。日中而阳陇，日西而阳衰，日入阳尽而阴受气矣。夜半而大会，万民皆卧，命日合阴，平旦阴尽而阳受气，如是无已，与天地同纪"，描述了营卫不和所致失眠的病机；"胃不和则卧不安"，指出饮食不节，胃肠受损，胃气不和与失眠的关系。后世医家在内经的基础上，又有所创新和发展。总的来说，失眠多为情志所伤、饮食不节、劳逸失调、久病体虚等因素引起脏腑功能紊乱，气血失和，阴阳失调，阳不入阴而发病。病位主要在心，涉及肝、胆、脾、胃、肾，病性或虚或实，或虚实夹杂。

冯兴中教授强调，治疗情志病重在调阴阳、理气血、治脏腑、和营卫，治法颇多，如交通心肾、养血安神、导痰和胃、调和营卫、镇静潜阳法等；本患者平素忧思过度，暗耗阴血，心肾两亏，阴血虚少，虚火内扰所致失眠。阴虚血少，心失所养，故心慌失眠、神疲乏力；阴虚生内热，虚火内扰，则心烦、情绪欠佳；结合舌红体胖，苔薄白，脉弦细数，辨证为心肾不交、阴血亏虚证。治宜交通心肾，佐以养心安神。予以交泰丸加减。交泰丸出自明代韩懋的《韩氏医通》，用于心火亢盛、心肾不交之怔忡不寐。临床研究表明，交泰丸治疗 T2DM 伴失眠症不仅有效改善患者睡眠，同时兼顾患者血糖，疗效肯定，可较好地减轻患者痛苦。方中黄连性味苦、寒，归心、脾、胃、胆、大肠经，能清热燥湿、泻火解毒；肉桂性味辛、甘、大热，归肾、脾、心、肝经，能补火助阳、散寒止痛、温经通脉、引火归原；黄连配肉桂交通心肾，使心火和肾水升降协调，保持动态平衡，水火既济，则神静眠安。天王补心丹出自明代薛己《校注妇人良方》，方中生地黄能滋阴养血，壮水以制虚火，入心能养血，入肾能滋阴；天冬、麦冬滋阴清热，酸枣仁、柏子仁养心安神，当归补血润燥，共助生地黄滋阴补血；与茯神、远志配伍，共奏养心安神之效。川芎为血中之气药，行气解郁以畅气机、清虚火；白芍、知母性凉味甘，能清解虚热；天麻、钩藤平肝息风，与川芎、白芍、知母相伍，以除肝郁所致之虚火，共助宁心安神之功。

二诊时，患者诉失眠多梦减轻，情绪好转，提示虚火得除，阴虚得补，故去滋阴养血之天王补心丹，改用酸枣仁汤加减，以加强补肝血之功，巩固疗效。患者时有胃胀反酸、喜热食，考虑中焦寒热错杂，故加用半夏泻心汤寒热平调，和中止呕，又用苍术燥湿健脾，吴茱萸制酸止痛。另加首乌藤补养阴血，加强养心安神之力。

三诊时，患者失眠已明显好转，故去首乌藤；又恐药性燥热，助长虚火，故去肉桂、干姜、苍术。患者仍有胃胀反酸，施以左金丸辛开苦降，降逆止呕，又加海螵蛸、煅瓦楞、白及，以增加制酸止痛之力。患者又诉月经不调，兼见乏力、大便稀溏，考虑为患病日久耗伤正气，加之情绪不佳，饮食减少，致使气血亏虚。故用八珍汤加减以补气生血，又加半夏、陈皮燥湿化痰、理气和中，黄芪健脾养血，共奏气血双补之功。再加茯神、远志、酸枣仁，以宁心安神，巩固疗效，以收全功。同时，冯教授认为，对消渴合并郁证患者需要给予心理劝导，可通过让患者掌握疾病防治知识，增强信心，缓解抑郁焦虑情绪，鼓励倾诉及倾听，动静结合，配合适当体育活动、音乐、导引及冥想等，使脑和各脏腑均得到休养和调节，相辅相成，效果更佳。

（刘　婕）

病例 2　焦虑伴消谷善饥、头晕 1 年，加重 1 周

患者，女，51 岁。焦虑伴消谷善饥、头晕 1 年，加重 1 周。患者 1 年前出现情绪焦虑烦躁，消谷善饥，偶有头晕目眩，未予以重视。3 个月前于当地医院体检，示 FPG 为 7.6mmol/L，PBG 为 11.4mmol/L，HbA1c 为 7.0%。诊断为"T2DM"，仍未予以重视。1 周前出现明显头晕、乏力、烦热、焦虑、汗出等症状，为求进一步诊治，遂于内分泌科门诊就诊。刻下症：精神焦虑，急躁易怒，头晕目眩，疲劳乏力，消谷善饥，夜间口干，遇热烦躁加剧，夜尿频，大便调，寐安。舌红苔薄黄，脉沉弦。

西医诊断为 T2DM 合并焦虑；中医诊断为消渴合并郁证，辨证为中气不足、肝郁气滞证；治法为益气健脾、疏肝清热。处方：黄芪 30g，黄连 10g，川芎 30g，

葛根 30g，地骨皮 30g，牡丹皮 20g，生地黄 30g，鳖甲 30g（先煎），黄精 15g，黄柏 10g，牛膝 30g，薏苡仁 30g，车前子 30g（包煎），青皮 20g，栀子 10g，山药 20g，木香 10g，砂仁 10g（后下）。14 剂，水煎服，每日 1 剂，早晚分温再服。

患者服上方 14 日后复诊，头晕、口干、焦虑、消谷善饥好转，仍乏力、烦热、汗多、夜尿频。处方：上方去川芎、木香，加玄参 30g，芡实 20g，金樱子 20g，秦艽 30g。14 剂，水煎服，每日 1 剂，早晚分温再服。

患者服上方 14 日后复诊，诸症明显好转，继服上方以巩固疗效。14 剂，水煎服，每日 1 剂，早晚分温再服。

按语：《灵枢·海论》云："血海有余，则常想其身大，怫然不知其所病；血海不足，亦常想身小，狭然不知其所病"；《素问·通评虚实论篇》曰："邪气盛则实，精气夺则虚"，明确指出血海受邪或精气衰少，均会导致精神疾病。热蕴脾胃，气血不足，导致经络受邪或失养，也会导致精神疾病。

本病例患者消谷善饥，为典型消渴中消表现，同时伴有焦虑状态，明确为消渴合并郁证。消渴以阴虚为本、燥热为标，内热偏盛，脾胃运化功能亢进，则消谷善饥；热邪滋扰心神，则见烦躁焦虑；火热偏亢易耗气伤血，《素问·阴阳应象大论篇》载："壮火食气"，"壮火散气"，故患者短气乏力；火热之邪上扰神窍则头晕目眩。患者急躁易怒，兼见舌红脉弦，为肝气郁滞之证，《素问·至真要大论》云："诸风掉眩，皆属于肝"，肝喜条达而恶抑郁，疏肝解郁亦为治疗本病的有效治法。热邪久积，煎灼津液，津不上承则口干；肾阴受损，开合失司则小便频数。故本病可诊断为气虚内热，肝气郁结之证，治宜补气养血、疏肝行气、滋阴清热。首诊方中以黄芪健脾益气，生津养血，滋养脏腑经络，以固气本。又因患者热象较盛，中消症状明显，又用苦寒之黄连清泄中焦火热，再加葛根增液舒筋，共成清热养阴之效。该患者症状以精神焦虑、急躁易怒为主，故以川芎、栀子、青皮清热疏肝行气，川芎性味辛、温，注入肝经，善行窜走，为治疗肝气郁滞之要药；栀子味苦性寒，能泻火除烦、清热利湿，可清三焦邪气，虽非肝经专药，但能清肺解渴、清胃解饥，清利大肠膀胱湿热，常用于消渴肝气郁结为主者；青皮性味辛、苦、温，能疏肝破气、消积化滞，力猛入肝经，行气之功胜于陈皮，故用之疏肝行气。该患者内热偏盛，耗伤气血，肝气虚弱，疏泄不及，则致肝气郁结。故方中以黄精配伍山药补养气血。黄精味甘性平，补养气血兼能润燥，为治疗气虚内热消渴之佳品；山药甘酸，甘以益气，酸能生津，有益气生津、补肾宁心之功，亦为补虚之要药。患者夜间口干，遇热烦躁，提示阴虚内热较重，故以生地黄、牡丹皮、地骨皮、鳖甲清热养阴；鳖甲味甘、咸，性寒，善滋阴潜阳、退热除蒸，鳖甲为血肉有情之品，补养肝肾、滋阴清热功效较强。该患者多饮多食，导致水谷之气蕴积于脾胃，故以木香、砂仁健脾理气，消磨积滞之宿食。患者夜间燥热，夜尿频多，故以薏苡仁、牛膝、车前子利水，除膀胱湿热；又加山药补肾气，滋肾阴，以共奏涩精止尿之功。

二诊时，患者头晕、口干、焦虑、消谷善饥等症明显缓解，仍烦热、汗多，此为阴虚日久，气血瘀滞于经络，难以速愈之故。恐药性温燥，加重阴虚，故去川芎、木香；加甘苦性寒之玄参，能滋阴降火、清热解毒、消肿散结；又加秦艽，可祛风湿、退虚热、清湿热，其味辛，能散，善疏利经络关节，配合清热凉血药能除血瘀和散热。患者夜尿频多日久，肾气不固，再加金樱子、芡实，取水陆二仙丹之意，以益肾健脾、固精缩尿，使肾气得固，巩固疗效。

（吴博文）

病例3 间断口干、多饮10余年，加重伴心胸满闷1周

患者，女，64岁。间断口干、多饮10余年，加重伴心胸满闷1周。患者10余年前无明显诱因出现口干、多饮，于当地医院就诊，FPG为8.1mmol/L，PBG为10.2mmol/L，HbA1c为7.0%，诊断为"T2DM"，予以降糖治疗，口服二甲双胍片，每次0.25g，每日3次。5年前因情绪急躁于外院诊断为"焦虑状态"，口服劳拉西泮片，每次0.5mg，每日2次。1周前与人发生口角后出现口干欲饮加重，伴心胸满闷，血糖水平升高，FPG为9.0mmol/L，现为求中西医结合诊治，遂于门诊就诊。刻下症：口干多饮，伴心胸满闷，口舌生疮，口苦，咳嗽，咳少量黄痰，平素急躁易怒，纳食可，夜尿频，3～4次/夜，大便调。舌质淡红，苔薄黄，脉弦数。

辅助检查：随机血糖为10.5mmol/L。西医诊断为T2DM合并焦虑状态；中医诊断为消渴合并郁证，辨证为肝郁化火、气滞心胸证，治法为疏肝清热、行气开郁。方拟加味四逆散、生脉散合黄芩泻白散化裁。处方：柴胡10g，炒枳壳10g，赤芍30g，白芍30g，太子参30g，麦冬30g，五味子6g，薤白30g，黄芩10g，炙桑白皮30g，地骨皮30g，龙胆10g，炒芡实20g，金樱子20g，牡丹皮20g，炒栀子10g，炙青皮20g，瓜蒌皮30g，炒苦杏仁10g，砂仁10g（后下）。7剂，水煎服，每日1剂，早晚分温再服。

患者服上方7日后复诊，自觉诸症较前好转，因近日受凉，出现鼻痒，易打喷嚏，大便次数增多，1日2～3次。舌质淡红，苔薄黄，脉弦。处方：上方去龙胆、杏仁、牡丹皮、桑白皮、地骨皮，加辛夷10g（包煎）、炒苍耳子10g，焦白术10，防风10g，陈皮10g，炙麻黄6g。7剂，水煎服，每日1剂，早晚分温再服。

患者服上方7日后复诊，诉诸症减轻，下肢有抽搐感，舌质淡红，苔薄白，脉弦细。处方：上方去陈皮、白术、防风、炙麻黄、辛夷、炒苍耳子，加知母10g，

川牛膝 30g，鸡血藤 30g，苏木 30g，桑寄生 30g，伸筋草 30g。14 剂，水煎服，每日 1 剂，早晚分温再服。2 周后电话随访患者，患者已无明显不适，嘱患者调畅情志，定期复查。

按语：老年糖尿病患者常常伴发老年综合征，神经心理方面的表现主要有认知功能障碍、抑郁、焦虑、谵妄，临床可表现为记忆力减退、抑郁状态、焦虑状态等，除了药物对症治疗以外，更需要精神心理方面的治疗。冯兴中教授认为，消渴患者以阴虚为本，渐致气血阴阳俱虚，气滞、痰饮、血瘀、燥热为标，致肝失疏泄、脾失运化、心神失养，易并发"郁证"，临证郁证常以调畅气机为治疗大法，多从肝论治，通过疏肝调气来调和五脏气机。肝为心之母，肝藏血，可以濡养心与血脉；肝主疏泄，可以保持心脉通畅、气血调和，有助于心气推动血液运行于脉中，流注于全身。

本案患者平素急躁易怒，郁怒伤肝，肝失疏泄，气机失调，易变生他病。消渴日久，气阴两虚，津不上乘，故口干多饮；肝为心之母，情志刺激，肝气不疏，母病及子，心气郁滞，胸阳不展，故心胸满闷；肝失疏泄、肝络失和，故两胁胀痛；心肝火旺，上炎于口，故口舌生疮、口苦；肝火犯肺，肺金被灼，肺失宣降，故咳嗽咳痰；结合舌质淡红，苔薄黄，脉弦数，为肝郁化火之象。四诊合参，中医辨病为消渴合并郁证，辨证为肝郁化火、气滞心胸，治宜疏肝清热，方选加味四逆散合黄芩泻白散。加味四逆散是冯教授根据多年临床经验总结出的临床验方，由柴胡、枳壳、赤芍、白芍组成，意在疏肝理脾、调畅气机。方中柴胡疏解肝郁、升举清阳，外透郁热；枳壳理气宽胸、行滞消积，与柴胡合而升清降浊，调畅气机；白芍敛阴养血、柔肝缓急，赤芍凉血散瘀，两者与柴胡相伍，收散并用，使郁热透解而不伤阴。方中合用生脉散益气复脉、养阴生津；黄芩泻白散清泻肺热、止咳化痰。加用龙胆、炒栀子、牡丹皮清肝泻火；薤白、炙青皮通阳散结、疏肝行气；瓜蒌皮、炒苦杏仁清肺化痰；砂仁化湿和胃，理气调中。又因患者夜尿频多，考虑为久病肾虚所致，故加炒芡实、金樱子，取水陆二仙丹之意，可补肾涩精止遗。

二诊时，患者新见肝气乘脾之腹泻，去龙胆等寒凉之品，加用焦白术、防风、陈皮组成痛泻要方以抑木扶土，补脾柔肝，祛湿止泻。又见肺脾气虚之鼻痒、打喷嚏，药用辛夷、炒苍耳子宣通鼻窍，炙麻黄开宣肺气。

三诊时，患者腹泻、鼻痒症状消失，故去陈皮、白术、防风、炙麻黄、辛夷、苍耳子。新见消渴痹证，肝肾亏虚之证，药用川牛膝、桑寄生补益肝肾，配以知母滋阴润燥，鸡血藤、苏木、伸筋草通筋活络。前后用药虚实兼顾，寒热并调，用药精准，疗效明显。

（赵　艳）

病例4 口渴多饮5年余,伴郁闷焦虑、潮热半年

患者,女,53岁。口渴多饮5年余,伴郁闷焦虑、潮热半年。患者5余年前无明显诱因出现口干多饮,于当地医院检查,FPG为9.1mmol/L,PBG为10.8mmol/L,HbA1c为7.5%,诊断为"T2DM",予以口服二甲双胍片,每次0.25g,每日3次,以控制血糖。患者近半年焦虑抑郁、潮热汗出症状加重,遂来就诊。刻下症:口渴多饮,情绪抑郁、焦虑,潮热、心慌,每日下午发作3~4次,汗多、夜寐不安,少腹坠胀,大便稀,口苦,舌暗红苔微黄,脉细数。

西医诊断为T2DM合并更年期综合征;中医诊断为消渴合并郁证,辨证为气阴两虚、肝郁化火证,治法为益气养阴、清肝泻火。处方:生黄芪30g,白术10g,防风10g,黄芩10g,地骨皮30g,牡丹皮30g,生地黄30g,鳖甲30g(先煎),青皮30g,炒栀子10g,连翘30g,败酱草30g,知母10g,三棱10g,莪术10g,远志10g,首乌藤30g,合欢皮30g,炒酸枣仁30g,薤白30g。7剂,水煎服,每日1剂,早晚分温再服。

患者服上方7日后复诊,口渴、心慌、汗出、焦虑、夜寐不安等症状均有改善,少腹坠痛明显缓解,偶感疲劳乏力,晨起手指自觉发紧,舌红苔微黄,脉细数。处方:上方去三棱、莪术,加鸡血藤30g,秦艽30g。14剂,水煎服,每日1剂,早晚分温再服。

患者服上方7日后复诊,心情好转,口渴、心慌、失眠较前改善,潮热汗出症状消失,仍有轻微腹泻,每餐后即欲解大便,大便偏稀,1日3~4次,白天乏力犯困,舌淡苔白,脉沉。处方:上方去白术、防风、黄芩、鳖甲、青皮、炒栀子、连翘、炒酸枣仁、薤白、秦艽,生黄芪加量至60g,加川芎30g,北豆根9g,川牛膝30g,炒薏苡仁30g,车前子30g(包煎),桑寄生30g,黄连10g,陈皮10g,半夏9g,茯苓30g。7剂,水煎服,每日1剂,早晚分温再服。

患者服上方7日后复诊,情绪好转明显,腹泻改善,大便1日1行,白天仍乏力犯困,舌淡苔白,脉沉。处方:上方去鸡血藤、桑寄生,加升麻10g,党参30g。7剂,水煎服,每日1剂,早晚分温再服。患者服上方7日后复诊,诸症明显好转,未诉不适,嘱其原方巩固疗效1周,不适复诊。

按语: 女性更年期综合征为临床常见疾病,约85%的更年期女性患有本病,主要表现为月经紊乱、情志失常、潮热汗出等。当女性糖尿病患者合并更年期综合征时,两种疾病常相互影响,进而导致病情加重。因此,女性更年期的糖尿病治疗不同于普通糖尿病患者,需要考虑女性更年期的特殊生理变化。

该患者为中老年女性,病程日久,七情内伤,导致肝失疏泄,肝郁化火则见耳鸣、焦虑;平素体虚,气血亏虚则心悸头晕、夜寐不安,津血同源,阴津亏虚见口干多饮;日久化热,则见潮热汗出、烦躁诸症。结合舌脉当属气阴两虚、肝

郁化火证，治法以益气养阴、清肝泻火为主，故首诊方以益气固表之玉屏风散合滋阴清热之青蒿鳖甲汤化裁而来。方中生黄芪、白术、防风三药为玉屏风散，益气实卫、固表止汗，是止汗常用方；鳖甲、知母、生地黄、牡丹皮是青蒿鳖甲汤的主要组成部分，加地骨皮凉血除蒸，五药合用，泄阴分伏火，可明显缓解阴虚潮热盗汗的症状。黄芩、连翘、败酱草、栀子共奏清热泻火解毒之功；青皮、薤白破气散结，行气解郁。患者少腹坠痛，故加三棱、莪术破血行气，消积止痛。配以远志、首乌藤、合欢皮、炒酸枣仁，均可养血除烦、安神解郁，帮助患者改善睡眠。

二诊时，患者诸症改善，提示首诊辨证处方准确，且少腹坠痛明显缓解，说明下焦气血运行复畅，而三棱、莪术破血力度过大，恐久用伤正，故去之。患者又诉偶感疲劳乏力，晨起手指自觉发紧，是因气虚不能行血，气血不能濡养肢体远端，舌红苔微黄，脉细数，仍是气阴两虚之证，故而仍需继续滋阴补气，同时加鸡血藤、秦艽，以舒筋活血、祛风通络。

三诊时，患者情绪好转，心慌、失眠缓解，潮热汗出症状消失。然轻微腹泻，餐后即欲解大便，恐为前方寒凉药物过多，久用而致脾阳轻度受损，故上方去黄芩、鳖甲、炒栀子、连翘等清热药物，又去行气力强之薤白、青皮，以防窜利中焦，加重腹泻；患者已无多汗症状，可去白术、防风。患者轻微腹泻，白天乏力犯困，舌淡苔白，脉沉，均是气虚下陷无以升提之象，故生黄芪加量至 60g，同时加北豆根以防黄芪量大致燥，以川芎、川牛膝、桑寄生替换秦艽，仍可活血通络、补肝肾、强筋骨，可缓晨起指腹因气血停滞所致肿胀感；炒薏苡仁、车前子可渗湿止泻；黄连可燥湿止泻，陈皮、半夏、茯苓是燥湿健脾之二陈汤主药，可缓腹泻之症。

四诊时，患者虽腹泻停止，但乏力犯困，依然是气虚不能升提，故去鸡血藤、桑寄生。加升麻、党参以助黄芪升举阳气。

更年期妇女天癸渐衰，肾气亏虚，以致机体阴阳失衡，加之本例患者消渴病程较长，气血亏虚，虚火偏盛，情绪抑郁又加重肝气郁结，故而病情进展，缠绵难愈。冯兴中教授针对患者气阴两虚、肝郁化火的主要病机，施以益气养阴、清肝泻火之法，使气机得畅，气血得补，阴阳平复，故而患者诸症得减，效如桴鼓。

（章庆庆）

病例5 口干、口渴多饮1年，伴情绪焦虑3个月

患者，女，46岁。口干、口渴多饮1年，伴情绪焦虑3个月。患者1年前无明显诱因出现口干、口渴，多饮、多尿，倦怠乏力，咽干舌燥，未予以重视。3

个月前就诊于当地医院内分泌科门诊，完善糖耐量试验后，诊断为"T2DM"，目前口服盐酸二甲双胍片，每次 0.5g，每日 3 次，联合阿卡波糖，每次 50mg，每日 3 次，以控制血糖，目前 FPG 控制在 6.0～7.0mmol/L，PBG 控制在 7.0～9.0mmol/L。近 3 个月患者出现情志不畅、急躁易怒、眠差等症状，现为进一步诊治而就诊。刻下症：口干口渴，多饮多尿，咽干舌燥，渴喜冷饮，口苦，倦怠乏力，情志焦虑，紧张不安，严重时不能安坐，心烦，胸闷脘痞，胸胁胀痛，偶有心悸，入睡困难，眠差易醒，醒后难以入睡，小便正常，大便黏滞不爽，1 日 1～2 次。舌质红，苔黄腻，脉弦滑数。

既往高血压、高脂血症病史。双亲糖尿病病史。西医诊断为 T2DM 合并焦虑状态；中医诊断为消渴合并郁证，辨证为肝郁气滞、痰火扰心证；治法为疏肝解郁行气、清热化痰安神。予以四逆散合黄连温胆汤加减治疗。处方：柴胡 10g，枳实 10g，白芍 30g，薤白 30g，葛根 30g，当归 12g，生黄芪 20g，砂仁 6g（后下），木香 12g，知母 10g，黄连 10g，陈皮 10g，法半夏 9g，茯苓 30g，竹茹 10g，胆南星 6g，郁金 10g，石菖蒲 10g，制远志 10g，合欢花 30g。7 剂，水煎服，每日 1 剂，早晚分温再服。

患者服上方 7 剂后复诊，口干口苦、乏力症减，胸闷、紧张情绪及胸胁胀痛较前有改善，夜间仍有心烦惊悸、眠差，食欲不振，舌质红，苔薄黄腻，脉弦滑略数。处方：上方去薤白、当归、知母、葛根、生黄芪，加龙骨 10g（先煎），牡蛎 10g（先煎），焦山楂 15g，焦神曲 15g，焦麦芽 15g。7 剂，水煎服，每日 1 剂，早晚分温再服。

患者服上方 7 日后复诊，诸症缓解，未诉明显不适。继服前方以巩固疗效，嘱其居家时每日进行八段锦及传统音乐治疗。

按语：情志失调是引发焦虑障碍的常见致病因素，肝郁气滞是其基本病机。《灵枢·本神》云："愁忧者，气闭塞而不行"，《临证指南医案·肝火》亦指出："肝者将军之官……盖因情志不舒则生郁"，均言明思虑忧愁会导致肝气阻滞，气机闭塞，引发或加重焦虑状态。又有《景岳全书·不寐》载："痰火扰乱，心神不宁，思虑过度，火炽痰郁而致不眠者多矣"，说明痰热内盛亦可扰乱心神，加重焦虑。

肝喜条达而恶抑郁，情志不畅则疏泄失司，气郁津停，日久化火，炼液成痰，痰热搏结，扰乱心神而发为本病。本例患者平素情志不畅，焦躁易怒，气机失调，致使津液运行失常，上不能濡润口舌而口干舌燥，渴欲饮水；肝气不舒，气机不畅，故见心烦口苦、胸闷脘痞、胸胁胀痛；情志焦虑，影响肝脏疏泄，加重气滞症状，形成恶性循环。气滞津停，郁而化热，加之消渴耗气伤津，内热偏盛，扰动心神，故心烦心悸、眠差易醒；气阴亏虚，阴虚燥热，热灼津液，则痰毒、热毒内生，故而大便黏滞不爽；舌红苔黄腻，脉弦滑数亦示痰热之象。肾在志为恐，为先天之本，藏元阴元阳，患者自诊断糖尿病后长期处于焦虑恐惧状态，损及肾脏，以致阴阳失衡，五神内乱，或惊或恐，或忧或思，加重焦虑。本例患者中医辨证为肝郁气滞、痰火扰心，痰为热之依附，而痰又随气之升降，气壅则痰聚，气顺则痰消，正如《丹溪心法》云："善治痰者不治痰而治气，气顺则一身之津液随之而顺矣。"故治疗上当注重疏肝解郁行气、清热化痰安神，方以四逆散合黄连温胆汤加减治疗。其中四逆散疏肝行气，是调畅情志的主要方剂。方中柴胡入肝胆经升发阳气，疏肝解郁，透邪外出；白芍敛阴养血而平肝阳；枳实理气解郁，泻热破结。肝体阴而用阳，柴胡、白芍合用，养肝血、条达肝气而无耗伤阴血之弊；柴胡、枳实一升一降，加强舒畅气机之功，并奏升清降浊之效；加葛根解肌退热、生津止渴，当归、生黄芪取当归补血汤之意，气血双补，三药合用，缓解患者口干口渴等消渴诸症的同时，顾护人体正气。黄连温胆汤中温药与凉药配伍兼进，全方不寒不凉，功可理气化痰，和胃利胆，胃气和降则胆郁得舒，痰浊得去则胆无邪扰。方中黄连苦降辛通，清热燥湿；半夏燥湿化痰、理气和胃；陈皮理气降逆、调中开胃；枳实破气消积、化痰除痞；茯苓利水渗湿、健脾安神；竹茹通和脉络，清热化痰，且有清心除烦之功，诸药合用，共奏清热化痰、理气和胃之效。再加胆南星、郁金、石菖蒲，取石菖蒲郁金汤之意，与薤白合用，豁痰行气、清热化痰，通过调理中焦脾胃而转枢诸脏腑气机，从而达到气顺则痰消之目的。因患者咽干口苦，渴喜冷饮，故加葛根、知母清热养阴、生津止渴；砂仁、木香行气和中、以除痞胀；远志、合欢花解郁除烦、宁心安神。

二诊时，患者口干乏力、胸闷症状减轻，提示气机已畅，气阴得补，故去薤白、当归、知母、葛根、黄芪。又见纳差脘痞、夜间心烦惊悸、虚烦不得寐，故加龙骨、牡蛎、焦山楂、焦神曲、焦麦芽，其中龙骨、牡蛎摄纳飞越之阳气，戢敛簸摇之阴气，可平肝潜阳、重镇安神、宁心助眠；而焦山楂、焦神曲、焦麦芽则消食化积，健运中土，以除胸腹痞满。

三诊时，患者诸症缓解，继服前方巩固疗效。在本例病案中，冯兴中教授从调畅气机和清热化痰入手，使患者肝气条达，阴阳和合，取得满意疗效。对于此类糖尿病合并抑郁焦虑状态的患者，还可以指导患者进行八段锦、传统音乐、心理疏导等治疗，以期帮助患者建立健康的心理环境，预防疾病的发生。

（李奥杰）

1.4.3 糖尿病合并皮肤疾病

病例1 多尿、口干多饮5年，反复发作皮疹3年，伴皮肤瘙痒1周

患者，男，60岁。多尿、口干多饮5年，反复发作皮疹3年，伴皮肤瘙痒1

周。患者 5 年前无明显诱因出现多尿、口干多饮等症状，当地医院行胰岛功能检查后确诊为"T2DM"，平素口服二甲双胍、格列美脲等降糖治疗，自诉 FPG 控制在 8.0～10.0mmol/L，PBG 控制在 15.0～20.0mmol/L。近 3 年患者每于夏秋交替之际发作皮疹，伴皮肤瘙痒，就诊于当地医院，诊断为"皮炎，湿疹"，给予抗过敏药物及激素类药物后能逐渐缓解。1 周前患者再次出现皮疹，四肢明显，皮肤瘙痒，伴抓痕，服用抗过敏药物症状未见缓解，转求中医诊治。刻下症：四肢散在丘疹、水疱，部分融合成片，皮肤潮红灼热，自觉瘙痒难忍，抓之流水，肿胀感，体胖，恶热，口干、口渴，乏力，纳眠可，大便干，舌红苔黄腻，脉沉滑。

否认高血压病史，否认药物、食物过敏史。西医诊断为 T2DM，慢性湿疹急性发作；中医诊断为消渴合并湿疮，辨证为湿热浸淫证，治法为清热除湿、解毒止痒。处方：知母 10g，黄柏 10g，生地黄 30g，地骨皮 30g，炒栀子 10g，牡丹皮 20g，连翘 30g，紫花地丁 30g，苦参 20g，土茯苓 30g，地肤子 30g，白鲜皮 30g，柴胡 10g，枳壳 10g。14 剂，水煎服，每日 1 剂，早晚分温再服。

患者服上方 14 剂后复诊，皮疹未见加重，自诉傍晚时分瘙痒难忍，口干口苦，急躁，余症同前。处方：上方去薤白、知母、黄柏，加蒲公英 30g，青皮 20g，胡黄连 10g，炒薏苡仁 30g，车前子 30g（包煎）。14 剂，水煎服，每日 1 剂，早晚分温再服。

患者服上方 14 剂后复诊，诉皮疹、水疱大部分消退，皮肤留有少许色素沉着，瘙痒不明显，皮温不高，无肿胀感，恶热、口干口苦均缓解，服药后大便略稀，舌质偏红，苔薄黄，脉沉。处方：上方去生地黄，加用三棱 10g，莪术 10g，桃仁 10g，丹参 30g。14 剂，水煎服，每日 1 剂，早晚分温再服。

按语：慢性湿疹是一种糖尿病常见的并发症，我国湿疹患病率约为 7.5%。糖尿病高血糖状态极易引起糖尿病周围神经的损伤、微循环障碍等，导致皮肤组织的修复能力不断下降，从而引发患者伴发湿疹。此外，糖尿病患者免疫力低下，若抓挠破损极难愈合容易伴发真菌及细菌感染，往往缠绵难愈，容易复发，所以糖尿病合并湿疹的治疗不容小觑。《儒门事亲》载："夫消渴者，多变聋、盲、疮、癣、痤、痱之类，皆肠胃燥热怫郁，水液不能浸润周身故也"，认为糖尿病后期皮肤病的发生多因湿热浸渍，水液失司，皮肤失养。

本患者素体肥胖，嗜食肥甘厚味，脾失健运，气机升降失常，水湿内聚，日久化热而为消渴。该患者自病消渴后，一直未能及时祛除病因，使湿热之毒浸淫肌肤而出现散在皮疹、水疱、皮肤潮红灼热、瘙痒难耐；湿性重着黏腻，故患者有肿胀感；"湿向热化"，湿邪熏蒸日久化热，故恶热；湿热久居体内，气血津液运行障碍加重，津不上乘或火热上炎则口干口渴，火热下移肠道则大便干燥，舌红苔黄腻，脉沉滑均为湿热致病的典型苔脉，其主要病理关键为湿热浸淫肌肤，且热重于湿，治疗以"急则治其标，缓则治其本"的原则，予以清热除湿，解毒止痒之法。首诊方中给予大剂清热燥湿、凉血解毒类药物，其中知母味苦性寒质润，苦寒能清热泻火除烦，甘寒能生津润燥止渴；黄柏既清下焦湿热，又善泻相火除骨蒸，《本草经疏》称其"专治阴虚生内热诸证"，配伍知母善治疮疡肿毒；栀子清热利湿，凉血解毒；连翘、紫花地丁等配伍，可清热解毒、消肿散结；生地黄、牡丹皮清热凉血、散结消肿，善治热毒痈肿疮毒之证。苦参苦寒，清热燥湿，兼利尿，使湿热之邪从小便而出，又能杀虫止痒，为治疗皮肤病之要药，《药性论》记载：苦参可"治热毒风，皮肤烦躁生疮"；白鲜皮祛风解毒止痒，《药性论》言其可"治一切热毒风，风疮，疥癣赤烂"；地肤子清除皮肤湿热与风邪而止痒；土茯苓甘淡渗利，解毒利湿止痒，"止痒防变"，上四味药配伍，可加强止痒效果，防止因抓痒而导致皮损进一步加重。脾胃是湿邪形成的源头，而肝主疏泄，调畅气机，若气机阻滞，则湿阻加重，而湿热之邪蕴于机体，又郁遏气机，不得疏泄，两者相互牵制为患，故予以四逆散，透邪解郁、舒畅气机，使气行湿亦行，其中柴胡能生发阳气，透邪外出，枳壳理气解郁，泻热破结，两者一升一降，舒畅气机、升清降浊。该方针对湿疹"湿"、"热"的病理因素，且热重于湿的状态，分别应用清热泻火、清热燥湿、清热解毒、清热凉血等方法，直中病机。

二诊时，患者皮疹未见加重，但仍瘙痒难忍，傍晚时分较甚，考虑阴不敛阳所致之热，故去知母、黄柏、薤白，加胡黄连退虚热、清湿热；口苦、急躁为肝经湿热，予以蒲公英清热解毒利湿，青皮辛散破气、燥湿化滞；加薏苡仁、车前子类渗湿利水，使湿热之邪从小便而出；方中祛湿诸法共用，苦寒燥湿，淡渗利湿，健脾除湿，使湿邪从不同途径排泄而出。

三诊时，患者皮疹大部分消退，瘙痒明显减轻，皮肤留有色素沉着，且服药后大便偏稀，上方去甘寒质润之生地黄；皮肤出现色素沉着，为湿热郁积、皮肤气血瘀滞、血脉不通所呈现的瘀象，加用三棱、莪术、桃仁、丹参以活血祛瘀、破气行血，使湿热瘀毒祛而病自安。

（张 健）

病例2 间断口干多饮1年余，伴双手瘙痒、脱屑1个月

患者，女，35岁。间断口干多饮1年余，伴双手瘙痒、脱屑1个月。患者1年前无明显诱因出现口干多饮，FPG为7.1mmol/L，诊断为"T2DM"，予以糖尿病饮食、运动教育，口服二甲双胍片，每次0.5g，每日3次以控制血糖。1个月前因焦虑出现双手瘙痒伴脱屑，可见丘疹，当地医院皮肤科门诊诊断为"湿疹"，予以糖皮质激素（卤米松）治疗，效不佳，瘙痒明显，夜间尤甚，不能入睡，且反复发作，不断出现新发丘疹，遂前来门诊就诊。刻下症：双手瘙痒伴脱屑，可见丘疹，夜间瘙痒明显，口中异味，口干口苦，畏寒乏力，纳可，眠差，小便可，

大便质黏，1 日 1 次，舌淡苔白腻，脉弦细。

既往体健，否认药物、食物过敏史。平素月经规律。辅助检查：随机血糖为 10.1mmol/L。西医诊断为 T2DM，湿疹；中医诊断为消渴合并湿疮，辨证为气血两虚、湿热郁结证，治法为调和气血、清热除湿。方用当归补血汤合龙胆泻肝汤加减。处方：生黄芪 30g，当归 12g，苍术 10g，白术 10g，龙胆草 10g，葛根 30g，黄连 10g，陈皮 10g，半夏 9g，土茯苓 30g，地肤子 30g，苦参 20g，炙青皮 20g，炒栀子 10g，香附 20g，砂仁 10g（后下），木香 10g，白鲜皮 30g。7 剂，水煎服，每日 1 剂，早晚分温再服，药渣煎煮后可用于外洗，外洗后可外涂无刺激保湿乳，避免皮肤干燥。

患者服上方 7 日后复诊，自诉瘙痒明显好转，但夜间仍有瘙痒，血糖通过药物及饮食控制，FPG 控制在 5.0mmol/L 左右，PBG 控制在 8.0mmol/L 左右，舌淡苔白，脉弦。处方：上方去白术、木香、砂仁、香附，加生地黄 30g，炒薏苡仁 30g，黄芩 30g，地骨皮 30g。7 剂，水煎服，每日 1 剂，早晚分温再服。半个月后电话随访，自诉瘙痒基本好转，血糖控制达标，夜间睡眠较好。

按语：湿疹是由各种内外因素引起的，在急性阶段以丘疱疹为主，在慢性阶段以表皮肥厚和苔藓样变为主的瘙痒性皮肤病。本病以多形性皮损、对称分布、易于渗出、自觉瘙痒剧烈、反复发作和慢性化为特征。中医古籍中的"湿疮""浸淫疮""血风疮""湿毒疮"与现代中医"湿疹"症状相似，中医认为其病因病机总由禀赋不足，风、湿、热阻于肌肤所致。冯兴中教授认为，湿疹的发生以气血不调为本，湿、热、风、郁为标，湿疹反复，迁延不愈，与湿性重浊黏滞有关。糖尿病患者阴虚燥热，阴血耗伤，更易化燥生风，以瘙痒为主要临床表现。两者相合，虚实夹杂，病程缠绵，治疗更加困难。

本案患者情绪焦虑，肝气不舒，肝郁化火，耗伤阴血，加之久病消渴，气津亏损，故口干口苦、乏力；湿性黏滞，湿热之邪夹杂为患，难以祛除，故丘疹频发，大便黏滞；气血不足，阴虚燥热，血虚生风，风热相合，故瘙痒明显、脱屑；湿为阴邪，郁遏阳气，故畏寒；气血不足，故舌淡，热为湿遏，故苔白腻而不黄，脉弦细为气郁血虚之象，辨为气血不足，湿热郁结证。方以当归补血汤和龙胆泻肝汤加减，方中重用黄芪为君，升阳益气，除大风、去湿邪，合当归益气生血，气血双补，又可和血安神，合白术入表，祛风止痒，除肌肉之湿，合砂仁、苍术走里，清大肠之湿，陈皮、青皮、木香、香附疏肝理气，恢复津液正常运行，又可健脾顺气化痰，芳香醒脾，恢复脾运，痰湿自去。龙胆草、栀子、黄连、半夏取龙胆泻肝汤之义，走气分，清泻肝脾之湿热，又可清心安神。苦参、白鲜皮、土茯苓清热解毒，燥湿祛风止痒。

二诊时，患者瘙痒减轻，但夜间明显。夜属阴分，此血虚阴伤、化热生风的表现，故除去温燥之品白术、木香、砂仁、香附，防止进一步阴伤。加用生地黄、地骨皮入阴分凉血清热，并加用炒薏苡仁、黄芩，共奏祛湿凉血之效，使邪去痒止病安。

（孙思怡）

病例3 发现血糖升高10年，手足瘙痒反复3年，加重1月余

患者，女，61岁。发现血糖升高10年，手足瘙痒反复3年，加重1月余。患者10年前发现血糖升高，于当地医院诊断为"T2DM"。3年前出现手足瘙痒，时轻时重，反复发作，每于夏季加重。1个月前无明显诱因复发，为求进一步诊治而就诊。刻下症：手足瘙痒，局部有黄色分泌物，伴口苦，纳可，寐欠安，大便次数多，不成形，小便调，舌暗红，苔黄、厚腻，脉细滑。

否认高血压、肾病等内科慢性病病史。否认药物过敏史。西医诊断为湿疹，T2DM；中医诊断为消渴合并湿疹，辨证为脾虚湿热毒蕴结证，治法为健脾祛湿、清热解毒。予以四妙丸合香砂六君子汤加减。处方：知母10g，怀牛膝30g，炒薏苡仁30g，车前子30g（包煎），土茯苓30g，苦参20g，地肤子30g，白鲜皮30g，连翘30g，紫花地丁20g，木香10g，砂仁10g（后下），黄连10g，陈皮10g，半夏9g，炙青皮20g，首乌藤30g，苍术10g。7剂，水煎服，每日1剂，早晚分温再服。嘱其忌食生冷、油腻、辛辣、海鲜等发物。

患者服上方7日后复诊，手足瘙痒有所减轻，黄色分泌物减少，伴口苦，口干，纳可，寐欠安，大便次数减少，仍不成形，小便调。舌暗红苔黄厚腻，脉细滑。处方：上方去木香、苍术，加当归10g，赤芍30g。7剂，水煎服，每日1剂，早晚分温再服。

患者服上方14日后复诊，自诉药后诸症好转，自行抄方一次，手足瘙痒明显减轻，黄色分泌物消失，仍有口苦，口干，纳可，寐安，大便次数减少，成形，小便调。舌暗红苔黄腻，脉细。处方：上方去陈皮、半夏、首乌藤，加牡丹皮20g，金钱草30g，玄参30g。7剂，水煎服，每日1剂，早晚分温再服。嘱其忌食生冷、油腻、辛辣、海鲜等发物。

按语：现代医学的"湿疹"与中医古籍中的"湿疮""浸淫疮""血风疮""湿毒疮"症状相似，中医认为其病因病机总由禀赋不足，风、湿、热阻于肌肤所致。清代《医宗金鉴·外科心法要诀》曰："浸淫疮，初生如疥，瘙痒无时，蔓延不止，抓津黄水，浸淫成片，由心火脾湿受风而成"。《素问·至真要大论》亦云："诸痛痒疮，皆属于心"，"诸湿肿满，皆属于脾"，认为湿疹与心火、脾湿密切相关。湿疹总的治则应以清热利湿、健脾利湿、祛风止痒为主。

本案患者手足瘙痒，局部有黄色分泌物，口苦，均为湿热内蕴的表现；大便次数多，不成形，为脾虚湿盛所致；舌暗红，苔黄厚腻，脉细滑，亦为脾虚湿热

毒蕴之征；故方用四妙丸合香砂六君子汤加减，以祛湿健脾、清热利湿。四妙丸出自《成方便读》，用于治疗湿热下注所致的下肢麻痿肿痛等症，方由黄柏、苍术、牛膝、薏苡仁组成。苍术健脾燥湿；炒薏苡仁健脾祛湿热；牛膝补肝肾强腰膝，引湿热下行；冯教授将黄柏改为车前子，取车前子清热利湿；四药合用，药少而专，具有健脾清热利湿之功，同时又可顾护脾胃，不伤阳气，冯教授亦用于治疗皮肤病证属湿热内蕴者，湿疹患者无肾经之湿热，故取知母而易黄柏，滋阴清热，又无伤肾阴之弊；伍以土茯苓、苦参、地肤子、白鲜皮、连翘、紫花地丁清热解毒、祛湿止痒；木香、青皮疏肝理气、行气健脾、芳香化湿，陈皮、半夏健脾燥湿理气，苍术、砂仁行气燥湿止泻，取香砂六君子汤之义，脾健则内湿无源以生，又无运用大量苦寒药后碍胃之弊，共同行使顾护胃气之能，诸药相合，内清脏腑之湿，外除肌肉之湿，湿去病解。首乌藤养肝血，疏肝安神助睡眠。全方以清热利湿为主，以健脾为辅，清热解毒为佐，使热毒得清，湿毒得散。

二诊时，患者手足瘙痒有所减轻，黄色分泌物减少，大便次数减少，湿邪渐去，仍口苦，口干，苔仍黄腻，湿热仍在，继予以本方健脾清热除湿。舌暗红，脉细，考虑血虚血瘀之象，去性烈温燥之药木香、苍术，加当归、赤芍养血活血，清血热以止痒。

三诊时，患者诸症好转，二便调，仍有口苦，口干，舌暗红苔黄腻，脉细，考虑内有瘀热之象，故加金钱草清热利湿，给邪以出路，使湿热从小便去。加牡丹皮、玄参清热凉血、透热转气。

本病案中，冯教授抓住湿热毒瘀内蕴和脾虚两个关键病机，一是采用大队清热解毒利湿之品，集中药力使湿或从大便排出，或随小便而泻；二是利湿不忘健脾，既可调动机体祛湿的本能，又可防止苦寒伤胃。清热解毒利湿治其标，健脾燥湿治其本，标本兼顾，补泻兼施，故可药到病除，体现了冯教授从脾胃、气血论治湿疹的思路。

（顾红岩）

病例4　间断口干多饮1年余，睾丸包皮疼痛1月余，伴阴囊、肛周潮湿1周

患者，男，73岁。间断口干多饮1年余，睾丸包皮疼痛1月余，伴阴囊、肛周潮湿1周。患者于1年前无明显诱因出现口干多饮，于医院就诊，查FPG，为13.2mmol/L，PBG 15.2mmol/L，诊断为"T2DM"。患者1个月前出现生殖器疱疹，后经西医门诊外用阿昔洛韦治疗，现患处疹退结痂渐愈。包皮部持续灼痛，阴囊、肛周烘热潮湿，伴痒痛。1周前疼痛加重，现为求进一步诊治遂来就诊。刻下症：口干多饮，伴阴囊、肛周烘热潮湿，伴痒痛，包皮部持续灼痛，燥热，自汗、盗汗，纳眠可，便干，排便无力，1日1次，小便尚调。舌绛少苔，有裂纹，脉沉

濡细。

既往体健,否认慢性、传染性等疾病史。西医诊断:T2DM 合并生殖器疱疹;中医诊断为消渴合并阴疮,辨证为气阴两虚、湿热下注证,治法为益气养阴、清热祛湿。处方:太子参 30g,麦冬 30g,五味子 30g,柴胡 30g,枳实 30g,赤芍 30g,白芍 30g,牡丹皮 30g,地骨皮 30g,生地黄 30g,葛根 30g,知母 10g,炒苍术 10g,怀牛膝 30g,炒薏苡仁 30g,车前子 30g(包煎),延胡索 30g。7 剂,水煎服,每日 1 剂,早晚分温再服。

患者服上方 7 日后复诊,自述疼痛较前明显减轻,阴囊、肛周潮湿稍有好转,发热、汗出频次明显减少,已不觉口干,大便质软,排便通畅,余症同前,舌红少苔,裂纹痕迹减轻,脉弦细。处方:上方去葛根,加三棱、莪术、紫花地丁。7 剂,水煎服,每日 1 剂,早晚分温再服。

患者服上方 7 日后复诊,阴囊、肛周潮湿多缓解,睾丸包皮仍有神经性疼痛,较前减轻,近 1 周有臀部麻木,肛周坠胀感,复觉大便干。舌暗红苔薄黄,脉沉细。处方:上方去太子参、麦冬、五味子、地骨皮,加玄参、败酱草、桃仁、鸡血藤。7 剂,水煎服,每日 1 剂,早晚分温再服。

按语: 生殖器疱疹(genital herpes,GH)是由单纯疱疹病毒感染泌尿生殖器及肛门部位皮肤黏膜而引起的性传播疾病,复发率高,容易增加感染其他性传播疾病的风险。糖尿病患者若血糖控制不佳、机体长期处于高糖状态,皮肤屏障功能下降,感染生殖器疱疹的风险就会极大增加。此外,长期高血糖还会导致过度炎症反应、相关促愈细胞生长因子减少、微血管病变及神经结构功能损伤,使疱疹创面难于愈合,是糖尿病患者致残的重要原因。

本病例患者素体阴虚,且来就诊时正处于疱疹疾病后期余毒未清、邪热仍重之时。热伤气阴,阴津不能上乘,故见口干口渴;阴津不足,大肠失润,则大便干结;阴虚阳亢,热扰营阴,阴阳失交,出现燥热、盗汗;气虚则固摄、温煦体表不利,出现自汗;气虚推动无力,则便难解;湿热下注于外阴,火热之邪窜扰经络,故见患处持续性灼痛;湿遏热伏,热郁湿中,难以散发,故见身热不扬,汗出热不解;湿热泛溢肌肤,故可见阴囊、肛周潮湿不适。结合舌绛少苔,有裂纹,脉沉濡细,辨证为气阴两虚、湿热下注证,施以益气养阴、清热祛湿之法,方用生脉散合四逆散、四妙丸加减化裁。首诊方中以太子参代替人参为君药,有近似人参的益气生津、补益脾肺之功,药性平和,乃一味清补之品,适合慢性患者长期服用;麦冬甘寒,滋阴润燥;五味子酸温,臣以两药,既可固气津之外泄,又能复气阴之耗损。三药相须为用,乃培固根本之法。《冯氏锦囊秘录》曰:"下疳者,玉茎生疮,甚至蚀透而久不愈,宜内服燥湿解毒……多系肝经湿热,故尤宜清肝除湿。"故佐以柴胡疏肝解郁,透升清阳;枳实行气降逆、开郁散结;赤芍清热凉血、散瘀止痛;白芍敛阴泻热、柔肝缓急;四药配伍为佐,既取四逆散肝脾气血同调之功，又能透邪散热、缓急止痛。炒苍术苦温燥湿以祛湿浊，辛香健脾以和脾胃；怀牛膝补肝肾、强筋骨，引血下行；薏苡仁甘淡凉，清热健脾、利水渗湿；车前子甘寒渗湿，利尿通淋；四药配伍，既取四妙丸清热利湿之功，又能调节脾胃的气机升降，给湿邪以出路。葛根甘凉，既能清热生津止渴，又能鼓舞脾胃清阳之气；生地黄甘凉而润，凉血止血、滋阴清热；知母苦甘寒质润，入肾经滋阴清热、生津止渴，三药相合，清热养阴，又可润肠通便。地骨皮甘寒清润；牡丹皮性味苦、辛、寒，两药入血分，善清透阴分伏热而止盗汗。又佐以延胡索，性味苦、辛、温，行气活血，功擅止痛。诸药相配，共奏补虚固本、滋阴清热、凉血活血、疏肝理气、燥湿健脾、缓急止痛之效，补而不滞，邪有出路。

二诊时，患者自诉诸症均减，口干口渴、燥热、便干、汗出等情况明显好转，舌红、裂纹舌程度较前减轻，患处灼痛、阴囊潮热等症状缓减仍存。考虑阴液得到补养固护，但火热湿毒仍壅积于局部，患者仍有实性疼痛，即"不通则痛"，后期治疗应更侧重行气活血、破血除瘀，故二诊方中去葛根，加用三棱、莪术，两者是破气行血常用的经典药对，又与首诊方中延胡索相须为用，三棱偏于破血，莪术偏于破气，延胡索偏于行气，三药同用，共奏破气行血、活血止痛之功效。又取紫花地丁配合诸药清利余毒、凉血消肿。

三诊时，患者潮热、疼痛均较前减轻明显，可见该思路治疗气阴两虚、湿热下注型的生殖器疱疹后遗症有较好的疗效。

（王春溥）

病例5 间断口干多饮 10 余年，加重伴周身皮肤紫癜 3 日

患者，女，84 岁。间断口干多饮 10 余年，加重伴周身皮肤紫癜 3 日。患者 10 余年前无明显诱因出现口干多饮，于当地医院诊断为"T2DM"，予以皮下注射优泌林 70/30 注射液降糖治疗，血糖控制尚可。3 日前患者无明显诱因出现口干多饮加重，伴周身皮肤紫癜，现为求中西医结合诊治收入病区。刻下症：口干多饮，周身皮肤紫癜，以双下肢为著，皮疹高出皮肤，无瘙痒感，乏力，纳可，尿频、尿痛，大便调，舌质暗红，少苔，脉细数。

既往高血压病史。辅助检查：随机血糖为 11.2mmol/L。血常规：血小板计数为 257×10^9/L；尿常规：白细胞计数为 150 个/μL，红细胞计数为 120 个/μL，蛋白质（++）。西医诊断为 T2DM，过敏性紫癜；中医诊断为消渴合并紫癜，辨证为气阴两虚、瘀热内阻证，治法为益气养阴、活血化瘀。予以参芪地黄汤加减。处方：人参片 10g，生黄芪 30g，炒白术 15g，生地黄 12g，牡丹皮 12g，山药 20g，山茱萸 12g，玄参 10g，紫草 15g，小蓟 30g，茯苓 30g，仙鹤草 15g，白茅根 30g，车前草 15g（包煎），泽泻 12g，琥珀粉 1.5g（冲服）。7 剂，水煎服，每日 1 剂，

早晚分温再服。

患者服上方 7 日后周身紫癜逐渐消退，口干多饮及尿频、尿痛好转，仍有乏力，尿中泡沫多。舌质暗红，少苔，脉细数。辅助检查：FPG 为 8.0mmol/L。尿常规：白细胞计数为 100 个/μl，红细胞计数为 80 个/μl，蛋白质（++）。处方：上方去玄参、紫草、仙鹤草、琥珀粉，加女贞子、墨旱莲、金樱子、芡实，黄芪用量加至 40g。7 剂，水煎服，每日 1 剂，早晚分温再服。服上方 7 日后诸症均较前改善，紫癜未再复发，病情好转后出院返家，嘱患者定期复诊。

按语：过敏性紫癜是一种常见的血管变态反应性疾病，因机体对某些致敏物质产生变态反应，导致毛细血管脆性及通透性增加，血液外渗，产生紫癜、黏膜及某些器官出血，可同时伴发血管神经性水肿、荨麻疹、蛋白尿等表现。其发病机制不明，主要与免疫异常有关，各种刺激因子如感染原、过敏原等激活具有遗传易感性患者的 T 细胞，致 B 细胞多克隆活化，分泌大量 IgA、IgE 和 TNF-α、IL-6 等炎症因子，形成 IgA 免疫复合物，引发异常免疫应答，导致系统性血管炎，造成组织和脏器损伤。以皮肤紫癜为主要临床表现者归属中医古代医籍中的"紫癜"、"紫癜风"和"肌衄"等病证，中医认为紫癜为离经之血，皆属瘀血，可主要分为热伤血络型、瘀血阻络型、气虚血亏型三型，以热伤血络最为常见，病程较长且容易反复发作。临床多表现为紫癜色紫暗或起病较缓，紫斑时现时退，色鲜红，或有鼻衄，尿血，头晕耳鸣，五心烦热，潮热盗汗，腰膝酸痛，舌质红，苔少，脉细数。故临证应将凉血化瘀法贯穿始终，佐以益气化瘀、温阳活血等治法。冯兴中教授认为紫癜的病机在于气阴两虚，血分湿热灼伤津血，化为瘀血，湿热瘀血蕴结而成。

本案患者消渴日久，脾肾亏虚、气阴不足，气虚无力摄血，阴虚血热妄行，血溢脉外，留滞肌肤，故皮肤紫癜；气阴亏虚、津不上乘，故口干多饮；脾肾不足，气血生化乏源，周身失于濡养，故而乏力；肾气不足，湿热趋于下焦，故尿频、尿痛。结合舌质暗红，少苔，脉细数，为气阴两虚、瘀热内阻之象，治以益气养阴、清热活血化瘀。方以参芪地黄汤加减，本方出自《杂病犀烛》，具有益气养阴、滋肾健脾之功效。方中黄芪、人参可益气养阴、生津止渴；生地黄滋肾阴、清血热、补肾填精；山药养脾阴而摄精微；山茱萸能胃酸入肝，收敛外溢之血复归脉内，藏血于肝；"血虚则火生"，牡丹皮清血中火，并制山茱萸之温涩；合用玄参、紫草，以凉血活血、清热解毒，小蓟、琥珀粉、白茅根凉血止血、清热生津，配以茯苓、车前草、泽泻，又可清热利湿、通淋止痛。患者紫癜消退后仍有乏力及尿路症状，考虑患者年老体虚、肝肾不足，遂去凉血止血之品，加用二至丸以平补肝肾，加用水陆二仙丹以益肾固精。二至丸出自清代汪昂的《医方集解》，具有补益肝肾、滋阴止血的功效，方中女贞子善滋补肝肾之阴，墨旱莲补阴兼能凉血止血，两药性皆平和，乃平补肝肾之良方。水陆二仙丹出自宋代《洪氏集验方》，方中芡实能固肾涩精，金樱子固精缩尿，两药相伍能益肾滋阴、收敛固涩。由于过敏性紫癜常反复发作，且多合并肾脏损害，因此皮肤紫癜消退后仍应继续调治脏腑功能、调理气血阴阳，方能获得远期疗效。

（赵　艳）

1.4.4　糖尿病合并脑血管疾病

病例1　发现血糖升高20年，伴头晕2日

患者，男，67岁。发现血糖升高20年，伴头晕2日。患者20年前因体检发现血糖升高，FPG为10mmol/L左右，于某医院诊断为"T2DM"，予以口服二甲双胍降糖治疗，规律监测血糖，自诉血糖控制平稳。半年前出现血糖控制不佳，FPG控制在7.0～9.0mmol/L，PBG控制在11.0～13.0mmol/L。2日前出现头晕，一过性黑矇2次，伴双下肢乏力，言语不利，无头痛，无恶心、呕吐，患者为求进一步诊治，遂就诊于门诊。刻下症：头晕，双下肢乏力，言语不利，视物模糊，反应迟钝，燥热汗出，口干口苦，食欲不振，纳呆，便秘，2～3日1次，小便可，舌淡红，苔白腻，有裂纹，脉沉细。

既往慢性肾功能不全、高血压、高脂血症、心房颤动等病史；否认肝炎、结核等传染性疾病史。辅助检查：HbA1c为6.9%；尿素氮为36.67mmol/L；肌酐为272μmol/L；头颅CT报告提示有低密度病灶，提示急性脑梗死。西医诊断为T2DM合并急性脑梗死；中医诊断为消渴合并中风，辨证为气阴两虚、痰瘀互结证，治法为益气养阴、化痰祛瘀。予以生脉散、当归补血汤合二陈汤加减。处方：太子参30g，麦冬30g，五味子6g，炙黄芪30g，当归20g，黄连10g，陈皮10g，半夏9g，茯苓30g，玄参30g，生地黄30g，牡丹皮20g，地骨皮30g，桃仁20g，熟大黄30g（后下），莱菔子30g，焦槟榔30g，六神曲15g。7剂，水煎服，每日1剂，早晚分温再服。

患者服上方7日后复诊，诉头晕，双下肢乏力，言语不利，视物模糊，反应迟钝、燥热汗出、口干口苦等症状稍有好转，仍有食欲不振，纳呆，贫血貌，便秘，大便不畅，舌淡红苔黄，有裂纹，脉沉细。处方：上方炙黄芪加至60g，桃仁减至10g，去太子参、麦冬、五味子、六神曲，加枳实20g，木香10g，砂仁10g，焦山楂30g，焦神曲30g，焦麦芽30g。10剂，水煎服，每日1剂，早晚分温再服。

患者服上方14日后复诊，诉食欲不振、纳呆、便秘、大便不畅等明显好转，现仍有双下肢乏力，言语不利，视物模糊，反应迟钝，舌淡红，苔黄，有裂纹，脉沉细。处方：上方去焦四仙，加怀牛膝30g，炒杜仲20g，续断30g，桑寄生30g。14剂，水煎服，每日1剂，早晚分温再服。

按语：脑梗死为 T2DM 最常见的并发症之一，具有较高的致死率和致残率。相关研究表明，T2DM 患者发生脑梗死的风险是非 T2DM 患者的 2～3 倍，而老年 T2DM 患者更为常见，其危险性可增至 2～5 倍。T2DM 合并脑梗死的患者可遗留不同程度的神经功能损害，如偏瘫、偏盲、偏身感觉障碍、认知功能障碍等，严重影响患者的生活质量，为患者与社会带来沉重的负担。糖尿病合并脑梗死归属中医学"消渴合并中风"范畴，中医认为消渴日久，燥热炽盛，耗气伤阴，导致气阴两虚，痰浊瘀血痹阻经络，气血逆乱于脑。若过食肥甘厚味，损伤脾胃，运化失常，聚湿生痰，痰郁化热，引动内风，夹痰上扰，可致中风；或燥热伤阴，水不涵木，肝肾阴虚，肝阳上亢，则肝风内动致中风；或阴虚热盛，煎熬津液，炼液成痰，风痰阻络，蒙蔽清窍，易致中风；日久气阴两伤，血行不畅致瘀，痹阻经络，可致偏瘫、麻木等，发为中风。

本病例患者为老年患者，消渴病史较长，久病体虚，气虚则无力推动血液上行濡养头目，则见头晕、视物模糊、反应迟钝等；因气虚而致痰浊瘀血痹阻脑之络脉，久留难去，络脉不通，故见双下肢乏力、言语不利等一系列病变；久病脾胃虚弱，脾不健运，津液不化，酿生痰浊成痰，停滞中焦，则见食欲不振、纳呆、便秘等症状；阴液亏虚，滋润、制约阳热的功能减退，致使阴不制阳，出现燥热汗出；虚火灼伤津液，津不上承于口，故见口干口苦。本病总属本虚标实之证，本虚以气阴两虚为主，标实以痰瘀为主，结合舌淡红苔白腻，有裂纹，脉沉细，辨证为气阴两虚，痰瘀互结证，治以益气养阴，化痰祛瘀。方以生脉散、当归补血汤合二陈汤加减，另加行气活血药物合方治疗。首诊方以生脉散、当归补血汤合二陈汤为主，生脉散中太子参性味甘、微苦，归脾、肺经，属于补气药中的清补之品，功效为补脾益肺、养阴生津；麦冬养阴清热、润肺生津；五味子敛肺止汗、生津止渴；三药共奏益气生津、敛汗养阴、补虚复脉之功效。当归补血汤中炙黄芪取其补气升阳、生津养血、行滞通痹之效；当归取其养血活血之功，气能生血，血能载气，两者结合，则为补气养血基础方。二陈汤中陈皮、半夏、茯苓能燥湿化痰、理气和中，加以黄连清热燥湿。玄参、生地黄能清热凉血、养阴生津；牡丹皮入心肝则清热凉血，入肝肾则泻火存阴，又善治血中伏火，有清热凉血、活血化瘀之功；地骨皮甘寒清润，入肾走骨，为治阴虚骨蒸潮热之品；四药合用，相辅相成，可增强清热凉血、养阴生津之功。桃仁有活血祛瘀、润肠通便之功，配伍熟大黄，可增强润肠通便之效；莱菔子、焦槟榔、六神曲均能行气导滞、健脾开胃。诸药配伍，共奏益气养阴、养血活血、滋阴清热、燥湿化痰、行气导滞之效，颇具良效。

二诊时，患者诉头晕、双下肢乏力、言语不利、视物模糊、反应迟钝、燥热汗出、口干口苦等症状稍有好转，但食欲不振、纳呆、便秘、大便不畅等症状较前突出；考虑患者病程日久，脾肾气血两虚，气机阻滞中焦，故重用炙黄芪，其性味甘温，王好古在《汤液本草》中称其为补"上中下内外三焦之药"，强调黄芪具有"补肾脏元气"之功。枳实破气消积，化痰散痞；木香、砂仁合用，则和中理气、消食化滞；焦四仙能增强健脾开胃之效。

三诊时，患者诸症减轻，但由于患者久病及肾，需补肾元、强筋骨，故加怀牛膝、炒杜仲、续断、桑寄生等补肾壮阳之药物扶正固本。

其后数诊，在大法的原则下随症加减，按时就诊且积极配合治疗，血糖控制良好，病情平稳。

（欧阳惠楠）

病例2　发现血糖升高30年，伴出现左侧面部麻木2日

患者，男，84岁。发现血糖升高30年，伴出现左侧面部麻木2日。患者30年前因体检发现血糖升高，FPG为11.0mmol/L，于当地医院诊断为"T2DM"，予以口服二甲双胍降糖治疗，自诉血糖控制平稳。患者2个月前血糖控制不佳，FPG控制在8.0～10.0mmol/L，PBG控制在12.0～14.0mmol/L。2日前出现左侧面部麻木、口歪，无言语不利及肢体活动不利，无头痛、恶心呕吐，患者为求进一步诊治，遂就诊于门诊。刻下症：左侧面部麻木，口歪，左臂胀痛，畏寒，消瘦，眠差，入睡困难，纳可，大便干，舌暗红苔黄腻，脉沉滑。

既往高血压、高脂血症等慢性病病史。辅助检查：HbA1c为7.5%；头颅CT报告提示有多发性点状低密度病灶，提示多发性腔隙性脑梗死。西医诊断为T2DM，腔隙性脑梗死，高血压3级（很高危）；中医诊断为消渴合并中风，辨证为气虚血瘀、痰热内阻证，治法为益气活血、清热化痰。予以当归补血汤合黄连温胆汤加减。处方：炙黄芪30g，当归20g，黄连10g，陈皮10g，半夏9g，茯苓30g，郁金10g，石菖蒲10g，远志10g，胆南星10g，白附子6g，白芥子6g，僵蚕10g，桃仁10g，鸡血藤30g，苏木30g。7剂，水煎服，每日1剂，早晚分温再服。

患者服上方7日后复诊，诉左侧面部麻木、口歪等症状好转，但有食欲不振，纳呆，腹胀，排气多，便秘，大便不畅，4日1行，舌淡红，苔黄腻，脉沉滑。处方：上方去白附子，加柴胡10g，枳实10g，赤芍30g，厚朴30g。14剂，水煎服，每日1剂，早晚分温再服。

患者服上方35日后复诊，诉诸症减轻，自行停药，1周前因受风后晨起面部出现抽搐，逐渐开始出现左侧肢体活动不利，步态不稳，双下肢浮肿，畏寒，腹胀，纳呆，大便干硬，舌暗红，苔黄腻，脉沉。辨证为气虚血瘀、湿浊内阻证；治法为益气活血、利湿化浊。予以玉屏风散、当归补血汤合四逆散加减。处方：炙黄芪30g，当归10g，炒白术10g，防风10g，柴胡10g，枳实10g，炒白芍30g，薤白30g，知母10g，怀牛膝30g，炒薏苡仁30g，车前子30g（包煎），厚朴30g，

败酱草 30g，泽泻 30g，泽兰 30g，猪苓 30g，三棱 10g，莪术 10g，桑寄生 30g。7 剂，水煎服，每日 1 剂，早晚分温再服。

按语：本例患者为老年患者，消渴病史较长，久病体虚，气病及血，气虚则气血运行不畅，脉络空虚，风邪乘虚入经络，气血痹阻，筋脉肌肉失去濡养，故见左侧面部麻木、口歪、左臂胀痛、消瘦等症状，正如《诸病源候论·风偏枯候》所述："偏枯者，由气血偏虚，则腠理开，受于风湿，风湿客于身半，在分腠之间，使气血凝滞，不能润养。久不瘥，真气去，邪气独留，则成偏枯"。气虚则阳气不化，则见畏寒；阳气在外，阳不入阴，则眠差，入睡困难；久病脾胃虚弱，脾不健运，津液不化，酿生湿浊成痰，继则如《丹溪心法·中风》所论："湿土生痰，痰生热，热生风也。"痰湿瘀浊蕴而化热，可致腑气不通，故可见大便干。本病总属本虚标实之证，本虚以气虚为主，标实以痰瘀为主，结合舌暗红、苔黄腻、脉沉滑，辨证为气虚血瘀、痰热内阻证，治以益气活血、清热化痰。方以当归补血汤合黄连温胆汤加减，另加行气活血通络药物合方治疗。首诊方以当归补血汤合黄连温胆汤为主。当归补血汤中炙黄芪取其补气升阳、生津养血、行滞通痹之效；当归能养血活血，气能生血，血能载气，两者结合，则为补气养血基础方。黄连温胆汤取其中的黄连、陈皮、半夏、茯苓，能燥湿化痰、理气和中，加胆南星开泄化痰以祛经络中之风痰。郁金辛散苦泄，性寒清热，入气分以行气解郁，入血分以凉血消瘀，为血中之气药；石菖蒲味辛、苦且性温，芬芳利窍，宣气除痰，擅长开通心窍；远志能开心气而宁心安神，能通肾气而强志不忘，为交通心肾、安神定志之佳品；三药相配为伍，参合而用，共奏开窍醒神、行气解郁、宁神益智之功效。白附子祛风通络，白芥子祛痰通络，僵蚕散结通络，三药均可通达细络，达到通络止痛之效。桃仁有活血祛瘀，鸡血藤活血补血、舒筋活络，苏木行血通络、祛瘀止痛，三者共奏活血化瘀、通络止痛之功。诸药配伍，共奏益气养血、清热化痰、开窍醒神、活血化瘀、舒筋通络之效。

二诊时，患者诉左侧面部麻木、口歪等症状好转，但服药后出现食欲不振、纳呆、腹胀、排气多、便秘、大便不畅等症状。因患者病程日久，脾胃虚弱，气血运行不畅，导致气机阻滞中焦，故加四逆散加减化裁，增加疏肝理气之效，并加厚朴燥湿消痰，下气除满缓解气滞中焦之症。

三诊时，患者因感受风寒之邪，旧疾复发，且症状较前明显加重，根据患者的四诊，辨证为气虚血瘀、湿浊内阻证，治法为益气活血、利湿化浊。方以玉屏风散、当归补血汤合四逆散加减，另加行气利水活血药物合方治疗。玉屏风散能益气固表，治虚人腠理不固，易感风邪；当归补血汤益气养血；四逆散疏肝理气；知母、败酱草滋阴清热泻火；怀牛膝、桑寄生补肝肾、强筋骨；炒薏苡仁、车前子、泽泻、泽兰、猪苓共奏利水消肿之功；三棱、莪术破血逐瘀，行气止痛。诸药配伍，共奏益气养血、活血化瘀、利水消肿、强壮筋骨之效。其后数诊，在大法不变的情况下随症加减，嘱患者注意保暖，适当功能锻炼且积极配合治疗，血糖控制良好，肢体活动不利、步态不稳等症状明显好转，病情平稳。

（欧阳惠楠）

病例3 发现血糖升高10年，右侧肢体不利伴失语半年余

患者，女，82岁。发现血糖升高10年，右侧肢体不利伴失语半年余。患者10年前体检时发现血糖升高，于当地医院诊断为"T2DM"，长期口服二甲双胍治疗，自诉血糖波动较大。半年前因上厕所时突然摔倒，呈嗜睡状态，可叫醒，于医院行头部CT检查，发现左侧基底节出血并少量破入脑室，给予利尿、降低颅压及基础病对症治疗，现为求中医治疗而就诊。刻下症：右侧肢体活动不利，构音障碍，右侧面瘫，伸舌右偏，饮水呛咳，留置胃管、尿管，尿色清亮，乏力，恶热，自汗出，入睡困难，眠差梦多，大便质软，2~3日1次。舌暗红，苔薄黄腻，脉沉细。

既往高血压、系统性红斑狼疮、干燥综合征病史。西医诊断为脑出血后遗症，T2DM；中医诊断为消渴合并中风，辨证为气阴两虚、痰瘀阻络证，治法为益气养阴、活血化痰通络。处方：太子参20g，麦冬20g，五味子10g，当归20g，熟地黄20g，生地黄20g，燀桃仁10g，红花10g，甘草10g，赤芍20g，柴胡20g，川芎20g，桔梗20g，炙黄芪60g，砂仁12g（后下），黄芩10g，地龙10g，炒酸枣仁30g。10剂，水煎服，每日1剂，早晚分温再服。

患者服上方10日后复诊，神志、精神较前改善，构音障碍，能听懂他人言语，眨眼示意，右侧偏瘫。进食、饮水无明显呛咳，时有乏力，纳食不馨，微咳少痰，舌暗，苔薄，脉沉细。处方：太子参30g，麦冬30g，醋五味子10g，当归20g，熟地黄20g，生地黄20g，红花10g，甘草10g，赤芍20g，柴胡20g，川芎20g，桔梗20g，砂仁12g（后下），黄芩10g，地龙10g，炒酸枣仁30g，白术60g，烫枳实20g。7剂，水煎服，每日1剂，早晚分温再服。同时配合以上中药熏洗。

患者服上方7日后复诊，神志、精神好转，可说简单词汇，右侧偏瘫较前减轻，大便质软，1~2次1日，小便色深，纳眠可。舌暗红，少苔，脉细。处方：太子参30g，麦冬30g，醋五味子10g，当归20g，熟地黄20g，红花10g，甘草10g，赤芍20g，柴胡20g，川芎20g，桔梗20g，砂仁12g（后下），黄芩10g，地龙10g，白术60g，烫枳实20g，炙黄芪30g，黄芪30g，酒黄精20g，火麻仁30g。7剂，水煎服，每日1剂，早晚分温再服。同时配以中药外洗。此后于门诊规律中药汤药治疗，中风症状较前逐渐改善，经过半年的治疗，已恢复基本的生活能力，可部分自理。

按语：《证治要诀·消瘅》有言："三消久之，精血既亏，或目无所见，或手

足偏废，如风痓"，消渴耗气伤阴，涉及多个脏腑：肾阴亏虚，乙癸同源，则肝阴不足，虚阳上亢，迫血妄行，血溢脑络，导致出血性中风；或由于阴虚燥热壅盛，炼液成痰，痰阻经络，导致脑失所养，引发缺血性中风。消渴并发中风是在消渴阴津不足、肝肾阴虚、阴阳失调的基础上，复因气、火、痰、瘀等原因，致肝阳暴涨，气血上逆，挟痰挟火，横窜经络，蒙蔽清窍所致。本病临床治疗的关键在于扶助正气，祛除痰、瘀、风、毒等病理因素，以恢复脑髓功能。此外，由于中风发病的特殊性，在中风病急性期多以治中风病为主，即"急则治其标"，而对于本病恢复期的治疗，则应两者并重，四诊合参，辨证施治。

本例患者为老年女性，年老久衰，肝肾亏虚，元气本已不足，无力推动气血津液的正常循环运行，导致痰瘀阻于脉道，伺机发病。《素问·通评虚实论》言："凡治消瘅，仆击，偏枯，痿厥，气满发逆，甘肥贵人，则膏粱之疾也。"患者长期饮食失宜，导致脾土久伤，气血津液运化失司，又因外邪入侵、情志不遂等多种因素共同作用下，导致气血逆乱上行，脉络破损，以致血溢出脑脉，元神之府受损，神明失职，故见右侧肢体活动不利，失语，右侧面瘫，伸舌右偏；瘀血影响胃，胃气上逆，故饮水呛咳；患者年老，阴气自半，且消渴病久灼炼阴液，阴虚火旺，故见恶热、汗出。肾阴耗伤，虚火上扰，心肾不交，故见入睡困难，眠差梦多。患者元气亏虚，先后天受损，脾土失运，不能主四肢，故见周身乏力，便不成形。患者舌暗红，苔薄黄腻，脉沉细，四诊合参，辨证为气阴两虚、痰瘀阻络证，治疗以益气养阴、活血通络为主。首诊方以生脉散为基础，益气养阴生津，补益患者久耗之气阴。"血为气之母，气为血之帅"，患者年老体衰，气血亏虚不足，欲清除体内离经之血，需先补充机体气血，恢复元气推动功能，故加黄芪、当归、熟地黄补气养血活血，补而不滞，使血行得畅，脑络得通。桃仁破血行滞而润燥，红花活血祛瘀以止痛，赤芍、川芎助桃仁、红花活血祛瘀；生地黄、当归养血益阴，清热活血；桔梗宽胸行气；柴胡疏肝解郁，升达清阳，与桔梗、砂仁同用，尤善理气行滞，使气行则血行。桔梗并能载药上行于脑，兼有使药之用；地龙活血通络，清除体内离经之瘀血，甘草调和诸药，取血府逐瘀汤活血行气、祛瘀养血、升达清阳、降泄下行、调和气血之功。此外，该患者肾水亏虚，君火相火不得安位，心肾不交，故佐以黄芩清气分之热，酸枣仁养血分之阴，共奏安神之功。

二诊时，患者精神较前好转，仍有乏力和纳差，故继用前方，增加生脉散中补气阴药物的剂量，同时加生白术以健运脾阳。

三诊时，患者神志、精神较前明显好转，可说简单词汇，右侧偏瘫较前减轻，故继续增加补气力度，加生黄芪、炙黄芪；因其舌暗红，少苔，脉细，提示阴血亏少，在熟地黄、当归的基础上，加黄精、麻仁，以填精补髓、养阴生津。后随访半年，患者恢复生活自理能力，提示对于中风患者，及早通过中药进行干预治疗，可以极大改善患者的生活质量。

（王 威）

病例 4　间断口干多饮 1 个月，加重伴头晕 1 周

患者，男，64 岁。间断口干多饮 1 个月，加重伴头晕 1 周。患者 1 个月前无明显诱因出现口干多饮，多食易饥，小便次数增多，倦怠乏力，无心悸、手颤、多汗，未予以重视及治疗。1 周前上述症状加重，出现头晕，伴视物模糊、眼球干涩，无视物重影、视物旋转，无耳鸣、波动性听力下降，无恶心呕吐，无言语不利及肢体活动不利，遂来门诊就诊。刻下症：口干多饮，多食易饥，小便次数增多，倦怠乏力，头晕，头胀痛，视物不清，眼球干涩，时有腰膝酸软，纳尚可，眠可，大便稀溏，舌体胖大，舌质紫暗，苔白腻，脉弦滑。

既往高脂血症病史，否认其他慢性、传染性等疾病史。辅助检查：FPG 为 17.9mmol/L，HbA1c 为 8.6%。尿常规示：尿糖（++）。颅脑磁共振示双侧额顶叶小缺血灶。西医诊断为 T2DM，腔隙性脑梗死；中医诊断为消渴合并眩晕，辨证为肝热脾虚、风痰上扰证，治法为清肝祛风、健脾化痰。处方：柴胡 20g，黄芩 15g，牡蛎 30g（先煎），干姜 12g，桂枝 12g，天花粉 15g，生白术 60g，法半夏 12g，黄连 8g，麦冬 15g，太子参 15g，玄参 15g，知母 15g，川牛膝 20g，牡丹皮 15g，砂仁 12g（后下）。7 剂，水煎服，每日 1 剂，早晚分温再服。

患者服上方 7 日后复诊，自述口干、多饮、头晕症状较前明显减轻，尿频、乏力好转，仍有腰酸，舌胖大，苔白腻，脉弦滑。处方：上方天花粉加量至 20g，加葛根 20g，黄芪 30g，桑寄生 20g，酒黄精 40g。7 剂，水煎服，每日 1 剂，早晚分温再服。

按语：《灵枢·五变》云："五脏皆柔弱者，善病消瘅。"病消渴者多脏腑柔弱，易变生他证，眩晕即是常见病症之一。眩晕，中医称为眩冒，《灵枢·海论》云："髓海不足，则脑转耳鸣，胫酸眩冒。"眩晕最早见于《黄帝内经》，病因病机概括为外邪致病，因虚致病，与肝有关。金代、元代、明代和清代对眩晕病机分析颇为详尽，把眩晕病机概括为风、火、痰、虚，此外还有血瘀致眩，治疗上以滋阴益气、活血通络、安神息风为主。此证亦常见于糖尿病患者，消渴常以阴虚燥热开始，病程日久可致气阴两虚，进一步发展可致阴阳两虚、血瘀血燥、阴竭阳亡，常表现为头晕、昏沉、心悸、乏力，或伴有恶心等，影响患者正常工作生活。吴深涛教授认为，此类眩晕辨证应首分虚实，虚者多因髓海不足，或气血亏虚，清窍失养；属实者为风、火、痰、瘀扰乱清空。刘宗厚云："眩晕乃上实下虚所致，所谓虚者，气与血也；所谓实者，痰涎风火也"，提出了眩晕虚实夹杂的病性特点。

本病案患者老年男性，平素过食肥甘、醇酒之品，导致脾胃损伤，加之情绪

急躁易怒，肝气郁结，气郁化火，肝火横逆犯脾，导致脾胃受损，运化失职，积热化燥，发为消渴。郁火内盛，火热伤津，津液不足，故口干多饮，内火旺则消谷易饥；肝开窍于目，热盛伤阴，阴虚火旺，故眼睛干涩；脾胃损伤，失于运化，水液下流膀胱，则小便次数增多；脾虚湿盛，脾虚则气血生化无源，阴血不足以上灌脑窍，清气不升，脑失濡养，加之聚湿生痰，痰浊上扰脑窍，风痰相结，故头昏、视物不清；脾阳不足，故大便溏泻、倦怠乏力，结合舌体胖大，舌质紫暗，苔白腻，脉弦滑，辨证为肝热脾虚、风痰上扰证，治法为清肝敛阴逐风、健脾化痰。方用柴胡桂枝干姜汤加减。方中柴胡疏解肝郁、清泄肝火，乃风升生之药，又可升阳举陷；黄芩清热燥湿，入足少阳胆经，清泄肝胆，两者共奏疏解肝郁、清泄肝火之功；牡蛎味咸软坚，化痰散结，敛正气而不敛邪气，收敛肝阳归于下焦，敛阴止渴，陶弘景称天花粉"治消渴，唇干口燥，补虚安中"，有生津止渴除烦之功，两者相合，能生津胜热、逐痰散结。干姜性味辛、热，《神农本草经》谓其能"逐风，湿痹，下利"，入足太阴脾经，能燥湿温中、补益火土，暖脾胃而温手足；桂枝辛温发散，善解风邪，调木气，升清阳脱陷，合干姜振奋中阳。合而为用，取柴胡桂枝干姜汤清肝温脾、温里祛寒之功。麦冬益胃生津、养阴止渴；太子参为清补之品，可益气生津；知母滋阴润燥，主消渴热中，三者同用，可益气养阴、清热止渴。肝主藏血，肝热则耗伤阴血，阴虚血热，玄参、牡丹皮清肝热、滋阴凉血、活血化瘀。重用生白术，《本草经集注》言其"主风在身面，风眩头痛，消痰水，益津液，暖胃，消谷"，燥湿化痰，合桂枝则可去风，为脾家要药，大养脾气，复脾健运之性，升清阳而消水谷，水津以行，口渴自除。"无痰不作眩"，佐以法半夏、黄连行气健脾，燥湿化痰，痰湿去而眩晕自除。砂仁性味辛、温，善行气健脾，温中和胃化湿，配以干姜、桂枝，共奏行气温中之效；牛膝补肝肾、强筋骨、利腰膝。

二诊时，患者自诉口干、多饮、头晕症状较前明显减轻，尿频、乏力好转，仍有腰酸，舌胖大，苔白腻。故加大天花粉用量，以增强生津止渴之功，患者仍然气阴不足，气虚明显，故加葛根、黄芪入肺、脾二经，可益气养阴、补益肺脾，恢复肺脾气化、通调水道之功能。患者虽尿频，但乏力好转，腰酸仍明显，此下焦肝肾不足之象，桑寄生"苦平主腰痛，坚发齿"，长于补肝肾、强筋骨；黄精入肺、脾、肾三脏，重用黄精以润肺滋阴、补脾益气、补肾益精、止消渴、健中焦、补下元，可谓巧妙。

（陈元昊）

病例 5　发现血糖升高近 20 年，右侧肢体活动不利 1 个月，加重 3 日

患者，女，82 岁。发现血糖升高近 20 年，右侧肢体活动不利 1 个月，加重 3

日。患者 20 年前体检时发现血糖升高，于当地医院诊断为"T2DM"，长期口服盐酸二甲双胍片、阿卡波糖片降糖，FPG 控制在 8.0～10.0mmol/L，PBG 控制在9.5～14.0mmol/L。1 个月前患者晨起时发现右侧肢体无力，言语不利，遂至神经内科住院治疗，颅脑 MRI 示左侧半卵圆及基底节区多发梗死灶（急性期或亚急性期），额叶多发腔隙灶。给予降糖、降脂、抗血小板聚集、改善脑血液循环等基础治疗，病情逐渐平稳，3 日前该患者无明显诱因出现右侧肢体活动不利、言语不利加重及轻度认知障碍。颅脑 MRI 示脑组织新发散在梗死灶和缺血灶，为求中医治疗特来会诊。刻下症：右侧肢体力弱，尚可站立，右上肢不能抬举，多汗明显，可湿透衣襟及被褥，口渴而不欲饮，倦怠气短，嗜卧，眠差，躁动不安，纳可，小便短赤，大便略干，3 日 1 行，舌红苔略黄腻，脉细数。

既往高脂血症、高血压病史。辅助检查：HbA1c 为 7.8mmol/L。西医诊断为急性脑梗死，T2DM；中医诊断为消渴合并中风，辨证为气阴两虚、痰瘀阻络证，治法为益气养阴、活血化浊通络。予以当归补血汤、生脉散合补阳还五汤加减治疗。处方：黄芪 30g，当归 20g，党参 20g，麦冬 30g，五味子 6g，赤芍 20g，川芎 15g，地龙 15g，桃仁 20g，生龙骨 30g（先煎），生牡蛎 30g（先煎），鸡内金30g，苍术 20g，陈皮 15g，半夏 9g，茯苓 30g，泽泻 30g。7 剂，水煎服，每日 1剂，早晚分温再服。

患者服上方 7 日后复诊，家属诉多汗症状明显缓解，精神状态较前改善，口渴、倦怠气短、眠差症状减轻。时有躁动，右侧肢体力弱，舌红苔腻，脉细数。处方：上方去党参、麦冬、五味子、苍术，加郁金 15g，珍珠母 30g（先煎），牛膝 30g，鸡血藤 30g。7 剂，水煎服，每日 1 剂，早晚分温再服。

患者服上方 7 日后复诊，精神状态可，多汗、倦怠、乏力症状消失，右侧肢体无力症状较前好转，辅助下可短距离行走，吞咽困难较前缓解，言语不利症状仍在，时有眠差，情绪易波动，纳可，二便调，舌淡苔薄，脉沉细。复查颅脑MRI 未见新发病灶。处方：黄芪 30g，当归 20g，赤芍 20g，川芎 15g，地龙 15g，桃仁 20g，生龙骨 30g（先煎），生牡蛎 30g（先煎），珍珠母 30g（先煎），炒酸枣仁 20g，鸡内金 20g，泽泻 30g，牛膝 30g，菟丝子 15g，酒萸肉 15g，鸡血藤 30g，郁金 15g。14 剂，水煎服，每日 1 剂，早晚分温再服。2 个月后电话随访，患者中风后神经功能缺损症状均较前改善，其间未再复发中风，患者精神状态较好。

按语：脑梗死是 T2DM 患者常见的并发症之一，是 T2DM 患者致残、致死的重要原因。其机制与 T2DM 人群的动脉粥样硬化率较高，动脉粥样硬化侵犯脑动脉，引起缺血性脑血管病有关。现有证据显示，脑梗死发生后 1 年内的复发率可达 11.1%，5 年内的复发率可达 26.8%，病情反复，而仅严格控制血糖、血脂对预防和延缓脑血管病的发生、发展作用有限。因此，冯兴中教授倡导应积极运用整体恒动观的中医理论特色，擅于从气血的角度辨证施治，全面控制脑血管病危险因素，保护神经功能，降低脑梗死的复发率。

《血证论》云："运血者，即是气。"若元气不足，则气血津液之生命体物质间循环转化将停滞，日久脉道、经络不通，痰浊渐生，伺机发病。本案患者为高龄女性，年老体虚，肝肾亏虚，又久病消渴，脏腑衰弱，元气不足，从而导致痰浊留滞，毒易相兼，浊毒客脑，扰于血循，凝滞不畅，壅塞为瘀，瘀血内停，发为中风。痰浊瘀血内停脑络，经脉不通，故见肢体无力、言语不利、吞咽不能；气虚过甚，不能敛阴，津液外泄，故见汗多乏力、倦怠嗜卧；消渴日久，气阴两伤，阴亏津损，津液不能上承，所以口渴；内有血瘀，故口干而不欲饮；气血亏虚，神失所养，加之阴虚内热，痰热互结，扰动心神，故见眠差、躁动不安；气阴两虚，肠燥内结，故见小便短赤、大便干；结合舌红苔略黄腻，脉细数，为一片"气阴不足，痰瘀损络"之象，以当归补血汤、生脉散合补阳还五汤加减。方中黄芪乃补气之圣药，可益气生津、固表止汗；当归补血和血，活血而不伤正，又可润燥滑肠；佐以桃仁润肠通便、活血祛瘀；川芎、地龙活血止痛，清热搜风，化痰通络；五者相配，在活血化瘀的同时，补益正气，标本兼顾，化瘀之时又无耗气之弊。党参、五味子、麦冬三药相合，具有敛汗养阴、补虚复脉、清虚热之效；泽泻甘寒泻热，使热从小便而去。"百病皆由痰作祟"，治痰先治脾，遂加陈皮、茯苓健脾理气、化痰渗湿；半夏、苍术燥湿化痰行气；鸡内金消食化瘀、醒脾开胃，助脾胃运化；龙骨、牡蛎软坚化痰、重镇心神。诸药配伍，补泻兼施，共奏益气化浊、养阴活血通络之效。

二诊时，患者多汗症状明显缓解，口渴、倦怠气短、眠差诸症减轻，此元气、津液恢复、痰瘀渐去之象，仍有肢体活动欠佳，继服此方，调和气血津液，恢复脏腑功能。舌红苔腻，脉细数，时有躁动，此为瘀血内阻、心神不宁之象，增加牛膝、鸡血藤，以补益肝肾、活血舒筋，又不伤血分，珍珠母、郁金合用起镇静安神、解郁除烦、清心养阴之效。

三诊时，患者多汗、倦怠、乏力症状消失，大便正常，故去生脉散。右侧肢体无力症状较前好转，辅助下可短距离行走，此为元气已复之象。舌红苔腻已去，小便正常，示痰热已除，故去陈皮、半夏、苍术等药，防止过燥伤阴。吞咽困难较前缓解，言语不利症状仍在，脉沉，加菟丝子补肾助阳、益气补虚。时有眠差，加酸枣仁增强养血安神之功，酒萸肉补养肝血，魂归于肝，安神助眠。

（范春玲）

1.4.5 糖尿病合并认知功能障碍

病例1 发现血糖升高15年，伴记忆力下降4年，反应迟钝3个月

患者，男，72岁。发现血糖升高15年，伴记忆力下降4年，反应迟钝3个月。患者 15 年前无明显诱因出现多尿，口干多饮，伴体重下降，于当地医院行糖耐量试验后，诊断为"T2DM"。予以早餐前、晚餐前皮下注射诺和灵 30R-精蛋白生物合成人胰岛素注射液各 12U 以降糖，5 年前血糖控制不佳，加服阿卡波糖，每次 50mg，每日 3 次联合降糖，FPG 控制在 7.0~8.0mmol/L，PBG 控制在 10.0~11.0mmol/L。4 年前出现记忆力下降，以近事遗忘明显，未引起重视。3 个月前出现记忆力下降明显，反应迟钝，沉默寡言，乏力，当地医院查头颅磁共振提示腔隙性脑梗死、脑白质病、老年性脑改变，诊断为阿尔茨海默病（Alzheimer's disease，AD），给予盐酸多奈哌齐、美金刚治疗。因服用美金刚不良反应严重，停药后寻求中医治疗。刻下症：记忆力下降，以近事遗忘为主，反应迟钝，沉默寡言，经常叫不出亲友名字，理解力、计算力均下降，服药、如厕、进餐等均需家人帮忙，不能独立外出，倦怠，喜卧，少语，常有幻觉，头晕，口干口苦，喜冷饮，眠差易醒，食欲尚可，腹胀，大便干，3~4 日 1 行，夜尿 5~6 次。舌暗红，有瘀点，舌根部苔黄厚腻，脉沉滑。

辅助检查：简易智力状态检查量表（MMSE）为 12/30 分。西医诊断为 T2DM 合并阿尔茨海默病；中医诊断为消渴痴呆，辨证为痰热内扰、瘀阻脑络证，治法为清热化痰、益气活血通络。予以黄连温胆汤、四逆散、生脉散合方加减。处方：黄芪 30g，黄连 10g，陈皮 10g，半夏 9g，茯苓 30g，太子参 30g，麦冬 30g，五味子 6g，柴胡 10g，枳实 10g，白芍 30g，三棱 10g，莪术 10g，郁金 10g，石菖蒲 10g，牡丹皮 20g，地骨皮 30g，炒莱菔子 30g，木香 10g，砂仁 9g（后下）。7 剂，水煎服，每日 1 剂，早晚分温再服。

患者服上方 7 日后复诊，自诉乏力、口干明显减轻，能主动与家人说话，卧床时间较前减少，家属诉出现幻觉次数明显减少，腹胀基本缓解，但仍眠差，头晕，大便干，2 日 1 行，夜尿仍频，舌暗，有瘀点，苔薄黄腻。处方：上方去炒莱菔子、太子参、麦冬、五味子，加川芎 30g，芡实 20g，金樱子 20g，芒硝 10g（冲服），三棱、莪术加量至 20g。7 剂，水煎服，每日 1 剂，早晚分温再服。

患者服上方 7 日后复诊，自诉记忆力减退、反应迟钝略见好转，头晕减轻，偶有幻觉，能自行如厕、进餐，但活动后劳累甚，睡眠仍差，夜眠 5h 左右，大便质软，2 日 1 行，夜尿 3~4 次，舌质暗，苔薄黄微腻，脉沉。处方：上方去芒硝、枳实，黄芪加量至 60g。7 剂，水煎服，每日 1 剂，早晚分温再服。

患者服药半年后记忆力、反应迟钝均不同程度地改善，进餐、服药、如厕等均能自理，睡眠可，大便调，夜尿 2~3 次，目前仍在中药巩固治疗中，病情平稳未进展。

按语：糖尿病认知功能障碍（diabetic cognitive dysfunction，DCD）是糖尿病的慢性并发症之一，除了伴有典型的糖脂代谢紊乱，一般伴随特有的脑组织结构变化和病理生理改变。有资料表明，糖尿病患者发生认知功能下降、认知障碍或痴呆的风险是非糖尿病患者的 1.5～2.0 倍，而已经确诊 T2DM 的患者中有 29% 最终将出现严重的认知能力下降和神经变性。糖尿病认知功能障碍主要表现为学习、记忆功能的减退，语言、理解、解决问题的能力下降，严重者生活不能自理。认知功能障碍一旦出现，很难逆转，且随着病情发展，晚期容易进展至阿尔茨海默病，患者生活质量明显下降。目前对于糖尿病认知功能障碍的发病机制，多认为与 Aβ 和 tau 蛋白过度磷酸化、糖脂代谢紊乱、胰岛素信号通路异常、线粒体功能障碍、炎症反应及血管因素等有关，而除了降糖、调脂等常规治疗措施，目前国际上尚无公认的治疗糖尿病认知功能障碍的有效药物。

中医认为，糖尿病认知功能障碍归属中医学"消渴"合并"健忘""痴呆"范畴，其病位在脑，与心、肝、脾、肺、肾密切相关，中医认为"健忘"病轻，而"痴呆"病重，"健忘"可进一步发展为"痴呆"。糖尿病认知功能障碍病机可以概括为虚、痰、瘀、毒，以"气虚""阴虚"为本，"毒损脑络"为标，治疗重在补气化浊解毒。

该患者糖尿病病程 15 年，4 年前曾出现记忆力下降，近 3 个月出现反应迟钝，结合病史及临床表现，中医诊断为消渴合并痴呆，四诊合参，辨证为痰热内扰、瘀阻脑络。患者消渴日久，气虚运行无力或气机失调，水液代谢障碍，水湿停聚，凝结成痰，气虚不足以推动血液，血液循环不畅，必生瘀血，留驻于周身，则乏力倦怠、喜卧；聚于脑脉，影响血液运行，则"使神明不清而成呆病"，出现记忆力减退、反应迟钝、幻觉、头晕；痰瘀郁久化热，则出现口干口苦、大便干；痰热扰神则眠差易醒。舌暗红有瘀点，苔黄厚腻，脉沉滑亦是痰热内扰、瘀阻脑络的佐证，故用黄连温胆汤清化热痰。黄连苦寒，善清热燥湿；半夏燥湿化痰；陈皮理气化痰，使气顺痰自消；茯苓健脾利湿。四逆散调畅周身气机，使气血运行通畅。柴胡疏肝解郁、升发阳气；白芍敛阴柔肝，与柴胡合用，使柴胡升散而无耗伤阴血之弊；枳实理气解郁，与柴胡配伍，一升一降，调畅气机，与白芍相配，又可理气和血。投以大剂量的黄芪补气健脾，生脉散益气养阴固其本，三棱、莪术相须为用以活血祛瘀，另加郁金行气活血，石菖蒲醒脑开窍、豁痰益智，再辅以通腑导滞类药物合方治疗。

二诊时，患者口干口渴、腹胀等症状明显缓解，表明痰热阴伤有所缓解，但仍头晕、便干，考虑瘀热尚存，故去生脉散、莱菔子；三棱、莪术均加量至 20g，以破血行气，并予以芒硝软坚。

三诊时，患者记忆力减退、反应迟钝、幻觉等症好转，头晕减轻，能自行如厕、进餐，此为药症相符。大便已软，故去芒硝、枳实；活动仍劳累甚，明代医家戴思恭言此为"三消久久不治，气极虚"，是病久气损难复的表现，故加大黄芪用量以恢复正气。

四诊时，患者痰热诸症已消，渐显肝肾阴虚之象，投以补益肝肾、养元安神之剂。患者实邪已去，后期治疗以益气养阴、益精填髓为主。

（张　健）

病例 2　间断口干乏力 20 余年，加重伴记忆力减退 1 年

患者，女，68 岁。间断口干乏力 20 余年，加重伴记忆力减退 1 年。患者 20 年前因出现口干乏力，伴体重下降明显，至内分泌专科就诊，诊断为"T2DM"，予以口服二甲双胍片，每次 0.5g，每日 3 次控制血糖。近期监测 FPG，控制在 6.2～7.1mmol/L，口干乏力症状略缓解。近 1 年口干乏力明显，FPG 控制在 7.0mmol/L 左右，伴记忆力减退 1 年，动作缓慢，曾于专科检查头颅磁共振，示脑白质病变，老年性脑改变，考虑为"糖尿病认知功能障碍"。现为求进一步诊治，遂至门诊就诊。刻下症：口干，夜间甚，不欲饮，乏力，记忆力减退，反应迟缓，不愿与人沟通，体形偏瘦，情绪低落，思虑较重，双手颤抖，畏寒，善太息，纳差，眠欠安，舌红有裂纹，少苔，脉沉。

既往阿尔茨海默病病史。辅助检查：头颅磁共振示脑白质病变，老年性脑改变。西医诊断为 T2DM 合并阿尔茨海默病；中医诊断为消渴痴呆，辨证为气阴两虚、脑络失养证，治法为益气养阴、解毒通络。处方：生黄芪 60g，当归 30g，北豆根 9g，葛根 30g，太子参 30g，麦冬 10g，五味子 6g，薤白 30g，地骨皮 30g，川芎 30g，升麻 6g，黄连 6g，陈皮 10g，半夏 9g，茯苓 30g，木香 10g，砂仁 10g（后下），炒白术 10g，防风 10g，六神曲 10g。7 剂，水煎服，每日 1 剂，早晚分温再服。

患者服上方 7 日后复诊，自诉口干较前好转，乏力、记忆力表现如前，情绪尚可，周身困重，下肢沉重，食欲改善，善太息，畏寒，大便可，眠可。舌红有裂纹，少苔，脉沉。处方：上方去川芎、升麻、陈皮，加桔梗 10g，牛膝 30g，杜仲 20g，生黄芪加量至 90g。14 剂，水煎服，每日 1 剂，早晚分温再服。患者服上方 14 日后复诊，自诉口干、乏力减轻，记忆力仍不佳，情绪可，反应状态可，睡眠改善，诸症缓解，故守前方。

按语：糖尿病认知功能障碍在古代虽尚无明确命名，但《圣济总录·消渴门》中明确表述了"消渴日久，健忘怔忡"，这表明消渴会对认知功能造成损害。后世医家将其归属中医学"健忘""呆病"范畴。冯兴中教授认为此病的本质在于肾脾先天气之不足，本病的病位虽在脑，但与脾、肾密切相关。先天肾精不足，肾虚脑髓渐空，后天脾胃亏虚，生化乏源，致神明之府失养，是本病发生的根本。元气乃生命之源，可影响灵机记性，强调气可化神，气足则神清。因精能生气，气能生神，所以五脏精气是精神意识活动的基础；血主濡之，可营养滋润全身，同时也包括对视、触、听等感觉和思维、行为活动支持，正如"血气者，人之神"。

本例患者素体阴虚，津液难于上蒸于口，故见口干夜甚，舌红有裂纹，少苔；久病气虚，乏力症见，气病及血，气虚不能鼓动阳气，则畏寒甚。气虚不能推动血行，老年患者肾精不足，脑髓渐空，加之阴虚内热，炼血成瘀，阻塞脉络或蕴热成毒，又致脑络受损，脑失所养，进而出现记忆力减退，反应迟缓，不愿与人沟通等症状；久病情绪低落、气郁而致思虑较重，善太息，眠不安。脾气亏虚，则纳差，形体消瘦，筋脉失养，故双手颤抖。冯教授常用玉屏风散合生脉散加减用于治疗气阴两虚患者。生脉散中太子参为君药，有补气、生津两大功效，人体元气得补，则心气不衰，心悸、眩晕等症可日趋好转，阴津得充于脉，则舌红少苔、脉细而数等可逐渐恢复正常；五味子固气敛汗；麦冬养阴生津，可增强益气生津之力。三药合用，一补一清一敛，共同发挥益气生津、敛阴止汗的作用，在治疗热病后期气阴两虚、心悸气短、神倦眩晕、肺虚久咳、口干自汗等症时疗效显著。黄芪功擅补脾肺之气，以资气血生化之源，重用黄芪，一因滋阴补血固里不及，阳气外亡，故重用黄芪补气而专固肌表；二因有形之血生于无形之气，故用黄芪大补脾肺之气，以资化源，使气旺血生；白术益气健脾、培土生金，协助黄芪益气固表实卫；再以辛润防风配伍，黄芪得防风而功愈大。当归活血化瘀、养血和营，为臣药。使用大剂量黄芪会出现补之过矣的情况，常出现腹中胀满、纳食减少等中焦壅滞之证，故佐以川芎或陈皮与之配伍，补气、理气、行气共效。患者口干，舌有裂纹，多认为是热盛伤津所致，然患者口干却不欲饮水，提示并无津液亏虚，加之患者病情日久，脾胃功能受损，易生痰湿，故考虑此为痰浊阻滞气机，津液不布所致。加黄连、茯苓、陈皮、半夏，取黄连温胆汤清热化痰之意，其中黄连具有泻火解毒、清热燥湿的作用。佐以北豆根、地骨皮、升麻增强解毒功效；陈皮、半夏具有行气燥湿化痰的作用，痰消、热清、郁开则夜能安寐；茯苓能健脾化湿、宁心安神。薤白宽胸，木香行气健脾、与六神曲共奏消食和胃之功。

二诊时，患者周身困重、下肢沉重明显，故加杜仲、牛膝补肝肾、强筋骨，杜仲主下部气分，长于补益肾气；牛膝主下部血分，偏于益血通脉。两药相使，亦可兼顾充养气血。同时加大黄芪剂量，补气以充血脉，使筋脉得以濡养，减轻周身困重。

（王 正）

病例3 血糖升高20年，伴记忆力下降5年，反应迟钝半年

患者，男，77岁。血糖升高20年，伴记忆力下降5年，反应迟钝半年。患者20年前无明显诱因出现口渴多饮、多食、多尿，于当地医院行糖耐量试验后，诊断为"T2DM"，予以口服二甲双胍片降糖治疗。5年前因血糖控制不佳，予以

口服二甲双胍联合阿卡波糖降糖治疗，监测血糖控制尚可，FPG 控制在 7.0～8.0mmol/L，PBG 控制在 10.0～11.0mmol/L。5 年前出现记忆力下降，以近事记忆减退明显，未予以重视。半年前出现记忆力下降明显，反应迟钝，沉默寡言，神疲乏力，当地医院查颅脑磁共振，示腔隙性脑梗死、脑白质病，诊断为"阿尔茨海默病"，予以多奈哌齐治疗，症状未缓解，患者为求进一步诊治，遂于门诊就诊。刻下症：记忆力下降，以近事记忆减退为主，反应迟钝，沉默寡言，失认，理解力、计算力均下降，行走困难，倦怠乏力，喜卧少语，腿沉无力，口干，盗汗，眠浅易醒，纳差，腹胀，大便干，3～4 日 1 行，夜尿频，5～6 次/晚，舌暗红，苔黄腻，脉沉细。

辅助检查：MMSE 为 11/30 分。西医诊断为 T2DM 合并阿尔茨海默病；中医诊断为消渴健忘，辨证为脾肾亏虚、痰热内扰证，治以补肾健脾、清热化痰。处方：炙黄芪 60g，红芪 20g，党参 60g，北豆根 9g，升麻 10g，生地黄 30g，地骨皮 30g，牡丹皮 20g，胡黄连 10g，桔梗 10g，炒苦杏仁 10g，炒紫苏子 10g，黄连 10g，陈皮 10g，半夏 9g，茯苓 30g，荔枝核 30g，乌药 20g，炒芡实 20g，金樱子 20g。7 剂，水煎服，每日 1 剂，早晚分温再服。

患者服上方 7 日后复诊，诉神疲乏力、口干、盗汗明显减轻，仍头晕腿软，偶有咳嗽、痰少，腹胀，纳呆，眠浅易醒，大便干结，2 日 1 行，夜尿频，舌暗红，苔薄黄腻，脉沉细。处方：上方去炒紫苏子、陈皮、半夏、茯苓，加川芎 30g，怀牛膝 30g，杜仲 20g，炒莱菔子 30g。14 剂，水煎服，每日 1 剂，早晚分温再服。

患者服上方 14 日后复诊，患者记忆力减退、反应迟钝、眠浅易醒等症状略见好转，头晕腿软减轻，现自觉燥热，盗汗，仍大便干，2 日 1 行，夜尿 3～4 次，舌红，苔薄黄，脉沉。处方：上方去升麻、地骨皮、牡丹皮、胡黄连、桔梗、炒苦杏仁、黄连、荔枝核，加益智仁 20g，枳实 20g，酒苁蓉 30g，知母 10g，黄柏 10g，玄参 30g，续断 30g，桑寄生 30g。14 剂，水煎服，每日 1 剂，早晚分温再服。患者服药半年后诸症减轻，记忆力、反应迟钝、行走困难等症状均有所改善，进餐、服药、如厕等均能自理，睡眠可，大便调，夜尿 2～3 次，目前仍用中药巩固治疗，病情平稳。

按语：糖尿病随着病情进展可并发脑血管病等多种并发症，导致认知功能损伤，影响血糖控制。认知功能障碍是常见脑卒中症状，属于阿尔茨海默病的过渡阶段。最近的一项 Meta 分析结果表明，2 型糖尿病合并轻度认知障碍向痴呆转化的风险增加 53%。研究显示，糖化血红蛋白是梗死灶直径<3mm 的腔隙性梗死、脑白质疏松型微血管病的决定因素，而认知功能下降与脑白质损伤程度呈正相关。因此，进行 T2DM 合并阿尔茨海默病早期诊断、干预，对缓解认知功能损伤，提高患者生活质量具有重要意义。

该患者糖尿病病史 20 年，5 年前曾出现记忆力下降，半年前出现反应迟钝，根据病史及临床表现，可归属中医学"消渴合并痴呆"范畴。患者消渴日久，耗气伤阴，气虚无力推动血行，气血运行不畅，瘀血聚于脑络，无法濡养脑窍，则出现记忆力下降、反应迟钝、沉默寡言等神志表现；气血不达四肢，则出现行走困难，倦怠乏力等症状；气虚固摄之力减弱，则出现夜尿频的表现；久病耗气伤阴，阴液亏虚，阴不敛阳，则出现盗汗；气虚无力推动精血津液的运行，水液代谢障碍，水湿内停，凝液成痰，聚于四肢，则表现为喜卧少语、腿沉无力等；痰湿聚于中焦，影响中焦气机的升降，则出现腹胀、纳差等症；痰浊郁而化热，煎熬上焦、下焦之津液，则有口干、大便干结等症状；痰热上扰神明，心神不安，则眠浅易醒；结合舌脉，四诊合参，辨证属脾肾亏虚、痰热内扰证。方以黄连温胆汤、水陆二仙丹加减，另加益气养血、滋阴清热等药物合方治疗。黄连温胆汤是理气化痰的经典方剂，具有清热燥湿、理气化痰的功效。其中黄连作为君药，性味苦寒，有解毒泻火、清心除烦之功，茯苓、陈皮、半夏有健脾祛湿、理气和胃、燥湿化痰之效，与黄连配伍，能增强清热化痰之功。炙黄芪、红芪能补气升阳、固表止汗、生津养血、行滞通痹，加党参能健脾益肺、养血生津，三者合用，可增强补益气血之效，加升麻升举阳气，宣达郁遏之伏火，使气血上升濡养脑络。生地黄能清热凉血，养阴生津；牡丹皮，入心肝则清热凉血，入肝肾则泻火存阴，又善治血中伏火，有清热凉血、活血化瘀之功；地骨皮甘寒清润，入肾走骨，为治阴虚骨蒸潮热之品；胡黄连有退虚热、清湿热之效，四药合用，相辅相成，可增强滋阴清热、养阴生津之功。桔梗苦、辛，性平，宣而能升，能清利咽喉、理气开胸、载药上行；杏仁苦辛而温，开而能降，故能平喘止咳、润肠通便，加紫苏子降气消痰、止咳平喘、润肠通便之效，三者可达到理气化痰、润肠通便之功。乌药、荔枝核温肾散寒，治疗膀胱气化功能失调引起的夜尿频多等症。芡实甘涩，能固肾涩精；金樱子酸涩，能固精缩尿，两者配合，取自水陆二仙丹益肾固精缩尿之意，使肾气得补，精关自固。诸药配伍，共奏益气养阴、滋阴清热、理气化痰、润肠通便、固精缩尿之效。

二诊时，患者诉神疲乏力、口干、盗汗明显减轻，仍有头晕腿软，偶有咳嗽，痰少，腹胀，纳呆，眠浅易醒，大便干，2日1行，夜尿频，舌暗红，苔薄黄腻，脉沉细。上方去炒紫苏子、陈皮、半夏、茯苓，减缓祛痰之力。考虑患者病程日久，气血虚衰，五脏亏虚，故加川芎行气活血；怀牛膝、杜仲补益肝肾、强筋壮骨；莱菔子行气除胀。

三诊时，患者记忆力减退、反应迟钝、眠浅易醒等症状略见好转，头晕腿软减轻，现自觉燥热，盗汗，仍大便干，2日1行，夜尿3~4次，舌红，苔薄黄，脉沉。上方去升麻、地骨皮、牡丹皮、黄连等清热之品；腹胀消减，去桔梗、炒苦杏仁等降气之药；减荔枝核，是因久病及肾，肾元虚衰，又加用续断、桑寄生，与杜仲、牛膝配伍，以加强补肝肾、强筋骨之功；加枳实、酒苁蓉能理气活血、润肠通便；知母、黄柏、玄参配伍能滋阴降火、滋补肝肾；益智仁以增暖肾固精缩尿之效。其后数诊，治疗以益气养阴、益精填髓为主，随症加减，患者按时就诊且积极配合治疗，病情平稳。

（欧阳惠楠）

1.4.6　糖尿病合并睡眠障碍

病例 1　发现血糖升高 5 年余，伴失眠 2 月余

患者，女，54 岁。发现血糖升高 5 年余，伴失眠 2 月余。患者 5 年前体检时发现血糖升高，FPG 为 9.0mmol/L，HbA1c 为 7.3%，偶有口干、乏力，于当地医院行糖耐量试验后，明确诊断为"T2DM"。平素服用阿卡波糖，每次 50mg，每日 3 次，联合二甲双胍，每次 0.5g，每日 3 次，以控制血糖，近 5 年血糖控制良好，FPG 控制在 5.0～7.0mmol/L，PBG 控制在 8.0～10.0mmol/L。患者近 2 个月多次吵架后，饮食不节，彻夜难眠，间断监测血糖，血糖较前升高，晨起 FPG 最高可达 11.0mmol/L，PBG 控制在 9.0～13.0mmol/L。当生活烦恼解除后，患者仍难以入睡，夜间易醒，醒后难以再次入睡，每夜仅睡 2h 左右。现为求进一步诊治遂于门诊就诊。刻下症：难以入睡，夜间易醒，醒后难以再次入睡，每夜仅睡 2h 左右，晨起乏力，偶有头晕，胸闷，纳少，食后易腹胀，口干，口苦，咽中有痰，难以咳出，大便 2～3 日 1 行，大便干，小便色淡黄。舌暗红，苔黄厚腻，脉弦细滑，略数。

既往体健，否认其他慢性疾病及传染性疾病等病史。辅助检查：FPG 为 8.9mmol/L，HbA1c 为 8.0%。西医诊断为 T2DM 合并睡眠障碍；中医诊断为消渴合并不寐，辨证为气血两虚、阴虚气滞、痰热内扰证，治法为补气养血、养阴理气、清化痰热。处方：生黄芪 30g，当归 20g，生地黄 30g，柴胡 10g，炒枳实 20g，赤芍 30g，白芍 30g，龙胆草 10g，陈皮 10g，法半夏 9g，茯苓 30g，远志 10g，首乌藤 30g，黄芩 10g，黄连 10g，炒栀子 10g，合欢皮 30g，酸枣仁 30g。7 剂，水煎服，每日 1 剂，早晚分温再服。

患者服上方 7 日后复诊，入睡较前明显改善，夜间醒来次数减少，睡眠时间延长，可睡 4h 左右。乏力，头晕，口干苦诸症较前减轻。着凉后出现咳黄稠痰，纳食可，食后无腹胀，咽中异物感减轻，大便 1 日 1 行，质软，偶有腹泻，近期夜尿增多至 2～3 次/晚。FPG 控制在 5.0～8.0mmol/L。舌暗红，苔薄黄腻，脉弦细滑数。处方：上方去栀子、柴胡、枳实，加乌药 20g，败酱草 30g，荔枝核 30g。7 剂，水煎服，每日 1 剂，早晚分温再服。

患者服上方 7 日后复诊，失眠症状明显减轻，恢复既往入睡速度，夜间如有

动静可醒来，醒来较前易入睡，睡眠时间基本在 5～6h。劳累后才偶有乏力感，无头晕，口干苦感进一步减轻，咳痰减轻，纳可，大便不成形，1 日 1～2 次，小便色淡黄。血糖控制恢复如常。舌暗红，苔薄黄腻，脉弦细滑数。处方：上方去生地黄、赤芍，加苍术 10g，砂仁 10g。7 剂，水煎服，每日 1 剂，早晚分温再服。后随访患者自诉血糖控制佳，失眠基本改善，睡眠时间约为每晚 6h，大便恢复正常，质软，1 日 1～2 次，余症减轻，继服上方，门诊随诊调方。

按语：睡眠障碍指睡眠时间不足或睡眠中存在异常问题，是糖尿病患者常见的伴随症状。流行病学显示，42%～71%的 T2DM 患者存在不同程度的睡眠障碍，通常表现为入睡困难、睡眠片段化、做噩梦、早醒、白天睡眠增多、昼夜节律失调、睡眠呼吸障碍等。目前现代医学对 T2DM 伴睡眠障碍的发病机制研究尚不明确。研究显示，长期糖尿病所致的夜间低血糖、自主神经功能紊乱、精神心理问题（紧张、焦虑、抑郁）及并发症引起的神经痛、夜尿增多等是引起失眠的主要原因。同时，睡眠障碍会引起交感神经系统的过度激活，抑制胰岛素分泌，同时减少胰岛素介导的葡萄糖摄取，导致 T2DM 发病风险明显升高。

消渴合并不寐，两者在病因病机上紧密联系：其一，饮食失节。饮食不节，可使脾胃受损，宿食停滞，酿为痰热，上扰心神，不得安眠。其二，情志不调。精神刺激或长期郁怒化火，火热炽盛，可上灼肺津，中灼胃液，下耗肾阴而致消渴。情志内伤或肝郁化火，皆可扰动心神，使心血不静，阳不入阴，发为不寐。其三，劳欲过度。房事不节，劳欲太过，则肾精亏损，虚火内生，消灼津液而发为消渴。其四，久病失养。消渴日久，则易损耗气血津液，从而影响心神无处所安，夜不得寐也。

本病案患者消渴日久，脏腑虚弱，正气不足，阴血化生不足，清窍失养，可见乏力、头晕；患者因吵架后，暴饮暴食，而出现血糖明显升高，伴失眠表现；精神刺激而致恼怒伤肝，肝郁化火，上扰心神。同时，宿食停滞，土壅木郁，肝胆不疏，因郁因热，生痰生热，痰热上扰，故可见难以入睡、口苦；消渴以阴虚为本，燥热为标，肝火及痰火进一步灼伤阴津，加重阴虚，则口干、大便干；阴液亏虚，阳不入阴，醒后难以再次入睡；气机不畅，胃失和降，则胸闷，咽中痰难以咯出，纳少，食后腹胀；肝失疏泄，气机郁滞，气血津液运行障碍，瘀血内生，结合舌暗红、脉细为阴虚表现，苔黄厚腻，脉弦滑，略数，为痰热内扰之象。四诊合参，该患者为气血两虚，阴虚气滞，痰热内扰证，治以补气养血、养阴理气、清化痰热，方用当归补血汤、四逆散、黄连温胆汤合龙胆泻肝汤加减而来。方中重用生黄芪为君药，大补气力，尤补脾气，以资化源，臣以当归养血和营，则浮阳秘敛，阳生阴长。柴胡配枳实升清降浊，疏肝理脾。白芍敛阴养血，生地黄凉血滋阴，两者合用则肝得柔，肾得滋，火得降。龙胆草、栀子、黄芩三者苦寒，泻肝胆实火，防心神被扰。陈皮、半夏、茯苓则燥湿化痰，理气行滞，同时健脾渗湿，以杜绝生痰之源。酸枣仁酸甘养阴生津，与合欢皮，首乌藤甘平之品共奏养心安神之效。远志苦、辛、温，交通心肾的同时，可利心窍，逐痰涎，可防痰阻心窍。佐以赤芍泻热散瘀止痛，黄连清痰郁之火，兼清心安神。

二诊时，患者血糖及睡眠均较前改善，新见咳黄稠痰，则去栀子，加用败酱草以清肺热、消痈排痰。夜尿增多，则去柴胡、枳实升清降浊之品，加乌药、荔枝核甘温之品，既可以疏肝理气，温肾散寒，又可佐制全方过于寒凉。

三诊时，患者血糖及睡眠进一步改善，新见腹泻，在原方基础上，去生地黄、赤芍凉血之品，加苍术、砂仁燥湿化湿之品，以治疗腹泻。后随诊，患者血糖稳定，睡眠恢复如常，效不更方。诸药配伍严谨，标本兼顾，从而取得满意疗效。

（郭　传）

病例 2　间断口干多饮 20 年，伴睡眠欠佳 1 月余

患者，女，71 岁。间断口干多饮 20 年，伴睡眠欠佳 1 月余。患者 20 年前出现口干多饮，于当地医院诊断为"T2DM"，给予二甲双胍缓释片，每次 2mg，每日 3 次，阿卡波糖，每次 50mg，每日 3 次，门冬胰岛素早晚餐前各 10U。监测血糖，FPG 控制在 11.3～14.8mol/L，PBG 为 15.6mol/L。1 个月前无明显诱因出现睡眠不佳，无头晕、头痛，为求进一步诊治，遂至门诊就诊。刻下症：入睡困难，易醒，多梦，恶热，汗出，口干、口苦，倦怠乏力，腹胀，大便偏干，2 日 1 行，腰酸腿沉，舌紫暗，苔白腻，有裂纹，脉弦细数。辅助检查：FPG 控制在 11.0～15.0mol/L，PBG 为 15.6mol/L。西医诊断为 T2DM 合并睡眠障碍；中医诊断为消渴合并不寐，辨证为心肾两虚、阴虚火旺证，治法为补益心肾、滋阴泻火安神。处方：太子参 30g，麦冬 30g，五味子 6g，薤白 30g，牡丹皮 20g，地骨皮 30g，生地黄 30g，知母 10g，牛膝 30g，杜仲 30g，续断 30g，桑寄生 30g，柴胡 10g，枳实 10g，炒白芍 30g，制远志 10g，合欢皮 30g，首乌藤 30g，木香 10g，砂仁 9g（后下）。7 剂，水煎服，每日 1 剂，早晚分温再服。

患者服上方 14 日后复诊，梦多，腰痛症状有所改善，无腹胀。恶热，口苦，食欲较差，服用益生菌后缓解，夜尿多，入睡困难，大便质硬，舌红苔黄，脉沉。辅助检查：FPG 控制在 10.8～14.5mol/L，PBG 为 15.2mol/L。处方：上方去五味子、薤白、生地黄、木香、砂仁，加龙胆 10g，胡黄连 10g，莱菔子 30g，炒芡实 20g，金樱子 20g。7 剂，水煎服，每日 1 剂，早晚分温再服。

患者服上方 14 日后复诊，夜尿次数较前明显减少，乏力、恶热较前明显改善，大便干、口苦，入睡困难较前好转，无腰酸，仍有早醒，舌暗红苔薄，有裂纹。处方：上方去牛膝、杜仲、续断、桑寄生、知母、龙胆，加生地黄 30g，玄参 30g，郁金 10g，石菖蒲 10g，炒酸枣仁 30g，珍珠母 30g。7 剂，水煎服，每日 1 剂，

早晚分温再服。

按语:《景岳全书》曰:"寐本乎阴,神其主也,神安则寐,神不安则不寐。"失眠虚证多由心脾两虚,心虚胆怯,阴虚火旺,引起心神失养;实证多由心火炽盛,肝郁化火,痰热内扰,引起心神不安所致。久病失眠常表现为虚实兼夹,应注意辨别区分,对症下药。

本病案患者久病消渴,水谷之津渗泄于外,津液不足,故见口渴、多饮;阴亏日久,肾阴不足,不能上济于心,加之心阴不足,心火偏旺,出现入睡困难、梦多;心阴不足,心虚胆怯,出现眠浅易醒;虚火内盛,迫津外溢,故见恶热、汗出;心气郁结,郁火内结,子病及母,肝火内盛,故见口苦;肝气郁滞,而见腹胀;大肠津液不足,故大便干;患者老年女性,年老体衰,肝肾不足,故见腰膝酸软;结合舌脉,辨为心肾两虚、阴虚火旺证,以气虚、阴虚、肝肾亏虚为本,郁、火为标。故以太子参、麦冬益胃生津止渴,气阴双补,重在养阴,治疗消渴本病。生地黄、知母入肾经,凉血滋阴,大补肾阴之不足,佐以地骨皮、牡丹皮,一者清降,善清阴中之虚火;一者清透,善透泻血中之热,加五味子酸敛,敛虚火归于心肾,共奏滋阴敛汗、清热除烦、安神之功。首乌藤养心血;远志交通心肾,畅达心气;合欢皮、白芍疏肝解郁;柴胡清泄肝火,共奏养心安神、疏肝解郁宁心之功。木香、砂仁行气通便,又可醒脾助运。薤白通阳散结,行气导滞,避免苦寒伤阳,牛膝、杜仲、续断、桑寄生补益肝肾、强筋健骨,治疗腰酸腿沉,诸药合用,共奏滋阴养血、补益心肾、解郁安神之效。

二诊时,患者腰痛症状减轻,继续以牛膝、杜仲、续断、桑寄生强肾固腰;患者无腹胀,故去行气之品木香、砂仁、薤白;无汗出,去五味子;患者舌红苔黄、口苦明显、恶热,食欲较差,大便质硬,考虑脾虚湿邪内生、湿热互结,故去滋腻生湿之品生地黄,此时重在清泄,加苦泻之药龙胆、胡黄连,以清热祛湿;莱菔子消食化积,降气化湿痰;仍肾气不足,而夜尿频多,故加芡实、金樱子以收敛固涩。

三诊时,患者诸症皆有改善,腰酸已无,故去牛膝、杜仲、续断、桑寄生。口苦、恶热减轻,此湿热大消,故去龙胆。患者稍有入睡困难,仍夜寐早醒,加郁金、石菖蒲、炒酸枣仁、珍珠母,可增强畅达心窍、疏肝解郁、安心宁神之效。患者舌暗红苔薄,有裂纹,考虑阴血亏虚仍然较甚,且出现内有瘀血之象,故加生地黄、玄参,可滋阴凉血,兼以活血。

(陈若菲)

病例3 间断口渴多饮3年,伴眠浅易醒1个月

患者,女,30岁。间断口渴多饮3年,伴眠浅易醒1个月。患者3年前无明

显诱因出现间断口渴多饮，就诊于当地医院，查血糖，FPG 为 8.0mmol/L，HbA1c 为 6.4%，行糖耐量试验后，明确诊断为"T2DM"，予以阿卡波糖，每次 50mg，每日 2 次，二甲双胍，每次 0.5g，每日 2 次，血糖控制良好，平素 FPG 控制在 5.0～7.0mmol/L，PBG 控制在 8.0～9.0mmol/L。1 个月前无明显诱因出现眠浅易醒，醒后不易入睡，白日困倦、疲乏，无心悸，无头晕、头痛，为求进一步治疗，遂至门诊就诊。刻下症：眠浅易醒，醒后难以入眠，心情烦躁，伴四肢倦怠乏力，口干口渴，自觉畏寒，月经后期未至，色常暗红，无汗出，二便调，舌淡胖大有齿痕，苔剥脱，脉沉弱。

既往体健，否认药物、食物过敏史。西医诊断为 T2DM 合并睡眠障碍；中医诊断为消渴合并不寐，辨证为气阴两虚、痰湿蕴结证，治法为益气养阴、祛湿化痰。处方：生黄芪 30g，当归 20g，太子参 30g，麦冬 30g，五味子 6g，薤白 30g，青皮 20g，香附 20g，丹参 30g，桃仁 10g，黄连 10g，陈皮 10g，半夏 9g，茯苓 30g，郁金 10g，石菖蒲 10g，远志 10g，地骨皮 30g，合欢皮 30g，首乌藤 30g。7 剂，水煎服，每日 1 剂，早晚分温再服。

患者服上方 7 日后复诊，眠差好转，出现少腹凉、畏寒，善太息，月经后期已至，色暗红，头晕，头胀痛，腰酸，余症同前，舌淡胖大有齿痕，中有裂纹，苔剥脱，脉沉弱。处方：生黄芪 60g，当归 30g，北豆根 9g，川芎 30g，地骨皮 30g，炒白术 15g，防风 10g，太子参 30g，麦冬 30g，五味子 6g，薤白 30g，知母 10g，牛膝 30g，杜仲 20g，续断 30g，桑寄生 30g，香附 20g，小茴香 6g，三棱 10g，莪术 10g，7 剂，水煎服，每日 1 剂，早晚分温再服。

按语：《灵枢·营卫生会篇》云："气道涩，五脏之气相搏，其营气衰少而卫气内伐，故昼不精，夜不瞑。"随着消渴的发展，气血津液代谢障碍，痰、湿、瘀血等邪气内生，邪气扰动营卫之气，加之脉络瘀阻，血液运行不畅，新血不生，营血不足，心神失养而失眠。《临证指南医案·三消》云："心境愁郁，内火自燃，乃消症大病"，消渴患者多忧虑，若忧思伤脾，脾胃为气血生化之源，脾胃损则气血伤，不能上奉于心而致失眠；或情志不遂，气郁于内，郁而化火，郁火炎上扰动心神亦致失眠。此外，饮食不节，积而化热，生湿生痰，痰热上扰于心，心神扰动不宁亦会导致失眠的发生。

本患者乃青年女性，平素饮食不规律，喜食肥甘滋腻之物，食伤脾胃，脾胃虚损，气血生化无源，气津生成不足，气阴两虚，发为消渴。肺脾气虚，不能载津，中焦湿困，水液输布失常，津液不能上输于口，则口渴多饮；消渴日久，脾胃之气虚损加重，运化无力，气血无源化生，营阴不足，不能濡养心神，心神不安而眠浅易醒，入睡困难；脾胃虚弱，气血虚少，痰湿壅滞，血海不能按时充满，故月经后期，色暗红；湿郁化热，热扰心神，故烦躁不安；脾主四肢，脾气不足，肌肉失养，故四肢倦怠乏力；卫气不足，不能温煦肌表则畏寒，本病总属本虚标实之证，本虚以气虚、阴虚为主，标实以湿邪、痰邪为主。结合舌淡胖大有齿痕，中有裂纹，苔剥脱，脉沉弱。四诊合参，该患者为气阴两虚、痰湿蕴结之证。施以益气养阴、祛湿化痰之法。首诊重用黄芪、当归为君，两者配伍，取当归补血汤之义，固无行之气，以补有形之血，使心脾气血俱旺，血海以充，心神得安，月经按时而来。臣以太子参益气生津，清虚火，止渴除烦，助黄芪补五脏之虚，麦冬味甘性寒，陶弘景称其"主伤中伤饱，口干燥渴，强阴益精"，入胃经益胃生津，入心经滋阴养心、清心除烦，合五味子补肾宁心，主虚劳不足，三者相配，取生脉散气阴双补之功，则心阴得养而自安，肺脾得润而烦渴自除。佐以陈皮理气运脾，燥湿化痰；阴血虚则火盛，黄连苦寒，泻心火以除虚烦，苦燥除脾胃湿邪；半夏味辛以醒脾，苦以燥湿化痰；茯苓"主补脾气，止烦渴，定惊悸"，善健脾渗湿，宁心安神，四者配伍，合黄连温胆之义，使虚火得降，心神安宁，痰湿去而脾气生；郁金凉血清心、行气开郁，心血宁而神得安；石菖蒲化湿和胃，配以远志豁痰开窍、安神定志；合欢皮配合郁金助行心气，解郁安神；薤白温通心阳，行气导滞；地骨皮、首乌藤补养肾阴，交通心肾，补肾阴而滋心阴；青皮、香附疏肝行气，防止肝木乘克脾土，配合君药补中有散，补而不滞，防补药壅滞之弊；桃仁、丹参活血调经，养血安神。

二诊时，患者眠差明显好转，烦躁症状已无，此阴血得以濡养而虚火已降，痰湿之邪已去大半，脾气得运，气血得生，上注于心而养神，下注血海而月经乃至；患者仍心脾气血虚弱，冲任虚损，血海不充而月经后至，色暗红；月经过后，血海空虚，气血不足，清阳不升，加之痰湿余邪困阻，故头晕、头胀痛；腰为肾之府，脾肾阳气不足，故腰酸、畏寒、少腹凉，治疗上重在补虚，去陈皮、半夏、茯苓、青皮、石菖蒲等行气化痰之药，防止久用温燥太过，损伤心脾之阴血。去郁金、黄连等寒凉之品，防止久用伤及心脾之阳。黄芪加倍、当归加量，补流失之气血，健脾益气主统运，补血养心以安神，两者相须而配，则头晕、头痛可除。臣以太子参、麦冬、五味子益气养阴，收敛心神；北豆根甘寒入心经而泻心火，知母滋肾养阴，肾水足而上济心阴。加用三棱、莪术、川芎替代桃仁、丹参等缓和之品，温通血脉以调经，加强活血行气之功。川芎与防风相配，活血祛风止头痛；佐以杜仲、续断、桑寄生，温补肾阳，益精气，壮筋骨而利腰膝，小茴香气味辛温，善入下焦，温肾祛寒；牛膝通血脉而强腰膝，性善下走，配合杜仲、续断，共奏补肝肾、壮腰膝之功，配合三棱、莪术又有活血通经之效。

（陈元昊）

病例4　发现血糖升高10年余，反复入睡困难1年余

患者，女，61岁。发现血糖升高10年余，反复入睡困难1年余。患者10年

前体检发现血糖升高，经系统检查考虑"T2DM"，予以口服二甲双胍、阿卡波糖等降糖治疗，血糖控制平稳，近期血糖较前有所升高，FPG 控制在 8.0～9.0mmol/L，2hPG 控制在 11.0～12.0mmol/L。1 年前出现入睡困难、梦多，考虑为"T2DM 合并睡眠障碍"，先后服用佐匹克隆、艾司唑仑等安眠药治疗。现为求进一步诊治，遂至门诊就诊。刻下症：入睡困难，梦多，心悸，乏力，善太息，精神紧张，纳可，大便质偏干，小便调。舌红，苔黄腻，有裂纹，脉沉。

既往高血压、高脂血症病史。西医诊断为 T2DM 合并睡眠障碍；中医诊断为消渴合并不寐，辨证气阴两虚、痰热内扰证，治法补益气阴、清化痰热。处方：炙黄芪 60g，川芎 30g，当归 20g，北豆根 9g，太子参 30g，麦冬 30g，五味子 6g，薤白 30g，黄连 10g，陈皮 10g，法半夏 9g，茯苓 30g，郁金 10g，石菖蒲 10g，远志 10g，合欢皮 30g，炒酸枣仁 30g，首乌藤 30g。14 剂，水煎服，每日 1 剂，早晚分温再服。

患者服上方 14 日后复诊，患者血糖控制平稳，空腹血糖控制在 7.0～8.0mmol/L，餐后血糖控制在 10.0～11.0mmol/L，入睡困难有所减轻，有困意，自诉不敢停用安眠药物，安眠药物减量服用，梦多减轻，醒后对梦印象不深，精神紧张减轻，心悸、乏力、善太息好转，时有腹胀，纳可，二便调，舌红，苔黄白腻，有裂纹，脉沉。处方：上方加木香 10g，砂仁 10g（后下）。14 剂，水煎服，每日 1 剂，早晚分温再服。

患者服上方 14 日后复诊，患者血糖控制平稳，FPG 控制在 7.0～8.0mmol/L，PBG 控制在 9.0～10.0mmol/L，入睡困难改善，有困意，间断服用安眠药，停用安眠药后夜间 3、4 点早醒，醒后仍可入睡，梦多改善，醒后对梦记忆不清，精神紧张减轻，心悸、乏力、善太息好转，时有腹胀减轻，纳可，二便调。舌红，苔黄白腻，有裂纹，脉沉。效不更方。14 剂，水煎服，每日 1 剂，早晚分温再服。

按语： 糖尿病合并睡眠障碍在古代没有明确相关诊断，但其多归属中医学"消渴""脾瘅""不寐""目不瞑""不得卧"等范畴。中医从阴虚火旺、心肾不交、痰热扰心、气郁结心、瘀血内阻等方面辨证治疗，临床疗效可观。冯兴中教授认为糖尿病出现并发症多由虚气流滞所致。本案患者病发糖尿病日久，气阴耗伤，流行不畅，停而为滞，结为痰热，上则扰心而发多梦不寐，下则灼津而大便质干不畅。肺气虚则见乏力，心气虚则见心悸，胆气虚则见精神紧张。脾气虚则肝木乘克，腹胀而善太息。舌红，苔黄腻，有裂纹，脉沉，亦是气阴两虚、痰热内扰之象。方选大剂量黄芪大补元气，配合当归成当归补血汤，气血双补。加北豆根清热以防黄芪温燥，加川芎理气活血，以防补而壅滞。选太子参、麦冬、五味子成生脉散气阴双补。选陈皮、半夏、茯苓成二陈汤化痰降逆，加黄连清降心火，石菖蒲开窍宁神。加冯教授安神助眠经验组药：远志，味苦，性温，能安心气、开心窍而安神益智，安肾而止梦遗，乃心经之药，凡心经虚病俱可治之；合欢皮，

《雷公炮制药性解》曰："味甘，性平，无毒，入心经。主安五脏，利心志，杀诸虫，消痈肿，续筋骨，令人欢乐无怒，轻身明目"；酸枣仁，味甘、酸，入手少阴心经、足少阳胆经，宁心胆而除烦、敛神魂而就寐；首乌藤，养肝肾，止虚汗，安神催眠，四药合用，共奏安神助眠之功，适用于各种失眠不寐情况，随症加减。全方合用，共奏补益气阴、清化痰热之功。

二诊时，患者服用上方后，血糖、睡眠、乏力等情况均有改善，时有腹胀，加木香理气消胀、砂仁化湿消滞。同时，《神农本草经》曰："木香，味辛。主邪气，辟毒疫温鬼，强志，主淋露。久服不梦寤魇寐"，木香亦有安神消梦之功。

三诊时，患者服用上方后，诸症缓解，效不更方。随访患者自行抄方服用上方，偶尔服用安眠药，睡眠质量大为改观，血糖控制亦平稳，疗效十分满意。

（闫　凯）

病例5　间断口干口渴、多尿2年，伴失眠1年余

患者，女，62岁。间断口干口渴、多尿2年，伴失眠1年余。患者2年前因口干口渴、多尿等症状于当地医院糖尿病专科诊治，确诊为"T2DM"，间断口服格列齐特、消渴丸降糖，血糖控制不理想。近1年出现失眠，加服艾司唑仑片，失眠症状仍未改善，服药时每晚睡眠4~6h，停药睡眠仅2~3h，多梦易醒，甚则彻夜难眠。刻下症：神疲乏力，平素头晕、头痛，腰膝酸软，盗汗，口干、口渴、多尿，入睡困难，多梦，醒后难以再次入睡，每夜仅睡2h左右，伴有心悸、心烦，兼有四肢麻木、刺痛及胸痛、汗出，形体偏瘦，舌质暗红，少苔，脉细数。

既往高脂血症、高血压病史，否认药物过敏史，否认其他慢性疾病及传染性疾病等病史。辅助检查：FPG为8.0mmol/L，HbA1c为7.1%，尿糖（++）。西医诊断为T2DM合并睡眠障碍；中医诊断为消渴合并不寐，辨证为肾阴亏虚、心肾不交、瘀血内阻证，治法为滋补肾阴、交通心肾、活血化瘀安神。方以左归丸、交泰丸合桂枝茯苓丸加减。处方：山药30g，山萸肉20g，熟地黄30g，枸杞子30g，川牛膝30g，肉桂10g，菟丝子10g，茯神10g，远志10g，首乌藤30g，黄连10g，酸枣仁30g，桃仁20g，牡丹皮10g，桂枝10g，白芍10g。7剂，水煎服，每日1剂，早晚分温再服。

患者服上方7日后复诊，入睡时间达4h，腰酸、四肢麻木及盗汗等情况改善，但多梦易醒，头晕、头痛，神疲乏力，夜尿2~3次/夜，舌质淡红偏暗，薄苔，脉沉细，查FPG为7.0mmol/L，HbA1c为6.6%，尿糖（+）。处方：上方加鸡血藤20g，桑寄生20g。7剂，水煎服，每日1剂，早晚分温再服。

患者服上方7日后复诊，心悸、心烦、口渴咽干症状改善，神疲乏力、头晕、头痛及多梦症状好转，每晚入睡5h以上，夜尿1~2次/夜，舌红、苔白腻，脉沉

细，补诉纳差，FPG 为 6.5mmol/L，HbA1c 为 6.3%，尿糖（−）。处方：上方去熟地黄、山萸肉、菟丝子，加麸炒白术 20g，茯苓 15g，陈皮 10g。7 剂，水煎服，每日 1 剂，早晚分温再服。

按语：《灵枢·本藏》云："视其外应，以知其内脏，则知所病矣。"消渴病位主要在肾，责之肾、肺、胃。不寐病位在心，与肾、肝、脾紧密联系。消渴的基本病机为阴虚或气虚为本，燥热为标，瘀血贯穿疾病的全过程，而不寐的病机变化不外于阳盛阴衰、阴阳失交。该患者因饮食不节、暴饮暴食、情志抑郁等因素而发为糖尿病。阴虚火旺，阴虚则静不足而动有余，神不安则不寐，加之久病体虚引起气机紊乱、扰乱心神，致使魂不安藏，则见入睡困难、多梦，伴有心悸、心烦、口渴咽干、腰膝酸软、盗汗、舌质红少苔，脉细数，乃肾阴亏损于下，不能上承于心，心火不得水制，独亢于上，不能下交于肾，心肾失交，则见眠差；又因瘀血内阻，气血津液代谢障碍及阴阳失衡所致的内生邪气，邪气扰动营卫之气，令人不能安卧，故而该患者入睡困难、易醒、醒后难以再次入睡，兼有四肢麻木、刺痛及胸痛、汗出，舌质暗红，乃瘀血内阻之象，四诊合参，该患者为肾阴亏虚，心肾不交，瘀血内阻证，治以滋补肾阴、交通心肾、活血化瘀，以安神，方以左归丸、交泰丸合桂枝茯苓丸加减化裁而来。方中以山药、熟地黄、山萸肉、枸杞子补肾水，填肾精；川牛膝引热下行；菟丝子、肉桂鼓动肾阳；黄连泻心火；酸枣仁、首乌藤养心安神。治法以交通心肾为大法，但用药侧重滋补肾阴、承制心火的药物，微微予之，取其肾水已复，心火自降，水火既济之理。同时方药中喜佐以温阳之品，因阳气能鼓动肾水上行，才能取效速矣。又以桂枝茯苓丸调和营卫、活血化瘀、宁心安神，方中以桂枝温经通脉，白芍养血和营，又取桂枝汤中前者治卫强，后者治营弱，两药共用，取调营卫之意；桃仁、牡丹皮活血化瘀，兼防瘀而化热、化瘀伤新；茯神、远志、首乌藤养心安神，使其神安则寐。

二诊时，患者服上药后能入睡 4h，腰酸、四肢麻木及盗汗等情况改善，FPG 及 HbA1c 下降，提示瘀血有所消，气血运行渐畅之象，但仍多梦易醒、头晕、头痛，神疲乏力，舌质淡红偏暗，苔薄，脉沉细，考虑阴血亏虚、虚火上扰仍在，药初见成效，仍守原方加鸡血藤、桑寄生各 20g，以增强活血补血通络、补益肝肾之功。

三诊时，患者心悸、心烦、口渴咽干症状改善，神疲乏力、头晕、头痛及多梦症状好转，每晚入睡 5h 以上，舌红，苔白腻，脉沉细，新见纳差，FPG 为 6.5mmol/L，HbA1c 为 6.3%，尿糖（−），可见阴血渐充，气血以行，然久服滋腻伤脾，脾伤而不运，故新见纳差，故去滋腻之品熟地黄、山萸肉、菟丝子，以防碍脾胃运化，加麸炒白术、茯苓、陈皮以助脾运化药力，滋补而不滞。服用 2 周后随诊，患者血糖控制良好，FPG 控制在 5.3~6.4mmol/L，睡眠较前明显改善，每晚入睡 6h 左右。1 年后随访，患者睡眠正常。中药治疗消渴合并失眠，缩短入睡时间，延长睡眠时间，疗效显著。

（张建文）

1.4.7　糖尿病合并恶性肿瘤

病例1　发现血糖升高8年余，伴结肠恶性肿瘤术后1年余

患者，男，63岁。发现血糖升高8年余，伴结肠恶性肿瘤术后1年余。患者8年前体检发现血糖升高，FPG为15.0mmol/L，于当地医院诊断为"T2DM"，予以格列美脲降糖，自诉血糖控制平稳，近2年患者诉血糖控制不佳，FPG在10.0mmol/L左右，PBG在15.0mmol/L左右，现降糖方案为：二甲双胍缓释片，每次0.25g，每日1次，联合睡前皮下注射甘精胰岛素注射液20U。患者于1年前发现患有结肠恶性肿瘤，手术切除后予以口服卡倍他滨化疗3周期。现为求进一步诊治，遂就诊于门诊。刻下症：略有口干，无明显多饮，腰酸腿沉，左足麻木，神疲乏力，活动后气喘，时有心慌、胸闷伴肩背疼痛，畏寒，呃逆，间断上腹痛、胃灼热，进食后可缓解，夜间加重，性情急躁，眠差，入睡困难，夜尿频，有泡沫，大便质偏软，1日1行，近期体重无明显下降。舌暗红，苔白腻，脉弦细数。

既往冠状动脉粥样硬化性心脏病、高血压、高脂血症等病史。辅助检查：FPG为7.5mmol/L，HbA1c为7.1%；三酰甘油为2.19mmol/L；尿糖（++++）。西医诊断为2型糖尿病合并结肠癌；中医诊断为消渴、虚劳，辨证为肝肾亏虚、痰湿内蕴证，治法为补益肝肾、益气养阴、化痰利湿。予以当归补血汤、生脉散、左金丸合水陆二仙丹加减。处方：生黄芪30g，当归10g，党参30g，麦冬10g，五味子6g，薤白30g，芡实20g，金樱子20g，知母10g，怀牛膝30g，炒薏苡仁30g，车前子30g（包煎），黄连10g，吴茱萸5g，陈皮10g，半夏9g，茯苓30g，远志10g，首乌藤30g，合欢皮30g。7剂，水煎服，日1剂，早晚分温再服。西医降糖方案：二甲双胍缓释片，每次0.25g，每日2次；达格列净片，每次10mg，每日1次，睡前皮下注射甘精胰岛素注射液12U。

患者服上方7日后复诊，自诉口干、乏力、腰酸腿沉、左足麻木感较前好转，仍偶有心慌，畏寒，呃逆，偶有上腹部胃灼热，眠差，入睡困难，夜尿次数较前减少，大便稀，1日1行，舌暗红苔薄黄，脉细数。处方：上方去当归、薤白、芡实、金樱子，加炒栀子10g，牡丹皮20g，地骨皮30g，炒酸枣仁30g。7剂，水煎服，每日1剂，早晚分温再服。西医降糖方案同前。后随访患者，自诉服药2周后，眠差较前好转，诸症减轻，FPG控制在7.0～8.0mmol/L，PBG控制在10.0～12.0mmol/L，继续以扶正固本为主，随症加减巩固治疗。

按语：T2DM与恶性肿瘤是中老年人常见的慢性疾病，两者的发病率逐年增加，且两者合并的现象也越来越常见。研究显示，与糖尿病前期及糖耐量正常人群相比，T2DM 患者恶性肿瘤患病率明显增加，其中女性 T2DM 患者合并乳腺癌、子宫内膜癌、甲状腺癌的风险明显增加。T2DM 增加恶性肿瘤风险性可能机制考虑与血糖、胰岛素抵抗、胰岛素的使用、慢性炎症、氧化应激、肥胖及激素失衡有关，或者 T2DM 患者体内的免疫系统失衡，T2DM 患者体内 CD4$^+$/CD8$^+$比值失调，导致机体的免疫功能下降，引起恶性肿瘤发生。研究显示，合并 T2DM 的恶性肿瘤患者的预后比单纯恶性肿瘤患者更差。

冯兴中教授认为，肿瘤是"全身为虚，局部为实"的全身性疾病。中医防治肿瘤是把人体生命看作是一个运动不息的抵御不良生活环境和生活方式的自我修复统一体，人体发病和愈病都是人体的自主性反应，主张未病先防，既病防变。肿瘤的发生在于脏腑功能的紊乱，肿瘤的形成过程是机体内部邪正斗争相互消长的过程，其临床大多是由于机体的正气亏损，然后外邪乘虚侵入，产生气滞、血瘀、痰凝等一系列内毒并在一定条件下郁化为癌毒的病理结果，以"治病求本"，发挥人体自主调理改变肿瘤在人体内赖以生存的条件。中医药治疗不只是局限在缩小肿块、消灭肿瘤细胞本身，更是从调整人体脏腑功能相协调的全身情况来考虑。通过调节人体的阴阳气血和脏腑经络的生理功能，调节肿瘤生长的环境，从而改善症状，提高生活质量，提高机体免疫功能，调节内分泌功能，平衡阴阳，激发人体自身正气，达到强身健体、祛除病邪、抑制肿瘤发展、缓解病情、延长生存期的目的。

本病归属中医学"消渴""癥瘕""积聚"范畴，冯兴中教授认为临床中 T2DM 合并恶性肿瘤的病机与"虚""滞""痰""瘀""毒"密切相关，其病机特征为虚气流滞、气虚生毒。此类患者阳气化生之力本弱，复加癌毒消耗体内正气，久则气愈虚，而毒愈盛，毒损日久，损伤五脏六腑的正常功能，气血化生乏源，气虚加重，两者互为因果，最终累及各个脏腑，戕害机体。

本例患者恶性肿瘤术后，机体遭受化疗药物攻伐，同时消渴日久，正气亏虚，气虚运化无力，则神疲乏力，活动后气喘；气虚则无力推动血液运行，气血不能上荣心脉，则时有心慌、胸闷伴肩背疼痛；气血不能下达四肢，失于濡养，则左足麻木；患者消渴日久，性情急躁，导致肝失疏泄，肝郁化火，耗伤阴液，则见口干；胃阴亏虚，虚火上炎，影响中焦脾胃气机升降，则见呃逆、上腹痛、胃灼热、夜间加重的症状；肾阴亏虚，则腰酸腿沉；肾气失于固摄，则夜尿频，有泡沫；阴虚日久，阴虚阳亢，热扰营阴，阴阳失调，则眠差、入睡困难。本病病位在肝、肾，病机总属本虚标实之证，本虚以气、血、阴虚为主，标实以痰湿为主，结合舌暗红苔白腻，脉弦细数，辨证为肝肾亏虚、痰湿内蕴证，治法为补益肝肾、益气养阴、化痰利湿，方用当归补血汤、生脉散、左金丸合水陆二仙丹加减。当归补血汤中以生黄芪为君药，补气又助生血，使阳生阴长，气充则血生，又兼行滞通痹之效；配以少量当归养血和营，与黄芪相配，生血之功更强，共成补气生血之要方。生脉散中党参益气养阴生津；麦冬养阴清热、润肺生津；五味子敛肺止汗，生津止渴；三药共奏益气生津、敛汗养阴、补虚复脉之功效。薤白性味辛、苦、温，通阳散结、行气导滞。芡实甘涩，能固肾涩精；金樱子酸涩，能固精缩尿，两者配合，取水陆二仙丹益肾固精缩尿之意，使肾气得补，精关自固。知母性味苦寒，具有清热泻火、滋阴润燥的作用；怀牛膝补肝肾、强筋骨，引火下行，与知母配伍，可清胃火，清泄上炎之火。炒薏苡仁具有健脾祛湿、利水消肿、舒筋通痹的作用；车前子能清热利尿、渗湿通淋、祛痰。左金丸中黄连苦寒，既能泻肝火，又可清胃热；吴茱萸性味辛、苦、热，散寒止痛、疏肝下气、温中燥湿，两药辛开苦降，寒热并用，泻火而不凉遏，温通而不助热，使肝火得清，胃气得降。半夏善燥湿化痰，和胃降逆；陈皮可理气健脾，燥湿化痰；佐以茯苓健脾渗湿，助化痰之力；三药合用，共奏理气化痰、健脾渗湿之效。远志药性味苦、辛、温，可安神益智、祛痰开窍；首乌藤性平，味甘、微苦，可养心安神、祛风通络；合欢皮宁心安神、和血解郁；三药合用，能养心安神，促进睡眠。诸药配伍，共奏益气养阴、补益肝肾、健脾祛湿、降逆化痰之效，颇具良效。

二诊时，患者自诉口干、乏力、腰酸腿沉、左足麻木感较前好转，此为痰瘀消散之象，脉络通利，故津血得运，气机畅达，口舌、肢体、肝肾均得滋养，故去当归、薤白、芡实、金樱子。患者仍偶有心慌，畏寒，呃逆，偶有胃灼热，眠差，入睡困难等症状，此为阴虚日久、虚火上炎所致。故加苦寒清降之炒栀子清泻火邪；牡丹皮、地骨皮清热凉血，除阴虚骨蒸之热；三药合用，相辅相成，可增强制约阴火之力。又加甘酸之炒酸枣仁，能养肝宁心安神，可加强远志、首乌藤、合欢皮养心安神之功效，缓解患者虚烦不得眠的症状。

（欧阳惠楠）

病例2 发现血糖升高22年，发现左肺占位14年余

患者，男，74岁。发现血糖升高22年，发现左肺占位14年余。患者22年前体检时发现血糖升高，FPG>7.0mmol/L，有口渴、多饮、多尿、喜进食甜食，体重无明显变化，诊断为"T2DM"，给予口服阿卡波糖联合二甲双胍治疗，其间血糖控制尚可。患者14年因间断胸闷就诊于当地医院，诊断为"左肺下叶小细胞未分化癌"，遂行外科手术切除，术后行多周期放化疗。化疗期间曾出现电解质紊乱，低钠低氯血症，考虑为小细胞肺癌合并血管升压素分泌失调综合征，放化疗期间肿瘤相关病情基本平稳。现为求中医治疗而就诊。刻下症：喷嚏，流清涕，咽部不适，肩部酸痛，恶热，神疲乏力，夜间盗汗，少量咳嗽，无咳痰，口干，胃纳可，二便调，夜眠安。舌红，苔薄黄，脉濡。

　　既往有慢性阻塞性肺疾病及硅沉着病病史。西医诊断为 T2DM，左肺下叶恶性肿瘤；中医诊断为消渴合并肺岩，辨证为气阴两虚、热毒内蕴证。治法为养阴清热、扶正祛邪。予以沙参麦冬汤加减。处方：北沙参 30g，麦冬 20g，天花粉 15g，玉竹 10g，五味子 6g，葛根 30g，当归 10g，白芍 30g，桑叶 20g，桔梗 10g，杏仁 9g，百合 15g，郁金 10g，牡丹皮 20g，地黄 30g，栀子 10g，白花蛇舌草 30g，半枝莲 30g。7 剂，水煎服，每日 1 剂，早晚分温再服。配合金荞麦片口服 5 片/次，每日 3 次，增加清热解毒化痰之力。

　　患者服上方 7 日后复诊，诉偶有口干，无口苦，无咳嗽、咳痰，无胸闷、胸痛，无心悸，纳眠可，二便调。舌边尖红，苔薄黄，脉濡。治法为清热润肺，化痰散结。处方：前方改北沙参 15g，麦冬 15g，白花蛇舌草 15g，半枝莲 15g，地黄 10g，去杏仁、玉竹、天花粉、五味子、葛根、当归、白芍、桑叶、百合、郁金、牡丹皮、栀子，加黄芩 10g，桑白皮 15g，地骨皮 15g，川贝母 6g，浙贝母 15g，夏枯草 15g。7 剂，水煎服，每日 1 剂，早晚分温再服。

　　患者服上方 7 日后复诊，诉恶热不恶寒，已无明显口干口苦，无咳嗽咳痰，无胸闷胸痛，无心悸，纳眠可，二便调。舌边尖红，苔薄黄，脉濡。治法为清热润肺，滋阴凉血。处方：前方去川贝母、桔梗，加太子参 15g，龟甲 15g，牡丹皮 20g。7 剂，水煎服，每日 1 剂，早晚分温再服。

　　患者服药后症状明显好转，后间歇服用共 250 剂，诸症减轻，此后胸部影像学提示未见肿瘤进展。继续予以扶正祛邪方巩固治疗。随访至今，病情稳定。

　　按语：该患者确诊为小细胞肺癌，此类癌细胞生长迅速，转移快，恶性度高，预后差。肺癌在中医古籍中未见记载，临床症状与"肺岩""肺积"等相似。该患者因有慢性阻塞性肺病、硅沉着病病史，致阴虚毒热，炼液为痰，久则邪毒痰瘀互结致气阴两虚，外邪乘虚而入，导致肿瘤，且放疗后阴液更伤，肺阴亏虚，肺生而喜润而恶燥，肺燥可见咳嗽，无痰，肺阴不足，津液失濡，故咽干口干；肺阴亏虚，阴虚火旺，迫津外泄，故盗汗恶热；患者久病正气虚弱，脏腑阴阳气血失调，故出现倦怠乏力；结合舌红、苔薄黄、脉濡，辨证为气阴两虚、热毒内蕴证，治法以养阴清热、扶正祛邪为主，予以沙参麦冬汤加减。沙参麦冬汤源于清代吴鞠通的《温病条辨》，其曰："燥伤肺胃阴分，或热或咳者，沙参麦冬汤主之。"临床研究表明，沙参麦冬汤加减联合化疗药治疗小细胞肺癌可取得良好的客观疗效，患者免疫功能得以改善，生存质量得以提升，肿瘤活性得以抑制。冯兴中教授坚持中医辨证与西医辨病相结合的治疗思路，方用北沙参、麦冬甘寒润养肺阴、润肺止咳清热，为君药；玉竹养阴润燥，天花粉清热生津，为臣药，两药相配可加强君药养阴生津、清热润燥之功；同时佐以桑叶清散肺热，五味子敛补肺津；葛根鼓舞清阳，生津养阴；当归、白芍补血养血；杏仁、百合润肺化痰，桔梗清热排脓，桔梗与杏仁相配，一升一降，更助肺宣降之机；郁金辛散苦泄性寒，既能活血祛瘀、疏肝行气,又能清蕴结之热毒;牡丹皮、地黄、栀子均能清热凉血,共助郁金清散热结;白花蛇舌草清热解毒,利湿消肿;半枝莲性味辛、平,可清热解毒、利水祛湿;配伍金荞麦,可增加清热解毒化痰之力,共奏养阴清热、扶正祛邪之效。

二诊时,患者诉咳嗽减轻,盗汗缓解,提示体内阴虚症状得以减轻,且正气得复,气短乏力亦有所缓解,故减北沙参、麦冬等用量,并去杏仁、玉竹、天花粉、五味子、葛根、当归、白芍、桑叶、百合、郁金、牡丹皮、栀子等养阴清热药。患者仍诉口干,考虑为毒热太甚所致,故在沙参麦冬汤的基础上加用黄芩泻白散。黄芩泻白散可泻肺中伏火,方中黄芩味苦,性寒,能清热燥湿、泻火解毒,尤其善于清上焦之火毒;桑白皮甘寒入肺,可清肺化痰、泻肺平喘,不燥不刚;地骨皮甘淡寒,可清肺中伏火,并除虚热,与桑白皮配用,可加强清肺平喘之功。同时加浙贝母,以清热化痰、散结解毒;夏枯草清热泻火、散结消肿,消患者体内之癥瘕。患者舌边尖红,苔薄黄,脉濡,提示尚有痰热蕴结,故加川贝母,以清热化痰。

三诊时,患者诉恶热不恶寒,表明体内阴虚火旺,故在二诊处方的基础上加用滋阴凉血、退虚热之龟甲、牡丹皮,以及益气生津之太子参,以加强养阴清热之效。

纵观全案,以养阴清热、扶正祛邪为治疗大法,散补兼施,标本同治,散而不伤正,补而不碍邪,故获良效。扶正要防留邪,祛邪需防伤正,临证时虚实夹杂,当标本兼顾,以减轻患者痛苦,提高生存率。

(刘 婕)

病例 3 发现血糖升高 15 年,加重伴乏力 2 个月

患者,女,72 岁。发现血糖升高 15 年,加重伴乏力 2 个月。患者 15 年前体检发现血糖升高,于当地医院完善糖耐量试验,确诊为"T2DM",予以门冬胰岛素联合甘精胰岛素皮下注射控制血糖,平素自行调整胰岛素剂量,FPG 控制在 6.0~7.0mmol/L,PBG 控制在 7.0~8.0mmol/L,偶有低血糖发生。2 个月前无诱因出现全身乏力,前往当地医院就诊,测随机血糖 13.5mmol/L,完善胸部 CT,示右侧肺部占位。遂住院行手术治疗,并调整降糖方案,血糖控制基本达标,术后乏力明显,为求进一步治疗于门诊就诊。刻下症:全身乏力,头晕,胸闷憋气,少气懒言,腰酸腿沉,乏力欲眠,口干口苦,纳差,眠可,便软不畅,小便调。

既往高血压病史。查体:轮椅推行,需一人搀扶行走,面色萎黄无泽,皮肤潮湿,默默不欲言,舌暗红,苔黄腻少津,脉沉弦。辅助检查:HbA1c 为 5.6%。西医诊断为 2 型糖尿病,肺恶性肿瘤;中医诊断为消渴,辨证为气阴两虚、气滞湿困证,治法为补益气阴、理气祛湿。方用生脉散合四逆散合四妙散加减。处方:

太子参 30g，麦冬 30g，五味子 6g，川芎 30g，薤白 30g，厚朴 30g，知母 10g，怀牛膝 30g，炒薏苡仁 30g，车前子 30g（包煎），炒杜仲 20g，续断 30g，柴胡 10g，枳壳 10g，赤芍 30g，白芍 30g，生槟榔 30g，炒山药 20g。7 剂，水煎服，每日 1 剂，早晚分温再服。

患者服上方 7 日后复诊，自诉诸症好转，舌苔黄腻好转，脉沉弦。处方：上方加苍术 10g，砂仁 10g（后下）。7 剂，水煎服，每日 1 剂，早晚分温再服。

患者服上方 7 日后复诊，心情愉悦，步行入诊室，面色渐有光泽，自诉诸症好转，偶有短气，舌红，苔黄腻，脉沉数。处方：上方去车前子、杜仲、续断、生槟榔，加炙黄芪 30g，当归 10g，连翘 30g，蒲公英 30g。其后，患者坚持门诊随诊，病情长期稳定。

按语：冯兴中教授认为对于 T2DM 合并恶性肿瘤的治疗，应注意全身整体情况与局部瘤体的关系。在疾病早中期，即身体邪盛正未衰时，以攻为主辨证治疗；在疾病中晚期，正气已损，邪气嚣张，给予扶正培本治疗，寓攻于补。注意根据疾病的不同阶段，辨证把握"扶正"与"祛邪"的关系，通过调和脏腑功能，达到阴阳平衡、延长生命的目的。该患者既往有慢性病多年，加之肺癌术后，耗伤元气，故见全身乏力、少气懒言；虚气流滞，气机不畅，清阳不升，浊阴不降，故头晕、胸闷憋气；肾为先天之本，藏元阴元阳，元气亏损，肾阴肾阳具虚，故见腰酸腿沉；中焦气机阻滞，运化失司，故见纳差、便软不调，加之肝失疏泄，津不上承，故见口苦口干；元气虚损，津不得化，聚而为湿，郁久化热，阻碍水谷运化、精微输布，故见面色萎黄、皮肤潮湿，结合患者舌暗红，苔黄腻少津，脉沉弦，辨证为气阴不足、气虚湿困之证，处方以生脉散合四逆散合四妙散加减。此处冯教授将生脉散中人参易为太子参，取其甘平养津、气阴双补之功，再加麦冬、五味子，养阴与敛阴共施，极大增强太子参补气养阴之力。四逆散出自《伤寒论·少阴病》，方中 4 味药：柴胡性味苦平，禀少阳之气，从坚凝闭密之地，正中直达；枳实苦寒，味辛而酸，得其破散冲走之力；芍药味酸，敛肝之液，收肝之气；甘草味甘主中，调和诸药。四药合用，有升降沉浮，可上可下，有和有缓，有补有泻，居中之道尽矣，具有疏肝理气、调和脾胃的功效。而冯教授以枳壳代替枳实，全因枳实性速而治下，下者主血，功在行滞破结，而枳壳性缓而治高，高者主气，主拨动气机，再配合厚朴、槟榔，下气除胀，燥湿行气，使升降相因，气机条畅。又有赤芍清热凉血、活血化瘀；白芍柔肝缓急、益阴养血，赤芍、白芍合用，一散一敛，收而不滞。患者虽大体一派虚症表现，但仍有口苦，舌暗苔黄腻等瘀血内阻、痰湿化热表现，整体为虚实夹杂之象，应在补益的同时，给予适量祛邪之品，以免出现闭门留寇的风险。方中川芎、赤芍活血化瘀，使瘀血去、新血生；同时给予为四妙散化裁，其中以炒薏苡仁、车前子清热利湿，配伍怀牛膝、知母，清胃热养胃阴，补而不助热，祛湿不伤阴。患者胸闷憋气，《金匮要略》

载:"夫脉当取太过不及,阳微阴弦,即胸痹而痛,所以然者,责其极虚也。"阳微则知上焦阳虚,阴弦则知下焦寒盛,寒乘虚上攻,发为胸痹,责其原因,当为上焦太虚之故,治以温阳通痹,使用瓜蒌薤白白酒汤、瓜蒌薤白半夏汤、枳实薤白桂枝汤等治疗。其中薤白辛散苦降,温通滑利,善散阴寒之凝滞,通胸阳之闭结,为治胸痹之要药,配合生脉散,补气温阳而不燥。冲、任、督、带四脉皆循行于腰间,杜仲、续断可以固冲任、通督脉、摄带脉,治疗肝肾亏虚所致的腰酸腿沉。配合怀牛膝,滋补肝肾、强壮筋骨,又加炒山药补脾益气,兼顾虚损。诸药合用,补而不滞,温而不燥,共奏补气养阴、理气祛湿之效。

二诊时,患者诸症好转,未诉明显不适,但见苔略黄腻,脉沉弦,乃湿热浊邪未清,故加苍术、砂仁燥湿健脾,化浊行气。

三诊时患者精神良好,示正气得复,气机畅达,且水湿困阻之象不明显,故去杜仲、续断、生槟榔、车前子。但偶见短气,此为湿浊余邪阻塞肺气,宣降失司所致;结合舌红苔黄腻,脉沉数,提示尚有湿热。故加黄芪补中益气、助阳化湿,当归活血行滞,配伍川芎,可行气通瘀以破湿浊瘀阻;又加连翘、蒲公英清散郁热,兼有散湿浊瘀结之功。肿瘤是疑难痼疾,不能速效,辨证论治,平调阴阳,也可带病延年,如欲治愈,实为难也。

(孙思怡)

病例 4　发现血糖升高 12 年,伴卵巢恶性肿瘤并肺转移 17 日

患者,女,84 岁。发现血糖升高 12 年,伴卵巢恶性肿瘤并肺转移 17 日。患者 12 年前因体检发现血糖升高,FPG 为 12.0mmol/L,于当地医院诊断为"T2DM",予以口服二甲双胍降糖治疗,规律监测血糖,近期 FPG 控制在 8.0～10.0mmol/L,PBG 控制在 11.0～13.0mmol/L,HbA1c 为 7.1%。患者 17 日前无明显诱因出现腹胀、腹痛,诊断为"卵巢恶性肿瘤",PET/CT 提示已肺部转移,现患者为求进一步诊治,遂至门诊就诊。刻下症:腹胀、腹痛,排便及矢气时下腹部疼痛加重,食欲不振,心慌气短,神疲乏力,口干口渴,视物模糊,汗多,夜间为甚,夜寐不安,不耐寒热,小便量少,色黄,有泡沫,大便成形,1 日 1 次,舌淡红苔白腻,脉沉细。

既往体健。辅助检查:子宫附件 B 超可见右侧附件区有不规则包块,边界不清,大小为 2.9cm×3.5cm,其内可见明显血流信号;胸腹部彩超示腹水及右侧胸腔积液;心电图提示房性期前收缩,部分呈三联律。西医诊断为 2 型糖尿病,卵巢恶性肿瘤,肺部继发恶性肿瘤;中医诊断为消渴合并癥瘕,辨证为气阴两虚、水湿内停证,治法为益气养阴、健脾利湿。予以玉屏风散合生脉散加减治疗。处方:生黄芪 30g,炒白术 10g,防风 10g,当归 20g,太子参 30g,麦冬 30g,五味

子 6g，薤白 30g，牡丹皮 20g，地骨皮 30g，生地黄 30g，北豆根 9g，厚朴 30g，怀牛膝 30g，泽泻 30g，泽兰 30g，猪苓 30g，木香 10g，砂仁 10g（后下），莱菔子 30g。7 剂，水煎服，每日 1 剂，早晚分温再服。

患者服上方 7 日后复诊，诉腹胀腹痛、心慌气短、神疲乏力等症状较前明显减轻，现食欲不振，口干，自汗，大便次数多，1 日 3～4 次，水样便，舌淡红苔白，脉沉细。处方：上方炒白术加至 15g，麦冬减至 10g，去当归、薤白、生地黄、北豆根、厚朴、怀牛膝、泽泻、泽兰、猪苓、木香、砂仁、莱菔子，加葛根 30g，炒栀子 10g，陈皮 10g，炒白芍 30g，黄连 10g，半夏 9g，茯苓 30g，焦槟榔 30g，焦山楂 30g，焦神曲 15g，焦麦芽 15g。14 剂，水煎服，每日 1 剂，早晚分温再服。

患者服上方 14 日后复诊，诉心慌气短、自汗、食欲不振，大便稀等症状明显好转，现偶有心慌，夜寐不安，口干，大便质软，成形，每日 1 次。舌淡红苔白，脉沉细。处方：上方去炒白术、防风、炒栀子、炒白芍、焦四仙，加薤白 30g，甘松 10g，厚朴 30g，木香 10g，砂仁 10g（后下），远志 10g，首乌藤 30g，合欢皮 30g，炒酸枣仁 30g。14 剂，水煎服，每日 1 剂，早晚分温再服。

后随访患者自诉原方继服 2 周后，睡眠较前好转，诸症减轻，FPG 控制在 8.0～9.0mmol/L，FPG 控制在 10.0～12.0mmol/L，复查子宫附件 B 超，包块较前未见明显增大。继续予以扶正祛邪之方巩固治疗。

按语： 本例患者消渴日久，气阴亏虚，气虚则运动无力，气机升降失调，正如《寿世保元·脾胃论》云："气健则升降不失其度，气弱则稽滞。"因虚而滞，气滞脾胃中焦，则出现腹胀腹痛、食欲不振等症状；气虚则脾胃运化无力，津液运行不畅，炼液成痰，则水湿内停，出现腹水；气虚则气血不能上荣头目，故神疲乏力、视物模糊；气虚失于固摄，故汗多；阴虚日久，阴虚阳亢，热扰营阴，阴阳失交，出现口干口渴、夜间汗出加重、夜寐不安等症状。病损日久，机体气机失调，出现气滞、水湿内停等病理表现，当合并恶性肿瘤时，更加消耗机体正气，病程愈久，正气愈虚，癌毒愈盛。本病总属本虚标实之证，本虚以气阴两虚为主，标实以湿邪为主，结合舌淡红苔白腻，脉沉细，四诊合参，辨证为气阴两虚、水湿内停证，治以益气养阴、健脾利湿，方以玉屏风散合生脉散为主，另加利水渗湿药物合方治疗。首诊方以玉屏风散合生脉散为主，其中生脉散甘温甘寒，补敛气阴以复脉。玉屏风散以生黄芪为君药，具有补脾益气、固表止汗、利尿等功效；臣药白术健脾益气，防风祛风解表，三药共奏益气固表之效。当归取其养血活血之功，与黄芪配伍，则气旺血生，补而不滞。生地黄性味甘寒，清热养阴；牡丹皮苦、辛、寒，入血分；地骨皮甘寒清润，入肾走骨，三药入血分而滋阴清热凉血。佐以北豆根可清热解毒，祛风止痛。厚朴苦燥辛散，燥湿行气；薤白辛温通散，行气导滞；莱菔子味辛行散，行气化痰；三药合用，共奏燥湿行气、化湿通滞之功。怀牛膝除补肝肾、益虚损外，尚有利水通淋之效；泽泻与泽兰均入血分,可活血祛瘀、利水消肿,气血同治,利水行血而消肿;猪苓归经于肾与膀胱,具有利水渗湿之功,四药合用,共奏利水消肿之效。木香长于健脾理气,砂仁长于开胃消食,两药合用,则和中理气,消食化滞,以增患者食欲。诸药配伍,共奏益气养阴、利水消肿、健脾开胃之效,助患者恢复元气,抵御癌毒。

二诊时,患者自诉腹胀腹痛、心慌气短、神疲乏力等症状较前明显减轻,提示气虚阴亏、水湿停滞已有改善,故减补气养阴之力,去行气利水药当归、薤白、生地黄、北豆根、厚朴、怀牛膝、泽泻、泽兰、猪苓、木香、砂仁、莱菔子。但患者仍食欲不振、口干、自汗,且服药后出现大便稀、便次多的症状,考虑患者病程日久,脾胃虚弱,痰湿停滞中焦而致,故二诊采用黄连温胆汤加减,以燥湿化痰、理气和中,加以焦四仙健脾开胃、消食导滞。

三诊时,患者诉心慌气短、自汗、食欲不振等症状较前明显好转,故去炒白术、防风、炒栀子、炒白芍、焦四仙。但仍有夜寐不安,故加远志、首乌藤、合欢皮、炒酸枣仁安神定志药物合方治疗,其中远志兼有消痰之功,可助全方除湿之力。又加薤白、甘松、厚朴、木香、砂仁增理气除湿,消痰破结之功。

(欧阳惠楠)

病例 5　间断口干多饮 20 余年,伴少腹胀痛半年余,加重 10 日

患者,女,60 岁。间断口干多饮 20 余年,伴少腹胀痛半年余,加重 10 日。患者 20 余年前无明显诱因出现口干多饮,就诊于当地医院查血糖,示 FPG 为 7.0mmol/L,PBG 为 11.8mmol/L,HbA1c 为 6.3%,诊断为"T2DM",给予盐酸二甲双胍片,每次 0.25g,每日 3 次,联合阿卡波糖片,每次 50mg,每日 3 次,后多次就诊调整降糖方案,血糖控制尚可。患者半年前无明显诱因出现小腹胀痛,偶可触及腹部包块,间断服用中药治疗,小腹胀痛未见明见减轻,迁延不愈。10 日前自觉少腹胀痛明显加重,就诊于妇科门诊,复查腹部超声、女性肿瘤标志物后,考虑为"乳腺癌术后复发,子宫内膜癌可能性大"。进一步完善盆腔部平扫+增强 CT 后,确诊为"子宫内膜恶性肿瘤",建议行手术治疗。患者欲中药调理后再行手术,遂至中医科门诊就诊。刻下症:少腹胀痛,可触及腹部包块,口干口苦,倦怠乏力,不耐寒热,双手掌恶风畏寒,夜间燥热,腰酸腿沉,下肢无力,大便偏稀,舌暗红苔黄腻,脉沉滑。

既往左侧乳腺癌、左侧乳腺切除术后病史,无药物、食物过敏史。辅助检查:腹部超声示直肠子宫陷凹占位伴盆腔增厚(考虑肿瘤复发累及直肠子宫陷凹及盆壁可能);子宫前壁回声不均(考虑受累可能);腹腔部分网膜增厚伴肿大淋巴结;盆腔积液。女性肿瘤标志物检查示:CA125 为 101.8U/ml,CA153 为 94.1U/ml。盆腔部平扫+增强 CT 示:考虑腹膜区恶性病变(与子宫附件结构分界不清),腹

膜后多个增大淋巴结;盆腔积液。盆腔磁共振示盆腔淋巴结转移。西医诊断为 T2DM,子宫内膜恶性肿瘤;中医诊断为消渴合并积聚,辨证为气虚湿阻、热毒内蕴证,治法为益气祛湿、清热解毒。治以玉屏风散合四妙散加减。处方:附子 30g(先煎),生黄芪 60g,炒白术 10g,防风 10g,北豆根 9g,怀牛膝 30g,炒薏苡仁 30g,车前子 30g(包煎),炒杜仲 20g,桑寄生 30g,败酱草 30g,连翘 30g,猪苓 30g,苦参 20g,土茯苓 30g,砂仁 9g(后下),胡黄连 10g,龙葵 30g,白花蛇舌草 30g,半枝莲 30g。7 剂,水煎服,每日 1 剂,早晚分温再服。

患者服上方 7 日后复诊,自诉仍少腹胀痛、倦怠乏力、下肢无力,口干口苦较前缓解,大便较前改善,现双手掌恶风畏寒,舌暗红,苔薄黄,脉沉滑。处方:上方去北豆根、龙葵、砂仁、苦参、土茯苓,加荔枝核 30g,川楝子 30g,乌药 20g,续断 30g,延胡索 30g。7 剂,水煎服,每日 1 剂,早晚分温再服。

患者服上方 7 日后复诊,自诉已行子宫内膜癌切除术 20 日,且化疗 1 周期,化疗方案为:紫杉醇 300mg+卡铂 600mg 静脉滴注,经过第 1 周期化疗后,未出现脱发、恶心呕吐等不良反应,拟于 7 日后行第 2 周期化疗,患者自诉周身畏寒、双手畏寒恶风较前明显缓解,现自觉四肢稍暖,倦怠乏力、自汗较术前明显增加,腹腔镜伤口处疼痛不适,大便偏稀,舌淡胖有齿痕苔黄腻,脉沉细。处方:上方去附子、胡黄连、连翘、白花蛇舌草、半枝莲、猪苓、炒杜仲、续断、桑寄生、延胡索,加北豆根 9g,知母 10g,柴胡 10g,枳壳 10g,炒白芍 30g,乌药 20g,败酱草 30g,地骨皮 30g,牡丹皮 20g,炒栀子 10g,炒山药 20g,砂仁 9g(后下)。7 剂,水煎服,每日 1 剂,早晚分温再服。

后患者间断门诊随诊,自述倦怠乏力、四肢沉重无力、伤口处胀痛逐渐消失,生存期延长的同时不适症状明显缓解,生活质量得以提升。

按语:本病案患者既往乳腺癌、手术切除病史,考虑为术后淋巴结转移至腹腔导致子宫内膜癌(endometrial carcinoma,EC)的可能性大。患者久病正气虚弱,脏腑阴阳气血失调,故出现倦怠乏力、不耐寒热;气属阳,阳不化气,阴便成形,阴寒内盛,积于少腹,气不得行,不通则痛,久则为癥,故出现双手恶风畏寒、少腹胀痛、腹内包块;正气亏虚,湿不得化,寒湿流注于下焦,故出现下肢沉重无力;寒湿内蕴,日久化热,湿热毒邪内生,故见口干口苦;热毒伤阴,故见夜间燥热;结合舌暗红苔黄腻,脉沉滑,辨证为气虚湿阻、热毒内蕴证。治以益气祛湿、清热解毒之法,方用玉屏风散合四妙散加减。方中重用生黄芪 60g 补气升阳;附子辛、甘、大热,补火助阳,散寒止痛,两药相须共为君,共奏补气助阳之效;臣以白术益气健脾,助黄芪补气固表;防风祛风解表,《本草纲目》曰:"黄芪得防风而功愈大";佐以北豆根清热解毒,一则防热毒更伤阴液,二则防补气助阳而上火;怀牛膝、杜仲、桑寄生补肝肾、强筋骨、祛风湿;臣以薏苡仁性甘淡凉,利水渗湿、解毒散结。车前子清热渗湿;猪苓利水渗湿;苦参苦寒之性较强,既清热燥湿，又兼利尿；胡黄连性寒味苦，入血分，退虚热、清湿热；四者配伍，引下焦湿热从小便解，使湿热之邪外出。佐以连翘清热解毒、消散积聚；败酱草辛散苦泄寒凉，既能清热解毒，又能消痈排脓，为治肠痈腹痛之要药；土茯苓清热解毒、消肿散结；龙葵苦寒，清热解毒、活血消肿；白花蛇舌草清热解毒，利湿消肿；半枝莲辛、平，清热解毒、利水祛湿；六药相伍，共奏清解癌毒、消散积聚之效；使以砂仁化湿醒脾开胃，行气温中，其为"醒脾调胃要药"，防一派苦寒之药伤及脾胃，影响中焦气机运化。

二诊时，患者自述口干口苦症状明显缓解，大便较前好转，下肢沉重稍有缓解，提示服上方后湿热得以清化，故去苦参、土茯苓、龙葵、砂仁；患者仍少腹胀痛，提示虚气不行，气滞中焦，故加荔枝核、川楝子、乌药疏肝行气散结、温肾散寒止痛；仍倦怠乏力、下肢乏力、手掌恶风畏寒，且无咽干咽痛、目眵多、性急易怒等"气有余便是火"的表现，便在原方的基础上去北豆根，使黄芪、附子专于补气助阳；结合患者舌偏暗，提示气虚失于推动，瘀血内阻，故加用延胡索活血化瘀、行气止痛。

三诊时，患者已行子宫内膜癌切除术，并已完成第一周期的化疗，患者自述未见恶心、呕吐等副作用，提示术前中药调理有一定减轻化疗所引起的不良反应的作用，且提高机体的耐受力。患者术后周身畏寒、双手畏寒恶风较前明显缓解，自觉四肢稍暖，提示体内肿瘤属阴寒之物，手术作为大毒治病的手段，体内寒极状态明显缓解，气机瘀滞状态得以改善，阳气逐渐氤氲体内。此时患者仍倦怠乏力，四肢沉重无力，伤口处胀痛明显，并结合舌淡胖有齿痕苔黄腻，脉沉细，辨证为气虚湿阻、气滞阴虚证，治以益气祛湿、疏肝理气、滋阴清热，方用玉屏风散、四妙散、四逆散、清经汤四方加减。术后应重视脾胃中焦气机的恢复，故用炒山药补脾健胃，砂仁温脾暖胃。经中药综合调理，患者不适症状明显缓解，生活质量得以提升。

（谭　丽）

1.4.8　糖尿病合并感染

病例 1　间断口干多饮 30 余年，加重伴持续发热 10 日

患者，男，81 岁。间断口干多饮 30 余年，加重伴持续发热 10 日。患者 30 年前无明显诱因出现口干多饮，无多食易饥、多尿，就诊于当地医院，FPG 为 8.0mmol/L，诊断为"T2DM"，予以盐酸二甲双胍，每次 0.25g，每日 3 次控制血糖，后因血糖控制不佳多次就诊以调整降糖药物，后改为盐酸二甲双胍，每次 0.25g，每日 3 次，阿卡波糖片，每次 100mg，每日 3 次，经饮食、运动、药物调

控后，血糖控制尚可。10 日前无明显诱因出现口干多饮症状加重，体温升高，最高体温达 41℃，伴嗜困、纳呆，就诊于长庚医院，查血常规+CRP，示 WBC 为 $10.8\times10^9/L$，HGB 为 108g/L，PLT 为 $125\times10^9/L$，NE 为 75%，CRP 为 12mg/L。考虑为"细菌感染"，予以抗感染治疗，静脉滴注头孢拉定注射液，每次 0.5g，每日 3 次，体温未见明显下降；后予以血培养，示无致病菌生长，继续予以抗菌、抗感染治疗后，体温仍持续在 39～40℃。患者欲中药调理，遂就诊于门诊。刻下症：口干多饮，伴发热，体温为 39.2℃，偶汗出，全身乏力，食欲差，下肢可凹性水肿，腿软无力，夜尿频，尿量少，便秘，舌绛红，有裂纹，苔黄厚腻，脉细数无力。

既往高血压、冠心病、高脂血症病史。辅助检查：血常规+CRP 示 WBC 为 $10.8\times10^9/L$，HGB 为 108g/L，PLT 为 $125\times10^9/L$，NE 为 75%，CRP 为 12mg/L；电解质检查示 Na^+ 为 123mmol/L，K^+ 为 3.1mmol/L；胸部 CT 示双肺散在多发性小结节。血培养示无致病菌生长。西医诊断为 T2DM，细菌感染；中医诊断为消渴合并发热，辨证为阴虚内热、脾虚气滞证，治法为滋阴降火、补脾通滞。处方：生地黄45g，熟地黄15g，太子参60g，麦冬50g，五味子12g，玄参15g，金银花20g，连翘30g，紫花地丁30g，地骨皮30g，牡丹皮20g，柴胡10g，陈皮10g，枳实20g，赤芍45g，炒白芍45g，白术15g，山药15g，木香16g，砂仁12g（后下），甘草6g。7 剂，水煎服，每日 1 剂，早晚分温再服。

患者服上方 7 日后复诊，体温由 40℃平稳下降至 37.2℃，咳嗽咳痰，痰黏难咳，倦怠乏力，四肢无力，活动完全依赖轮椅，食欲一般，食后腹胀，口干，仍下肢浮肿，舌红苔黄腻，脉沉细无力。处方：生黄芪60g，川芎30g，北豆根9g，桔梗10g，太子参30g，麦冬30g，五味子6g，黄连10g，陈皮10g，半夏9g，茯苓30g，知母10g，怀牛膝30g，炒薏苡仁30g，车前子30g（包煎），莱菔子30g，焦槟榔20g，焦麦芽20g，焦神曲20g，焦山楂20g。7 剂，水煎服，每日 1 剂，早晚分温再服。

患者服上方 7 日后复诊，无发热，咳嗽、食欲差、四肢沉重乏力较前好转，现可离开轮椅站立行走 20m 左右，自觉倦怠乏力，夜间烦热，口干不欲饮水，舌质红，少苔，有裂纹，脉弦细数。处方：生黄芪60g，当归30g，太子参60g，麦冬30g，五味子6g，生地黄30g，玄参30g，牡丹皮20g，知母10g，怀牛膝30g，生薏苡仁30g，车前子30g（包煎），炒杜仲20g，续断30g，木香10g，砂仁9g（后下），莱菔子30g，焦槟榔30g，败酱草30g，炒麦芽30g。7 剂，水煎服，每日 1 剂，早晚分温再服。

按语：糖尿病患者免疫功能下降，对细菌、病毒的易感性增加，因此极易并发各种感染。研究发现，感染性疾病是 T2DM 患者发热的主要原因。中医学将发热主要分为外感发热和内伤发热。对于不明原因的发热多归属中医学"内伤发热"范畴，内伤发热主要包括气虚发热、阴虚发热、血虚发热、肝郁发热、瘀血发热、湿郁发热等。

本病案患者素体正气亏虚，脾胃虚弱，升降失常，气机不畅，郁滞而化热，热伤阴津，阴虚阳亢，故见发热、口干口渴、全身乏力、食欲差；气虚固摄失职，阴液外泄于肌表，故见汗出；脾主四肢，脾虚运化失司，水谷精微不能达于四末，故见腿软乏力；气机郁滞不畅，则水液代谢紊乱，气属阳，气虚则温煦、推动水液运化失职，水湿停滞于下焦，不能从小便正常排出，故见下肢可凹性水肿、尿量少；患者年老体弱，肾气亏虚，温煦、固摄失职，故见夜尿频多；阴虚内热，煎熬体内津液，肠道失于濡养，故出现便秘；结合患者舌绛红有裂纹，苔黄厚腻，脉细数无力；辨证为阴虚内热、脾虚气滞，以滋阴降火、补脾通滞为主要治法，方用生脉散、清营汤、四逆散、香砂六君子汤加减。方中重用太子参既能补脾气，又能养胃阴；生地黄甘寒，功擅清热凉血、养阴生津，两者共为君药，共奏补气养阴、凉血生津之效。臣以麦冬甘寒养阴，清热生津，与太子参、生地黄相伍，其益气养阴之功益著；玄参清热凉血、滋阴降火，与生地黄、麦冬同用为增液汤，共奏清热生津、滋阴润燥之效。佐以熟地黄滋阴补血、益精填髓；金银花、连翘清热解毒、轻清透泄，使营分热邪有外达之机，促其透出气分而解，即"入营尤可透热转气"。紫花地丁清热解毒、凉血消肿；地骨皮甘寒，凉血除蒸；牡丹皮清热凉血、活血化瘀；赤芍苦寒，善清泻肝火，泄血分郁热；四药合用，共清血分余热，防邪热更伤血分。柴胡疏散退热，疏肝理气，透邪外出；白芍养血柔肝敛阴，与柴胡合用，以补养肝血、条达肝气，可使柴胡升散而无耗伤阴血之弊；枳实理气解郁，泻热破结，与柴胡为伍，一升一降，增舒畅气机之功，奏升清降浊之效；与白芍配伍，能理气活血，使气血调和。陈皮理气健脾、燥湿化痰；白术补脾益胃，健脾燥湿；山药健脾益气，燥湿利尿；木香醒脾开胃，行气调中；砂仁化湿开胃，行气温中；五药相伍，顾护中焦脾胃之气，即"留得一分胃气，便有一份生机"；使以甘草调和诸药。诸药配伍，气阴双补，清解余热，顾护脾胃，标本兼治，充分体现《伤寒论》中"养正气，存津液"的思想。

二诊时，患者诉服用上方后体温逐渐降至正常，出现咳嗽咳痰，痰黏难咯，提示热由营血转入肺卫，肺热壅盛，故用北豆根清肺火、解热毒、利咽消肿；桔梗苦泄肺热，升宣肺热，祛痰利咽，为治肺经气分病之要药；黄连泻火解毒，清热燥湿；三者与二陈汤配伍，共奏清肺解毒、利咽祛痰之效。患者仍倦怠乏力、四肢沉重无力、下肢浮肿，结合舌红苔黄腻、脉沉细无力，核心病机仍为气虚湿阻，以黄芪四妙散加减益气清热祛湿；患者食欲较差，食后腹胀，提示中焦气机升降失调，予以莱菔子消食除胀、降气化痰，焦四仙健脾开胃、消食导滞；并嘱咐患者少食多餐，常服小米粥以养胃气。

三诊时，患者咳嗽、食欲差、四肢沉重较前明显改善，新增夜间烦热、口干不欲饮水，结合舌红少苔有裂纹，脉细数，提示热病伤阴，阴虚内热，在上方益气的基础上，太子参加量至 60g，以益气养阴生津，生地黄、玄参、麦冬三者合用达清热养阴、增液行舟之效；生地黄、牡丹皮、知母三者合用取"青蒿鳖甲汤"之养阴透热之功；加用杜仲、续断补肝肾、强筋骨；继续予以健脾和中之方药顾护中焦脾胃之气。综合三方来看，疗效显著，选方精妙，用药平和。冯教授在老年热病的治疗上，用药注重与常人不同，以扶正为主，以平和为要，告诫学生不可妄用攻伐峻补。

（谭　丽）

病例2　发现血糖升高10余年，伴间断尿频、尿急、尿痛6个月，加重2周

患者，女，57岁。发现血糖升高10余年，伴间断尿频、尿急、尿痛6个月，加重2周。患者10年前体检时发现血糖升高，FPG为8.4mmol/L，予以盐酸二甲双胍片，每次0.5g，每日3次控制血糖。患者6个月前出现尿频、尿急、尿痛，当地医院诊断为"慢性泌尿系感染"，经抗感染治疗后，症状缓解，后半年内反复发作，于2周前因受凉后出现少腹隐痛而胀，尿频，尿急，夜尿多，遂至门诊就诊。刻下症：口干多饮，少腹隐痛而胀，尿频，尿急，夜尿多，口干口渴，下肢酸软，周身乏力，腰背痛，畏寒，便干，舌苔薄而略黄，脉沉细。

西医诊断为2型糖尿病，慢性泌尿系感染；中医诊断为消渴合并淋证，辨证为肾气不足、湿热内蕴证，治法为益气固肾、理气化湿。处方：生黄芪30g，当归10g，苍术10g，白术10g，防风10g，葛根30g，荔枝核30g，白茅根30g，芡实20g，金樱子20g，知母10g，怀牛膝30g，生薏苡仁30g，车前子30g（包煎），柴胡10g，枳实10g，赤芍30g，北豆根9g，炒杜仲20g。7剂，水煎服，每日1剂，早晚分温再服。

患者服上方7日后复诊，诉畏寒、下肢沉重明显缓解，小便趋于正常，尤其夜尿明显减少，口干有所缓解，无明显上火症状，仍有腰酸，倦怠。处方：上方去白术、防风、白茅根、芡实、金樱子，加狗脊30g，续断30g，生黄芪加至60g。7剂，水煎服，每日1剂，早晚分温再服。后随访，患者服中药后尿频、尿急、尿痛症状明显减轻。

按语： 尿路感染在糖尿病患者中的发病率为9%~20%，是非糖尿病患者的2~3倍。主要表现为膀胱刺激征，即尿频、尿急、尿痛，膀胱区或会阴部不适及尿道烧灼感。尿路感染常发生于中老年女性，60岁以上女性尿路感染的发生率高达15%。女性绝经后受尿道黏膜变性、雌激素水平降低等因素影响，其发病率明显高于男性。研究显示住院T2DM患者合并尿路感染发生率较高，高龄、女性、血糖水平控制不良、留置导尿管是其合并尿路感染的危险因素。中医将尿路感染归属中医学"淋证"范畴。"淋"最早见于《黄帝内经》中的"淋""淋满""淋溲"

等。《金匮要略》首先对淋证做了描述："淋之为病,小便如粟状,小腹弦急,痛引脐中。"并将病机责之热在下焦。根据不同的特殊表现,可分为热淋,气淋,血淋,石淋,膏淋,劳淋等。《诸病源候论》提出:"诸淋者,由肾虚而膀胱热故也",指出淋证发病的内在因素是肾气亏虚,肾藏元气,为"一身气之根本",元气虚则机体无力抗邪。《四圣心源》言:"脾陷而乙木不升,是以病淋;胃逆而甲木不降,是以病消。脾陷胃逆,二气不交,则消病于上,而淋病于下",可见中气虚,气机升降失调,水液代谢紊乱,致"消""淋"同时发生。肾为先天之本,主水,司膀胱开合。消渴患者或因素体阴虚,或湿热阻滞膀胱,久病耗气伤阴,甚至阴损及阳,因实致虚。《素问·灵兰秘典论》曰:"膀胱者、州都之官,津液藏焉,气化则能出焉",肾虚膀胱气化不利,发为淋证。除肾虚外,感染湿热之邪是重要外因。

　　详析本病案,患者阳气不足,津液失于蒸化输布,水气下流而无力升宣,出现尿频多、口干渴之上下失调的表现。正如《黄帝内经》所云:"地气上为云,天气下为雨",据此取类比象,人以象天,同为此理:水不得火则有降无升,降而不升则尿频口干。观此病案之机要,肾虚为本,继而气化失司,水液代谢失常,故口干尿频,少腹失于阳气之温煦,气机运行不畅,故而胀而隐痛;湿热之邪,居于下焦,壅滞膀胱尿道,热灼胞络,故尿频、尿急、夜尿多;气虚清阳不升,故而周身乏力;肾虚则腰背酸痛、沉重、畏寒。在初诊方中,黄芪、白术、防风、葛根意在益气温阳而升阳;柴胡、枳实、赤芍、荔枝核可疏肝理气、行气利水,"气畅则水道自通";白茅根、知母、怀牛膝、生薏苡仁、车前子清利湿热,通利小便;杜仲、芡实、金樱子补肾以固而涩溲。二诊时,患者尿频口干等症状明显缓解,故病机分析准确,用药对路,仍以益气为主,佐以清利、补肾之法,在初诊方基础上,黄芪用量加至 60g,以加强益气升阳的功效。冯兴中教授对于夜尿频多,或是腰膝酸软、四肢乏力,尤其下肢无力的患者,多从命门肾上着手考虑,关键在于审其阴阳偏颇,火不足以温之,阴水亏则润之,精亏则填补之,多用杜仲、续断、菟丝子、牛膝等药物。对于肾阳虚甚者,冯教授于方中加入制附片以促生命门之火性。曾遇多例周身畏寒之甚者,冯教授每投制附片以温肾阳暖下元,以"温通十二经脉",使之达到缓解周身怕冷症状之效,用量上则根据患者服药后的反馈,一般从少量开始(初始剂量常用黑顺片 10g 先煎),由轻渐重,尤其是年老久病、胃气亏虚、阳气虚衰的患者,往往不耐重剂,要遵循"以轻治重","轻中寓速"的原则。另外,冯教授常于总方中配伍药性相反之反佐药,如炒栀子、北豆根,防温热药过于燥热而令火性上炎,徒添上火之候,或配伍龙骨、牡蛎等具有收敛内潜封藏之性的药物,敛降虚浮之火,同时亦使火力温潜内藏而持久,体现了"阳不在多,而在秘"之意。

(金易晞)

病例3 间断口干多饮5年，伴尿频尿急2个月

患者，女，53岁。间断口干多饮5年，伴尿频尿急2个月。患者5年前因口干多饮就诊于当地医院，随机血糖为12.1mmol/L，明确诊断为"T2DM"，给予口服降糖药物治疗，规律监测血糖，随机血糖控制在6.0～12.0mmol/L。2个月前劳累后开始出现尿频、尿急，排尿不畅，少腹坠痛，腰痛，遂就诊。刻下症：口干多饮，尿频尿急，反复泌尿系感染，排尿不畅，尿色浑浊，少腹坠痛，腰痛，口干口苦，汗出，大便干，3日1行。舌红苔黄腻，脉滑数。

西医诊断为2型糖尿病合并泌尿系感染；中医诊断为消渴合并淋证，辨证为湿热下注证，治法为清热泻火、利水通淋。予以八正散加减。处方：生地黄10g，小通草6g，竹叶10g，滑石10g（包煎），藿香10g，白豆蔻5g，茵陈10g，茯苓10g，陈皮10g，法半夏9g，萹蓄10g，瞿麦10g，荔枝核30g，炒栀子10g，知母9g，黄柏9g，苍术10g，姜厚朴10g，车前子10g（包煎）。7剂，水煎服，每日1剂，早晚分温再服。

患者服上方7日后复诊，诉尿频、尿急减轻，少腹坠胀减轻，腹痛减轻，口干口苦减轻，腰痛，汗出，大便仍干，3日1行。舌暗红，苔白根黄厚脉滑数。治法为清热泻火、利水通淋。处方：上方去茯苓、陈皮、半夏、炒栀子、知母、厚朴，加生甘草6g，牛膝15g，生薏苡仁15g，大血藤30g，熟大黄10g。7剂，水煎服，每日1剂，早晚分温再服。

患者服上方7日后复诊，诉无尿频、尿急，无少腹坠胀感，无腹痛，口干口苦减轻，怕冷，纳佳眠差，二便调，舌暗红，苔白，根黄厚，脉沉，改为健脾益气之剂。处方：陈皮10g，半夏10g，茯苓30g，枳实10g，生白术10g，党参10g，炒酸枣仁30g，山药10g，白豆蔻10g，木香10g，砂仁10g（后下）。7剂，水煎服，日1剂，早晚分温再服。

按语： 淋证的病因病机分为外因和内因两类。外因如气候或居住环境潮湿、冒雨涉水等感受湿邪、热邪导致湿热邪气侵犯下焦；内因多为饮食辛辣刺激油腻之品使湿热内蕴，中气虚弱，水液代谢失常，日久湿热内生，流注下焦；内外合邪，即中气素虚，运化失常，湿热内停，又因体虚易于被湿热之邪侵犯，内外之邪相合为病，正如薛生白所言："太阴内伤，湿饮停聚，客邪再至，内外相引，故病湿热。"湿热羁留下焦，黏滞难解，疾病日久不愈。

冯兴中教授认为淋证的发生与虚、湿、热关系密切，其病位在膀胱，涉及肝、脾、肾三脏。老年女性淋证的特点是反复发作，病程缠绵，不易治愈，病机多为正虚为本，因虚而淋，因虚致湿热。对表现为慢性淋证基础上出现急性发作者，中医治则为急则治其标，缓则治其本，故临床上在患者表现有明显的尿急、尿频、尿痛、尿赤等急性症状，以及舌质红、苔黄腻时，先于以清热利湿法治疗。酌情选用八正散、导赤散、四妙丸等。治当以清利为主，但不可过用苦寒分利之剂，

应依据病证，适当配伍顾护脾胃或滋阴之品。此病的基本病机以正虚为主，虚实夹杂，谨守病机，治病求本，在疾病的缓解期，主张以补益中气、扶正为主。

本病例患者为老年女性，消渴日久，素体禀赋薄弱，加之老年女性的生理自然衰退特点，以及既往过用苦寒清热，利尿通淋之品，或因反复使用抗生素，损伤脾肾，阳气衰惫，气化不固，致使本病迁延反复不愈。因此缓解期以补肾健脾为法。如《灵枢·口问》曰："中气不足，溲便为之变。"患者平素过食辛辣厚味，湿热内蕴，下注膀胱，水道不利，故尿频尿急，反复发作，或溺时涩痛，淋漓不畅，甚则癃闭不通。湿热熏蒸，则尿色浑浊。湿热郁遏气机，则少腹坠痛。热伤阴液，加之消渴日久，阴液伤甚，津液不布，则口燥咽干，大便干燥。结合舌红苔黄腻，脉滑数，辨证为湿热淋证，治以清热泻火、利水通淋之法，方以八正散加减。方中滑石性味甘、淡、寒，归膀胱、肺、胃经，可滑利窍道、清热渗湿、利水通淋；通草味甘、淡，性微寒，可上清心火，下利湿热，使湿热之邪从小便而去。萹蓄、瞿麦、车前子清热利水通淋。炒栀子清泄三焦，通利水道，使湿热从小便而去，以增强清热利水通淋之功。竹叶味甘、淡，性寒，归心、肺、胃经，能清热除烦、生津利尿。荔枝核味甘、微苦，性温，归肝、肾经，能行气散结、祛寒止痛。诸药合用，共奏清利湿热、通淋止痛之效。

二诊时，患者诉尿频尿急减轻，少腹胀痛减轻，出现腰痛、大便干，故加大清利湿热之力，加用四妙丸，是在二妙散的基础上加川牛膝、薏苡仁而成。方中以黄柏为君药，取其寒以胜热，苦以燥湿，且善除下焦之湿热之意；苍术苦温，健脾燥湿除痹；薏苡仁清利湿热，共为臣药。牛膝活血通经络，补肝肾，强筋骨，且引药直达下焦，为佐药。诸药合用，共奏清热利湿之功。熟大黄泻热通肠，凉血解毒。

三诊时，患者诉无尿频尿急，无少腹坠胀，以怕冷为主诉，遂改为健益脾肾之剂善后，以防一派苦寒之药伤及脾胃，影响中焦气机运行，且缓解期理应补益中气、顾护正气，重视脾胃中焦气机的恢复。故在四君子汤基础上加砂仁，可化湿醒脾开胃、行气温中，其为"醒脾调胃要药"，加木香行气止痛、健脾消食，山药补脾健胃，纵观全案，急性期以清热泻火、利水通淋为治疗大法，缓解期以补益中气为法，故获良效。

（刘　婕）

病例 4　间断口干多饮 3 年余，伴咳嗽咳痰 1 月余，加重 1 周

患者，男，63 岁。间断口干多饮 3 年余，伴咳嗽咳痰 1 月余，加重 1 周。患者 3 年前无明显诱因出现口干多饮，伴乏力，于当地医院完善相关检查后，诊断为"T2DM"，予二甲双胍缓释片口服控制血糖，后规律监测 FPG，控制在 6.0～

7.0mmol/L。1个月前受凉后出现咳嗽咳痰，痰白量多，伴畏寒乏力、胸闷气短，患者自行服用感冒冲剂后畏寒症状较前好转，仍时有咳嗽，咳白痰，伴胸膈痞闷。1周前患者受凉后咳嗽症状较前加重，伴乏力、胸闷气短，无恶寒发热，现为求进一步诊治，遂至门诊就诊。刻下症：咳嗽、咳痰，痰白质黏，咽喉肿痛，乏力、气短，胸闷，口干多饮，纳呆，胸膈痞闷，眠可，二便调，舌暗红，苔白腻，脉滑。

既往行胃恶性肿瘤切除术1年，定期行常规放化疗。西医诊断为T2DM，慢性支气管炎急性发作；中医诊断为消渴合并咳嗽，辨证为痰湿内蕴、气阴两虚证，治法为燥湿化痰、益气养阴，予以二陈汤合生脉散加减。处方：黄芪30g，党参30g，麦冬30g，五味子6g，薤白30g，黄芩10g，北豆根9g，桔梗10g，炒苦杏仁10g，陈皮10g，半夏9g，茯苓30g，木香10g，砂仁10g（后下），炒莱菔子30g。7剂，水煎服，每日1剂，早晚分温再服。治疗期间患者因症状较前好转，于当地医院抄方20余剂。

患者服上方30日后复诊，咳嗽、咳痰症状较前明显减轻，咽喉肿痛明显好转，仍有乏力、胸闷气短、纳差，胸膈痞闷较前好转，时有反酸、胃灼热，眠可，二便调。舌暗红，苔黄略腻，脉滑。处方：上方加黄连10g，吴茱萸5g，煅瓦楞子30g（先煎）。7剂，水煎服，每日1剂，早晚分温再服。服药后患者症状较前好转，于当地医院抄方30剂。

患者服上方37日后复诊，咳嗽、咳痰较前好转，未诉咽喉肿痛症状，时有乏力气短，口干夜甚，纳差，胸膈痞闷，反酸、胃灼热症状较前减轻，舌淡暗，苔白腻，脉滑。处方：上方去北豆根，黄芪加量至60g，加三棱10g，莪术10g。7剂，水煎服，每日1剂，早晚分温再服。

患者服上方7日后复诊，偶有咳嗽，痰少，无咽喉肿痛，无反酸、胃灼热，气短乏力，口干较前明显好转，仍有纳差，胸膈痞闷，食后加重，舌淡暗，苔黄腻，脉滑。处方：上方加焦山楂、焦神曲、焦麦芽、焦槟榔各30g。7剂，水煎服，每日1剂，早晚分温再服。

患者服上方7日后复诊，未诉咳嗽、咳痰，无咽喉肿痛，无反酸、胃灼热，无纳差及胸膈痞闷气短乏力，仍有口干口渴，舌淡暗，苔黄，脉滑。处方：上方党参加至60g，加葛根30g。7剂，水煎服，每日1剂，早晚分温再服。配合目前西医糖尿病及胃恶性肿瘤治疗方案。调治月余，诸症悉平，目前仍定期复诊，病情稳定。

按语：慢性支气管炎是一种以咳嗽、咳痰为主要症状的慢性非特异性炎症，其主要累及气管、支气管黏膜及周围组织，其临床症状常反复发作，发作时间可持续2~3个月，是一种起病虽然缓慢但是随时会导致急性发作的呼吸道疾病。本病归属中医学"咳嗽"范畴，病位在肺，病机为肺失宣肃，肺气上逆。《景岳全书·咳嗽》云："咳证虽多，无非肺病。肺气上逆，气机升降失调，则咳作矣。"

肺为娇脏，通于口鼻、外合皮毛，易受邪侵，不耐寒热。肺宣发肃降功能失常，肺气上而不下，冲击膈咽，喉痒作咳，如《此事难知》云："咳嗽者，逆行上也，气上行而逆"。

本病案患者久病，脾失健运，湿聚为痰，痰湿犯肺则宣降失常，故咳嗽痰多。病久耗气伤阴，气虚则乏力，肺主呼吸，肺气虚则气短，气虚卫外不固，则易于伤风。阴虚津少，失其滋养，故口干。痰阻气机，胃失和降，故纳呆，胸膈痞闷。痰浊凌心，胸阳被遏，气机壅滞，故胸闷。痰湿日久化热伤阴，搏结灼伤咽喉故咽喉肿痛，舌暗红，苔白腻，脉滑，均为气阴两虚，痰湿内蕴之象。治宜益气养阴，燥湿化痰。方用生脉散合二陈汤加减。二陈汤出自《太平惠民和剂局方》，方中半夏辛温而燥，善能燥湿化痰，有降逆和胃，以消痞除满。痰湿阻滞气机，故以辛苦温燥之陈皮理气行滞，燥湿化痰，乃取"治痰先治气，气消则痰消"之意；脾为生痰之源，茯苓甘淡，渗湿健脾，治以生痰之源，与半夏相配伍，燥湿渗湿以防生痰，而达湿化痰消之功。全方燥湿理气，祛已生之痰，渗湿健脾，杜生痰之源，为治疗湿痰证之代表方。生脉散出自张元素所著的《医学启源》，"补肺中元气不足"，方中用党参甘平，健脾益肺、养血生津。麦冬甘寒养阴，清热生津，能养心阴、清心热，并具有除烦安神之效，《药性赋》谓其用有四：退肺中隐伏之火，生肺中不足之金，止烦躁阴得其养，补虚劳热不能侵。两药配伍，益气养阴之功益著。五味子味酸甘温，收敛固涩，益气生津，又能宁心安神，配党参则补固正气，配麦冬则收敛阴津，三药合用补其正气以鼓动血脉，滋其阴津以充养血脉，共奏养阴生津之效。加黄芪补气升阳，以利生津养血。加木香辛、苦、温，行气止痛、健脾消食。砂仁辛、温，入脾胃经，行气调中、醒脾和胃；莱菔子辛、甘、平，消食除胀；三药合用，以增健脾理气之功，可助消食开胃之力，又可防补气留滞之弊。薤白理气宽胸，通阳散结。北豆根清热解毒，消肿利咽；桔梗苦、辛、平，宣肺祛痰、利咽排脓；两药合用以增清热解毒利咽之效。苦杏仁苦微温，降气止咳平喘，与桔梗同用，一升一降，宽胸理气。黄芩苦寒，清热泻火燥湿，尤善清中上焦之湿热，又可防止补气留滞化热。

二诊时，患者咳嗽咳痰症状较前明显减轻，咽喉肿痛明显好转，仍有乏力胸闷气短，纳差，胸膈痞闷较前好转，时有反酸、胃灼热。舌暗红，苔黄略腻，脉滑。患者久病，长期情志抑郁，肝郁化火，横逆犯胃，治以清泻肝火，降逆抑酸。上方加黄连、吴茱萸，取左金丸之意，黄连清肝火，清胃火，泻心火，寓"实则泻其子"之意，与辛热入肝经之吴茱萸配伍，辛散肝郁，苦降胃逆，同时制约黄连之苦寒，已达泻火而不凉遏，苦寒而不伤胃之效；煅瓦楞咸平制酸，三药合用以达清肝抑酸降逆之效。

三诊时，患者咳嗽咳痰较前好转，未诉咽喉肿痛症状，时有乏力气短，口干夜甚，纳差，胸膈痞闷，反酸、胃灼热症状较前减轻，咽喉肿痛症状好转，气虚症状较为显著，应加重补气药物用量，加黄芪至60g，上方去清热解毒之北豆根。患者口干夜甚，考虑为瘀血阻络、津不上达所致，加用活血通脉药，三棱、莪术性味辛、苦，两药相须为用，以增破血行气之力。

四诊时，患者偶有咳嗽，痰少，气短乏力，口干较前明显好转，仍有纳差、胸膈痞闷，食后加重，纳差脘痞食后加重，考虑脾虚运化无力，导致食积胃肠。加焦四仙各30g，其中焦麦芽甘、平，归脾、胃、肝经，行气消食、健脾开胃；焦神曲甘、辛、温，归脾、胃经，消食和胃；焦山楂酸甘、辛、温，消食健脾、行气化浊；焦槟榔苦、辛、温，消食导滞，其中山楂善消肉积，神曲善消酒积，麦芽善消面积；槟榔善行脾胃之气；四药合用，共奏消食导滞之功。

五诊时，患者诸症好转，仍有口干口渴，舌淡暗，苔黄，脉滑。考虑为阴虚津不上承，上方党参加至60g，增强益气生津之力，葛根辛、甘、凉，生津止渴，引阳明清气上升以疗口渴。两药合用，使津液生化有源，又可引津液上行以疗口干渴。

纵观冯兴中教授治疗痰湿内蕴，气阴两虚之咳嗽，用药升降兼顾，补中有行，以达气机调畅、气血调和之效。

（梁家琦）

病例5　间断口干多饮10余年，伴咳嗽8日

患者，男，74岁。间断口干多饮10余年，伴咳嗽8日。患者10余年前无明显诱因出现口干口渴多饮、多尿，消瘦5kg左右，就诊于当地医院，FPG为13.0mmol/L左右，予以二甲双胍联用胰岛素降糖治疗，具体胰岛素及剂量不详，后血糖控制平稳后出院。后因口干口渴，血糖控制不佳而调整降糖方案，目前口服磷酸西格列汀，每次100mg，每日1次；二甲双胍，每次1g，每日2次；阿卡波糖，每次100mg，每日3次；甘精胰岛素早餐前10U，自诉FPG控制在5.0～7.0mmol/L，PBG控制在9.0～12.0mmol/L。8日前受凉后出现咳嗽、咳痰、流涕、低热，无咯血，无气喘、呼吸困难，无胸痛，无心悸，就诊于当地医院，查胸部CT，示右肺下叶炎性变；食管裂孔疝？主动脉及冠状动脉多发钙化。血常规示白细胞计数为$11.1×10^9$/L，NE%为84%。予以头孢、感冒清热颗粒、强力枇杷露后无发热，仍有咳嗽、咳痰，现为求进一步诊治，遂至门诊就诊。刻下症：咳嗽痰多，咳黄痰，喉中有痰鸣音，咽痒，口干，大便不畅，质干，小便频，纳眠可，舌红，有裂纹，苔黄腻，脉细滑。

既往高血压、高脂血病史，对磺胺类药物过敏。西医诊断为2型糖尿病，肺部感染；中医诊断为消渴合并咳嗽，辨证为痰热蕴肺证，治法为清热肃肺、化痰止咳。处方：黄芩10g，桑白皮30g，地骨皮30g，山豆根9g，桔梗10g，苦杏仁

10g，川贝母 10g，瓜蒌 30g，白前 10g，前胡 10g，黄连 10g，陈皮 10g，半夏 9g，茯苓 30g，射干 10g，蝉蜕 10g，玄参 30g，砂仁 10g（后下）。7 剂，水煎服，每日 1 剂，早晚分温再服。

患者服上方 7 日后复诊，诉咳嗽咳痰较前好转，咽痒较前明显好转，仍有口干，排便不畅，时有反酸、胃灼热，纳眠可，舌红，有裂纹，苔略腻，脉细滑。处方：上方去射干、蝉蜕，加葛根 30g，吴茱萸 5g，煅瓦楞子 30g（先煎），火麻仁 30g。7 剂，水煎服，每日 1 剂，早晚分温再服。后电话随访，患者诉咳嗽咳痰基本已痊愈。

按语：历代医家多认为咳嗽与痰密切相关，如《素问病机气宜保命集》中"咳谓无痰而有声，肺气伤而不清也；嗽是无声而有痰，脾湿动而为痰也；咳嗽谓有痰而有声，盖因伤于肺气，动于脾湿，咳而为嗽也。"《仁斋直指方论》认为本病病机在于"痰塞胸脘，气逆不下，冲击而动肺"；刘河间认为无痰不作咳，痰湿是咳嗽的主要病因，"咳嗽谓有痰而有声，盖因伤于肺气，动于脾湿，咳而且嗽也"，指出痰湿作咳多为脾虚，不能运化水谷精微反成痰湿，上渍于肺而致，"故咳嗽者，治痰为先；治痰者，下气为上"。

患者老年男性，素食肥甘厚味，又加之消渴病程日久，伤及脾胃，"脾气散精上归于肺"，"脾胃一虚肺气先绝"，"肺金受邪，由脾胃虚弱不能生肺，乃所生受病也"，脾失健运，饮食水谷不能化为精微上输养肺，反聚湿生痰，上干于肺，即所谓"脾为生痰之源，肺为贮痰之器"，痰湿蕴肺，郁而化热，痰热壅阻肺气，肺失清肃，故咳嗽、喉间有痰鸣音、咳嗽痰多，色黄；痰热灼烧肺津液，热灼咽喉，故口干、咽痒。肺气不降，大肠传导无力，故大便不畅，质干；金水相生，加之既往消渴病史，肾固摄功能降低，故小便频。本病病位在肺，与脾关系密切，证属邪实为主，辨证属痰热蕴肺，治法以清热肃肺、化痰止咳为主。方用泻白散、贝母瓜蒌散、小半夏汤、二陈汤加减化裁。

方中黄芩、桑白皮、地骨皮清泻肺热；桑白皮、地骨皮为泻白散主要组成药物，泻白散主治肺有伏火郁热之证。桑白皮甘寒性降，专入肺经，清泻肺热、止咳平喘，又因其不刚不燥，而不伤娇脏；地骨皮甘淡而寒，入肺、肾经，既能直入阴分助桑白皮泻肺中伏火，又能清泻肾中虚热；两药相合，清肺火以复肺气之肃降，泻肾热则虚火不致犯肺。黄芩可增强清泻肺火之功效与方证病机中肺中伏热郁火和兼有阴伤相吻合。桔梗与杏仁相配伍宣肺止咳祛痰，通大便；桔梗既升又降，以升为主，功擅宣通肺气，升清降浊，清源利水，疏通肠胃；杏仁辛散苦降，以降为主，长于宣通肺气、润燥下气、滑肠通便；两药伍用，一升一降，升降调和，清上安下，寓意"提壶揭盖"之法，肺为华盖，肺气宣发肃降正常，则气机通畅，肺气肃降则推动大便排出有力。山豆根苦寒，归肺、胃经，可清热解毒、消肿利咽，与桔梗相配，共奏清热利咽之功。射干既加强了山豆根清热利咽之效，又有祛痰散结之功，为痰热交结、壅滞咽喉所致的咽喉肿痛，痰不易咳出，喉中痰鸣音所宜。玄参归肺、胃、肾经，可凉血滋阴、泻火解毒，与山豆根相配，一肾一肺，金水相生，上下既济，相辅相成，清热解毒、利咽消肿之力倍增。蝉蜕可增强利咽开音之功效。方中瓜蒌清肺润燥、理肺化痰；川贝母润肺清热、化痰止咳，助瓜蒌清肺润燥；陈皮理气化痰，使气顺痰消；茯苓渗湿健脾，以杜痰生之源；桔梗宣利肺气，使肺气宣降有权；诸药配伍，使肺燥得润，肺热得清，痰邪得化，肺气得平。化痰药配理气药，理气以化痰，痰顺气消。半夏燥湿化痰，和胃；陈皮理气化痰，使气顺则痰降；气行则痰化，痰由湿生，故以茯苓健脾渗湿；三药共用，既燥湿化痰，又理气和中，以健"脾胃生痰之源"。方中半夏、黄连、瓜蒌配伍，清热涤痰、宽胸散结。半夏、黄连、瓜蒌为小陷胸汤化裁，方中瓜蒌甘寒滑润，荡热涤痰，宽胸散结；黄连味苦性寒，清热泻火，清心除烦；半夏苦、辛、温、燥，化痰降逆，开痞散结，黄连与半夏合用，辛开苦降，通畅气机，善治痰热内阻；三药共奏清热化痰、宽胸散结、开降气机之功，使郁结得开，痰火得消。方中白前、前胡同用，降气散风，止咳化痰。白前辛甘微温，止咳化痰，泻肺平喘，下气降逆；前胡苦、辛、微寒，降气消痰，宣散风热；两药配伍，一偏寒，一偏热，又一降一散，均长于降气消痰，共治外感六淫、咳痰喘急，相须为用，寒热皆宜。纵观全方配伍清热化痰，宣肺降逆理气，宽胸散结，又佐以清利咽喉药物，气机通畅，使水湿不能瘀阻成痰，配以砂仁取其理气和胃之功效，应之"脾胃健旺百病除，内伤脾胃百病由生"。

二诊时，患者咳嗽咳痰较前好转，但有反酸胃灼热，大便不畅症状，方中去射干、蝉蜕，加葛根生津止渴，火麻仁润肠通便，煅瓦楞子制酸，吴茱萸配伍黄连辛开苦降，使肝火清，胃气降，同时达到抑酸顺气之功。

（王亚菲）

参 考 文 献

白承父，2017. 生脉散合丹参饮加减对2型糖尿病伴冠心病患者血小板粘度、血管内皮功能及冠脉血流量的影响[J]. 四川中医，35（6）：108-110.

鲍小凤，2020. 益气通络活血汤联合西药治疗气虚血瘀型糖尿病周围神经病变疗效分析[J]. 实用中医内科杂志，34（9）：22-25.

蔡小蓉，杨建云，肖炳坤，等，2017. 茵陈五苓散的药理及临床研究进展[J]. 中国临床药理学杂志，33（9）：4.

蔡志敏，2021. 五苓散加味联合二甲双胍治疗痰浊中阻证2型糖尿病的疗效观察[J]. 云南中医中药杂志，42（8）：48-50.

曹牡华，2017. 浅析导致2型糖尿病患者并发周围神经病变的危险因素[J]. 当代医药论丛，15

（17）：40-41.

曹士炜，王乐旬，荣向路，2022. 中医药治疗 2 型糖尿病湿热证的用药规律研究[J]. 中药新药与临床药理，33（8）：1137-1142.

曹占鸿，潘建衡，李娜，等，2019. 生脉散现代药理作用及作用机制的研究进展[J]. 中国实验方剂学杂志，25（22）：212-218.

陈惠，孙朦朦，安然，2012. 丹参饮在心血管疾病中的应用研究[J]. 吉林中医药，33（1）：27-30.

陈路燕，赵东英，2005. 2 型糖尿病合并急性脑梗塞早期的中医辨证特点[J]. 中国中医基础医学杂志，11（3）：205-206.

陈敏，2020. 二甲双胍药物不良反应的临床表型及影响因素分析[D]. 重庆：重庆医科大学.

陈巧，张绍芬，范少玲，等，2021. 葛根芩连汤治疗 T2DM 患者服用二甲双胍致腹泻的临床观察[J]. 按摩与康复医学，12（15）：23-25.

陈秋铭，陈超，吴帮泰，2019. 从脾胃论治消渴病及临床应用[J]. 光明中医，34（23）：3556-3558.

陈思兰，林兰，2013. 生脉散在糖尿病治疗中的应用[J]. 长春中医药大学学报，29（4）：623-625.

陈一凡，李雁，曾燕鹏，等，2022. 杜怀棠应用秦伯未调气法论治寒痹验案 1 则[J]. 天津中医药，39（1）：81-83.

陈玉甜，曾纪斌，2020. 干姜黄芩黄连人参汤治疗寒热错杂型糖尿病胃轻瘫疗效观察[J]. 广州中医药大学学报，37（6）：1030-1034.

陈智文，2020. 糖尿病伴失眠的中医症状及治疗分析[J]. 糖尿病新世界，23（2）：28-29.

程瑞彬，2020. 二甲双胍治疗 2 型糖尿病患者的应用效果及患者血清总胆固醇甘油三酯和低密度脂蛋白胆固醇水平变化分析[J]. 中国药物与临床，20（8）：1328-1330.

楚振荣，何菲好，刘思逸，等，2020. 中西医结合治疗糖尿病伴抑郁焦虑疗效探讨[J]. 长春中医药大学学报，36（4）：695-698.

崔塬苑，张娟，2020. 乌梅枣仁汤对 2 型糖尿病合并睡眠障碍患者胰高血糖素、血糖变异性及睡眠质量的影响[J]. 现代中西医结合杂志，29（17）：1866-1870.

丹丹，刘佳敏，李晋宏，2020. 糖尿病便秘的治疗经验[J]. 中国民间疗法，28（16）：94-95.

邓佳铭，邓德强，尤念炼，2021. 2 型糖尿病伴失眠症的中医研究进展[J]. 新疆中医药，39（1）：92-95.

刁庆春，刘毅，2021. 湿疹（湿疮）中医诊疗专家共识[J]. 中国中西医结合皮肤性病学杂志，20（5）：517-521.

丁翠路，刘安诺，朱桂月，等，2020. 2 型糖尿病患者睡眠障碍危险因素的 Meta 分析[J]. 现代预防医学，47（22）：4137-4143.

段卉妍，黄文雅，黄晓飞，2022. 失眠与 2 型糖尿病相关性的研究进展[J]. 中国糖尿病杂志，30（1）：70-72.

樊丹丹，尹丽华，2019. 老年消渴并中风患者证候相关危险因素研究进展[J]. 云南中医中药杂志，40（1）：82-83.

樊奕琛，钟逸斐，2021. 糖尿病肾脏疾病发病机制研究进展[J]. 辽宁中医药大学学报，23（12）：45-49.

范信晖，李科，杨一丹，等.2021. 黄芪多糖中抗炎组分的结构及其活性的初步研究[J]. 山西医科大学学报，52（10）：1346-1356.

冯罡，李军，王晓丽，等. 2017. 糖尿病肾病患者血清 microRNA-21 含量及其与氧化应激指标的相关性[J]. 中国现代医学杂志，27（1）：60-63.

冯睿，张立双，昝树杰，等，2020. 张伯礼教授治疗糖尿病前期临床思维浅析[J]. 天津中医药，37（2）：141-143.

冯圣钰，杨华，邹冉，等. 2021. 中医治疗糖尿病周围神经病变的研究进展[J]. 世界临床药物，42（9）：751-756.

冯显，2022. 中西医治疗糖尿病肾病的研究概况[J]. 中国民族民间医药，31（11）：46-49.

冯兴中，2010. 解毒法在糖尿病治疗中的意义[J]. 山东中医药大学学报，34（1）：23-25.

冯兴中，2016. 基于"气虚生毒"学说论糖尿病的防治[J]. 中医杂志，12：1023-1026.

冯兴中，2018. 基于"气虚生毒"论治糖尿病合并恶性肿瘤中医药应用策略[J]. 北京中医药，37（11）：1007-1010.

冯兴中，姜敏，卢苇，等，2011. 固肾解毒法治疗糖尿病肾病早期的临床观察[J]. 北京中医药大学学报，34（4）：286-288.

冯兴中，姜敏，周铭，等，2011. 糖尿病合并脑血管病中医诊疗标准[J]. 世界中西医结合杂志，4：357-364.

付彩雯，朱晓荣，喻荷淋，等，2017. 胃癌合并 2 型糖尿病患者临床特征及预后分析[J]. 肿瘤预防与治疗，30（4）：261-264+270.

高慧娟，冯兴中，2016. 冯兴中"从肝论治"糖尿病经验总结[J]. 中华中医药杂志，31（10）：4066-4068.

高慧娟，冯兴中，2019. 健脾固肾、化痰活血解毒法治疗糖尿病肾病浅析[J]. 中华中医药杂志，34（1）：155-158.

高靖，吴深涛，2012. 吴深涛辨治糖尿病眩晕经验探析[J]. 上海中医药杂志，46（9）：22-23.

葛均波，徐永健，2013. 内科学[M]. 第 8 版. 北京：人民卫生出版社：740-742，773.

耿利娜，薛征. 2020. 玉屏风散临床运用及药理研究进展[J]. 山东中医杂志，39（12）：1369-1374.

关婷婷，吴淑馨，杨晓晖，等，2020. 吕仁和从"虚损劳衰"认识糖尿病及其并发症病机演变经验[J]. 北京中医药，39（11）：1147-1149.

官杰，冯兴中. 2020. 基于"虚气流滞"学说论糖尿病微血管病变的防治[J]. 中国中医基础医学杂志，26（8）：1065-1067.

郭承伟，吕璐，宁云红，等，2019. 从络论治糖尿病性黄斑水肿的探讨[J]. 中国中医眼科杂志，29（2）：143-145.

国家统计局，国务院第七次全国人口普查领导小组办公室，2021. 第七次全国人口普查公报（第五号）[N]. 中国信息报，05-12（2）.

哈团结，李中南，孙丽丽，等，2022. 玉液汤加减治疗糖尿病周围血管病变对促进足部血流循环、保护血管内皮的效果研究[J]. 辽宁中医杂志，49（6）：88-91.

韩云鹏，富晓旭，冷玉琳，等，2021. 试论糖尿病周围神经病变的瘀血病机特点及治疗应对策略[J]. 四川中医，39（4）：31-35.

何绪华. 2021. 基于网络药理学研究川芎抗血栓的分子机制[D]. 贵阳：贵州大学.

何云燕，金奕，赵文娟，等，2018. 合并糖尿病的小动脉闭塞型脑卒中患者血糖控制与轻度认知障碍的相关性研究[J]. 中华神经医学杂志，17（5）：491-496.

贺璞玉，倪青，2021. 从脾探讨 2 型糖尿病病因病机[J]. 河北中医，43（10）：1738-1741，1760.

黄礼闯，赵梦亭，桑夏楠，等，2021. 三棱-莪术药对化学成分及药理作用研究进展[J]. 中华中医药杂志，11：6612-6616.

黄诗雄，邓德强，高旋，2022. 糖尿病肾病中医治疗研究进展[J]. 新中医，54（9）：16-22.

黄燕梅，朱章志，2019. 朱章志教授治疗糖尿病周围神经病变经验[J]. 四川中医，37（4）：4-7.

黄中莹，杨丕坚，吕以培，等，2010. 2 型糖尿病患者认知功能障碍及其相关因素的分析[J]. 重庆医学，39（2）：237-239.

姜华，张明雪，等，2019. 冠心病合并糖尿病中医辨治探讨[J]. 辽宁中医药大学学报，21（12）：81-83.

姜婧，赵泉霖，2019. 糖尿病性便秘中医治疗研究进展[J]. 世界最新医学信息文摘，19（16）：87，91.

雷欣，陈筱云，2021. 糖尿病合并尿路感染中医临证治验[J]. 医学信息，34（7）：162-163.

冷雪，谷丽艳，朱芳，2015. 2 型糖尿病中医证型流行病学调查及其中医病因病机初探[J]. 中华中医药杂志，30（3）：732-735.

李菲，魏军平，2020. 魏军平教授辨治糖尿病肾病经验分析[J]. 中国医药导报，17（33）：157-160.

李红，2020. 2 型糖尿病患者焦虑抑郁发生情况及与病情控制的关系[J]. 中国卫生工程学，19（5）：721-722.

李辉，李小娟，2021. 糖尿病伴失眠的中医标准化论治规律[J]. 临床医疗标准化，5（583）：133-134.

李婧，张彩云，林雅静，等，2022. 自拟补气活血方结合西医常规疗法对中风后遗症气虚血瘀证患者康复效果的影响[J]. 国际中医中药杂志，44（8）：869-873.

李君泽，张娟，2020. 耳针与解郁汤联合胰岛素治疗女性更年期糖尿病抑郁焦虑症疗效观察[J]. 现代中西医结合杂志，29（32）：3612-3615.

李邻峰，2012. 中国湿疹诊疗指南（2011 年）解读湿疹治疗：控制症状，减少复发，提高患者生活质量[J]. 中国社区医师，28（30）：2.

李勤，吴瑞，王凡，等，2022. 八段锦对社区糖尿病前期患者干预作用的临床观察[J]. 上海中医药杂志，56（5）：49-53.

李新荣，2022. 观察百合地黄汤加减联合耳穴压豆法治疗糖尿病合并睡眠障碍患者的治疗效果[J]. 世界睡眠医学杂志，9（2）：232-234.

梁家琦，王亚菲，高慧娟，等，2021. 糖肾汤治疗糖尿病肾病早期（Ⅲ期）的临床疗效观察[J]. 中华中医药杂志，36（1）：566-569.

刘凤琪，柴三葆，赵厚宇，等，2022. 钠-葡萄糖共转运蛋白 2 抑制剂引起 2 型糖尿病患者尿路或生殖器感染风险的网状 Meta 分析[J]. 中华糖尿病杂志，14（8）：799-808.

刘晶，2022. 糖尿病合并冠心病的中医治疗进展[J]. 内蒙古中医药，41（6）：153-155.

刘朋松，李丽萍，刘连香，等，2021. 糖尿病便秘的中医治疗进展[J]. 糖尿病新世界，24（4）：195-198.

刘瑞萍，张世超，2021. 针刺配合济生肾气丸治疗阴阳两虚糖尿病肾病的临床观察[J]. 上海针灸杂志，40（2）：136-141.

刘天骥，马玉德，1996. 泻心汤加味治疗急性湿疹 166 例[J]. 四川中医，14（5）：2.

刘文清，2022. 中医药治疗糖尿病足溃疡的研究进展[J]. 内蒙古中医药，3：158-159.

龙丹凤，徐志伟，王小芳，等，2020. 2型糖尿病并发症流行病学调查及危险因素[J]. 医学信息，33（21）：128-130.

罗悦玲，黄彬，曹聪，等，2021. 老年2型糖尿病患者血清ANGPTL4、Betatrophin、Vaspin水平与血糖、血脂及下肢血管病变的关系研究[J]. 现代生物医学进展，21（10）：1863-1867+1853.

吕昆来，辛小娟，2019. 发热待查疾病谱及变迁[J]. 新发传染病电子杂志，4（4）：244-246.

马传芳，姚飞，2017. 自拟血痹方治疗糖尿病周围血管病的随机研究[J]. 糖尿病新世界，20（5）：180-181+188.

马玉航，卢益萍，2022. 从脾论治湿疹探析[J]. 中医临床研究，14（13）：112-114.

南真，2021. 济川煎加减治疗老年性便秘临床观察[J]. 实用中医药杂志，37（9）：1479-1480.

倪红梅，方盛泉，2008.《内经》"泄泻"之探析及演绎[J]. 上海中医药杂志，42（9）：45-47.

倪媛元，吉兆奕，2022. 香砂六君子汤在消化系统疾病中的应用进展[J]. 医学综述，28（13）：2700-2704.

潘立民，孙媛梅，谢梁震，等，2020. 交泰丸治疗2型糖尿病伴失眠的疗效分析[J]. 中医药学报，48（10）：39-42.

潘莉，刘维忠，2021. 中西医对2型糖尿病及其并发症发病机制的认识与治疗进展[J]. 中医药临床杂志，33（1）：162-166.

朴仁善，接传红，王建伟，等，2019. 从"肝"论治糖尿病视网膜病变理论探析[J]. 时珍国医国药，30（4）：938-939.

齐建翠，2021. 阿托伐他汀钙联合硫酸氢氯吡格雷治疗糖尿病周围血管病疗效分析[J]. 中国校医，35（6）：453-454+457.

祁烁，陈信义，董青，等，2018. 中医肿瘤病机再思考[J]. 中医学报，33（3）：345-349.

秦盼月，尚瑾，杨兴鑫，等，2022. 糖尿病难愈创面的发病机制及治疗研究进展[J]. 重庆医科大学学报，47（6）：670-675.

卿龙丽，黄碧群，蔺晓源，2017. 泄泻中医证型及证候分布规律研究[J]. 中国中医急症，26（10）：1696-1699.

石蓓，王彩梅，石立鹏，等. 2018. 中医药治疗糖尿病周围神经病变的研究进展[J]. 湖南中医杂志，34（10）：194-196.

时晓明，2021. 糖尿病肾病的中西医治疗研究现状及机理探讨[J]. 内蒙古中医药，40（10）：155-157.

宋福印，王永炎，黄启福，等，2020. 试论毒损脑络与糖尿病性脑病[J]. 北京中医药大学学报，23（5）：7-8.

孙欣，2016. 半夏泻心汤加减治疗皮肤病体会[J]. 内蒙古中医药，35（12）：2.

谈钰濛，胡骏，吴倩，等. 2021. 探析葛根类方在糖尿病及其并发症中的应用[J]. 天津中医药大学学报，40（2）：183-187.

陶运霞，王丽，霍晶晶，2020. 中药复方治疗消渴病痹症的用药分析[J]. 中医药临床杂志，32（11）：2098-2104.

王得春，胡志安，2012. 睡眠障碍与糖尿病的研究[J]. 医学综述，18（5）：738-741.

王慧，王晓芹，2011. 糖尿病合并急性脑梗死老年患者的血脂分析[J]. 实用医药杂志，28（3）：

193-195.

王景，于洋，张海丽，等，2020. 足三里穴位注射银杏叶提取物对糖尿病周围血管病变患者下肢动脉血流、血液流变学及血管新生指标的影响[J]. 中国医药导报，17（18）：81-86.

王军嫒，张军，刘颖，等，2021. 针药结合治疗 2 型糖尿病合并冠心病心绞痛：随机对照研究[J]. 中国针灸，41（4）：371-375.

王可盈，2022. 乒乓球结合抗阻运动对糖尿病前期人群干预效果的研究[D]. 大连：辽宁师范大学.

王凌芬，焦红蕾，苏敬文，等，2015. 益心舒胶囊合用脉血康胶囊治疗老年糖尿病眩晕症 40 例[J]. 中西医结合心脑血管病杂志，13（15）：1771-1773.

王思，杨荣礼，陈梦楠，等，2019. 老年 2 型糖尿病合并真菌感染病人的临床特征及预后分析[J]. 实用老年医学，33（6）：561-564.

王婷婷，王剑威，周悦，等，2020. 2 型糖尿病周围血管病的危险因素分析[J]. 现代生物医学进展，20（14）：2711-2714，2744.

王鑫，2019. 补阳还五汤加减治疗气虚血瘀型 T2DM 下肢动脉硬化闭塞症的临床研究[D]. 济南：山东中医药大学.

王秀阁，倪青，庞国明，2021. 糖尿病周围神经病变病证结合诊疗指南[J]. 中医杂志，62（18）：1648-1656.

王雪芹，黄勇，叶方，等. 2021. 黄精多糖的含量影响因素及其抗糖尿病作用研究进展[J]. 中南药学，19（8）：1690-1694.

王亚菲，梁家琦，高慧娟，等，2020，冯兴中治疗糖尿病肾病经验[J]. 北京中医药，39（7）：701-703.

王奕霖，2018. 湿疹的中医病因病机[J]. 长春中医药大学学报，34（1）：79-81.

王永炎，1997. 关于提高脑血管疾病疗效难点的思考[J]. 中国中西医结合杂志，17（4）：195-196.

王志强，何孟霞，岳瑞文，等. 2020. 庞国明经方治疗消渴病痹症经验[J]. 中医文献杂志，38（1）：44-47.

王竹君，陈敬，2018. 四妙丸在皮肤科疾病中的应用举隅[J]. 湖南中医杂志，34（7）：136-137.

王紫宁，张钧栋，张皓旻，2022. 糖尿病合并冠心病的发病机制与治疗对策研究进展[J]. 中华老年多器官疾病杂志，21（3）：223-227.

魏凯善，罗敏，魏静，等，2020. "通荣"理论探析糖尿病周围神经病变[J]. 中国中医基础医学杂志，26（3）：318-320.

魏丽亚，曹冰燕，孟曦，等，2020. 儿童及青少年糖尿病综合管理[J]. 中国实用内科杂志，40（1）：34-39，44.

翁小琴，刘智勇，林锦妹，等，2019. 中药及饮食调养治疗糖尿病合并心血管疾病的临床效果研究[J]. 心血管病防治知识（学术版），9（18）：52-54.

吴彩霞，朱锦红，2020. 糖尿病对肺癌的影响、作用机制及糖代谢调节治疗[J]. 现代肿瘤医学，28（7）：1221-1224.

吴成香，蒋跃，丁大法，2019. 2 型糖尿病合并发热的临床病因分析[J]. 实用临床医药杂志，23（10）：75-77.

吴倩，倪青，2022. 糖尿病肝脾失和病机与四逆散现代新用[J]. 中国中医基础医学杂志，28（5）：

701-703.

吴珣, 徐旭英, 牛晓暐, 2021. 房芝萱糖尿病足一号方联合穴位贴敷治疗糖尿病周围血管病变的效果观察[J]. 北京中医药, 40（9）：1018-1021.

邢颖, 谢立凯, 钟司宇, 2020. 羟苯磺酸钙联合厄贝沙坦逆转早期糖尿病肾病的作用[J]. 中国老年学杂志, 40（19）：3.

薛明月, 李鑫, 康晓慧, 等, 2022. 住院 2 型糖尿病患者合并尿路感染的危险因素及防治对策探讨[J]. 现代生物医学进展, 22（13）：2453-2457.

薛泰骑, 王世东, 陈小愚, 等. 2022. 吕仁和分期辨治糖尿病经验阐介[J]. 中医杂志, 63（5）：412-415.

严地雪, 2022. 沙参麦冬汤加减联合依托泊苷、顺铂治疗小细胞肺癌患者的临床效果[J]. 临床合理用药杂志, 15（20）：71-75.

杨利, 杨玉, 谢理玲, 等, 2020. 综合干预对儿童糖尿病的临床效果研究[J]. 江西医药, 55（1）：5-7.

杨巧玉, 陈艳巧, 彭芸, 等. 2021. 中医药治疗糖耐量异常的研究进展[J]. 中国民间疗法, 29（19）：122-125.

殷学超, 于一江, 吴晨曦, 2020. 生脉散加味治疗气阴两虚型 2 型糖尿病 30 例临床观察[J]. 国医论坛, 35（5）：34-35.

应喜慧, 刘伟, 李娟, 2020. 二甲双胍联合血栓通治疗对糖尿病肾病患者肾功能及血液流变学的影响[J]. 临床误诊误治, 33（10）：40-44.

于小桐, 2020. 黄芪葛根汤有效组分配伍对糖尿病大鼠骨骼肌糖脂代谢及炎症反应的影响[D]. 大连：辽宁中医药大学.

余江毅, 倪青, 刘苏, 2022. 糖尿病肾病病证结合诊疗指南[J]. 中医杂志, 63（2）：190-197.

岳岑, 陈汉水, 林志伟, 等, 2020. 二级预防相关措施对脑梗死患者复发的干预效果[J]. 当代医学, 26（16）：58-60.

曾丽红, 李霖芝, 岳仁宋, 2021. 岳仁宋从"糖毒-玄府-络脉"理论辨治糖尿病足经验[J]. 成都中医药大学学报, 44（3）：40-43.

曾幸坤, 杨影红, 陈旭娇, 等, 2020. 老年综合征对 2 型糖尿病患者躯体功能及跌倒风险的影响[J]. 中华老年医学杂志, 39（5）：555-558.

张春霞, 2019. 莫沙必利治疗糖尿病胃肠功能紊乱的临床疗效观察[J]. 临床合理用药杂志, 12（13）：56-57.

张鹤, 耿树军, 2022. 糖尿病足中医外治法分期分层论治策略[J]. 北京中医药, 41（7）：769-772.

张琪, 杜顺棠, 季兵, 等, 2022. 四逆散合甘麦大枣汤治疗 2 型糖尿病合并抑郁焦虑状态临床观察[J]. 广州中医药大学学报, 39（4）：763-769.

张茜, 王战建, 周亚茹, 等. 2022. 2022 版《中国老年 2 型糖尿病防治临床指南》专家解读[J]. 疑难病杂志, 21（5）：445-449.

张薇薇, 严光, 2015. 老年 2 型糖尿病合并急性脑梗死的相关危险因素[J]. 中国老年学杂志, 35（6）：1441-1443.

张旭, 晏鑫, 关瑞娟, 等, 2022. 基于数据挖掘探析中医药治疗糖尿病周围血管病变用药规律[J]. 中国民族民间医药, 31（15）：92-98.

张愉，2022. 大黄敷脐联合艾灸治疗糖尿病便秘气阴两虚证临床研究[J]. 新中医，54（11）：223-226.

张育娟，2022. 中药治疗糖尿病肾病的研究进展[J]. 内蒙古中医药，41（5）：151-153.

张约娩，吴惠娜，2022. 儿童糖尿病实施心理护理干预的效果评估分析[J]. 糖尿病新世界，25（1）：9-12，17.

张月，董艳，王倩，等，2021. 针药治疗糖尿病合并焦虑抑郁状态临床研究[J]. 陕西中医，42（1）：121-123.

张泽鑫，黄志凯，曾慕煌，等，2018. 龙胆泻肝汤方的药理研究进展[J]. 国医论坛，33（4）：4.

张诏，张欣怡，张萌，等，2022. 从"内生热毒"理论探讨2型糖尿病代谢性炎症的辨证治疗思路[J]. 山东中医杂志，41（9）：925-929.

赵晨旭，周慧敏，2021.《中国糖尿病足诊治指南》解读[J]. 中国临床医生杂志，12：1405-1408.

赵进喜，冯兴中，仝小林，等，2019. 论糖尿病的中医核心病机与基本治法[J]. 北京中医药，38（1）：3-6.

赵丽，2021. 滋肾安神合剂治疗老年2型糖尿病合并睡眠障碍临床观察[D]. 济南：山东中医药大学.

赵梦涵，2019. 结直肠癌合并2型糖尿病的中医证型与胰岛素抵抗的相关性分析[D]. 成都：成都中医药大学.

赵艳，冯兴中，2016. 冯兴中从肝论治糖尿病临床经验[J]. 北京中医药，35（11）：1040-1042.

赵宇，2020. 中医导痰祛瘀药治疗糖尿病合并冠心病的疗效[J]. 中国继续医学教育，12（29）：163-166.

郑应红，张银银，李新华，2022. 李新华治疗糖尿病合并睡眠障碍经验[J]. 实用中医药杂志，38（5）：848-849.

中国老年医学学会老年内分泌代谢分会，国家老年疾病临床医学研究中心（解放军总医院），中国老年糖尿病诊疗措施专家共识编写组，2018. 中国老年2型糖尿病诊疗措施专家共识（2018年版）[J]. 中华内科杂志，57（9）：626-641.

《中国老年2型糖尿病防治临床指南》编写组，2022. 中国老年2型糖尿病防治临床指南（2022年版）[J]. 中国糖尿病杂志，30（1）：2-51.

《中国老年型糖尿病防治临床指南》编写组，2022. 中国老年2型糖尿病防治临床指南（2022年版）[J]. 中国糖尿病杂志，30（1）：22.

中华医学会糖尿病学分会，2018. 中国2型糖尿病防治指南（2017年版）[J]. 中国实用内科杂志，38（4）：292-344.

周晶，吴琪琪，杨宇峰，等，2019. 活血化瘀法应用于糖尿病视网膜病变研究进展[J]. 辽宁中医药大学学报，21（12）：70-72.

周仲瑛，2003. 中医内科学[M]. 北京：中国中医药出版社.

朱震亨，2005. 丹溪心法[M]. 北京：人民卫生出版社：160.

Albai O，Frandes M，Timar R，et al，2019. Risk factors for developing dementia in type 2 diabetes mellitus patients with mild cognitive impairment[J]. Neuropsychiatric Disease and Treatment，15（1）：167-175.

Baram M，Atsmon-Raz Y，Ma B，et al，2016. Amylin-Aβ oligomers at atomic resolution using molecular dynamics simulations: a link between type 2 diabetes and Alzheimer's disease[J]. Phys Chem Chem Phys, 18（4）: 2330-2338.

Bi Y, Lu J, Wang W, et al, 2014. Cohort profile: risk evaluation of cancers in Chinese diabetic individuals: a longitudinal（REACTION）study[J]. J Diabetes, 6（2）: 147-157.

Blumenthal SS, 2011. Evolution of treatment for diabetic nephropathy: historical progression from RAAS inhibition and onward[J]. Postgrad Med, 123（6）: 166-179.

Chang M, Nguyen TT, 2021. Strategy for treatment of infected diabetic foot ulcers[J]. Acc Chem Res, 54（5）: 1080-1093.

de Matos AM, de Macedo MP, Rauter AP, 2018. Bridging type 2 diabetes and Alzheimer's disease: assembling the puzzle pieces in the quest for the molecules with therapeutic and preventive potential[J]. Med Res Rev, 38（1）: 261-324.

Deli G, Bosnyak E, Pusch G, et al, 2013. Diabetic neuropathies: diagnosis and management[J]. Neuroendocrinology, 98（4）: 267-280.

Deng X, Liu Y, Luo M, et al. 2017. Circulating mi RNA-24 and its target YKL-40 as potential biomarkers in patients with coronary heart disease and type 2 diabetes mellitus[J]. Oncotarget, 8（38）: 63038-63046.

Jash K, Gondaliya P, Kirave P, et al, 2019. Cognitive dysfunction: A growing link between diabetes and Alzheimer's disease[J]. Drug development research, 81（2）: 144-164.

Li W, Sun L, Li G, et al. 2019. Prevalence, influence factors and cognitive characteristics of mild cognitive impairment in type 2 diabetes mellitus[J]. Front Aging Neurosci, 30（11）: 180.

Li X, Xu Z, Ji L, et al, 2019. Direct medical costs for patients with type 2 diabetes in 16 tertiary hospitals in urban China: a multicenter prospective cohort study[J]. J Diabetes Investig 10（2）: 539-551.

Ma L, Shao Z, Wang R, et al, 2015. The β-amyloid precursor protein analog P165 improves impaired insulin signal transduction in type 2 diabetic rats[J]. Neurol Sci, 36（4）: 593-598.

Newman JD, Cornwell MG, Zhou H, et al, 2021. Gene Expression signature in patients with symptomatic peripheral artery disease[J]. Arterioscler Thromb Vasc Biol, 41（4）: 1521-1533.

Pal K, Mukadam N, Petersen I, et al, 2018. Mild cognitive impairment and progression to dementia in people with diabetes, prediabetesand metabolic syndrome: a systematic review and meta-analysis[J]. Soc Psychiatry Psychiatr Epidemiol, 53（11）: 1149-1160.

Rana JS, Khan SS, Lloyd-Jones DM, et al, 2021. Changes in mortality in top 10 causes of death from 2011 to 2018[J]. J Gen Intern Med, 36（8）: 2517-2518.

Saeedi P, Petersohn I, Salpea P, et al, 2019. IDF diabetes stlas committee. Global and regional diabetes prevalence estimates for 2019 and projections for 2030 and 2045: Results from the International Diabetes Federation Diabetes Atlas, 9th edition[J]. Diabetes Res Clin Pract, 157: 107843.

Tsilidis KK, Kasimis JC, Lopez DS, et al, 2015. Type 2 diabetes and cancer: umbrella review of meta-analyses of observational studies[J]. BMJ, 350: g7607.

Wang L, Gao P, Zhang M, et al, 2017. Prevalence and ethnic pattern of diabetes and prediabetes in

China in 2013[J]. JAMA，317（24）：2515-2523.

Wei Z, Weng S, Wang L, et al, 2018. Mechanism of astragalus polysaccharides in attenuating insulin resistance in rats with type 2 diabetes mellitus via the regulation of liver microRNA-203a-3p[J]. Mol Med Rep，17（1）：1617-1624.

Zhang R，Qin X，Zhang T，et al，2018. Astragalus polysaccharide improves insulin sensitivity via AMPK activation in 3T3-L1 adipocytes[J]. Molecules，23（10）：2711.

第二部分

甲状腺疾病

2.1 甲状腺炎

病例 1 颈前疼痛 2 个月

患者，女，38 岁。颈前疼痛 2 个月。2 个月前患者感冒后出现发热、咽部不适，伴颈前疼痛、肿胀，自服抗生素后症状未见好转，就诊于门诊。红细胞沉降率高于正常值，甲状腺彩超提示双侧甲状腺片状低回声，伴 T_3、T_4 升高。诊断为"亚急性甲状腺炎"，给予布洛芬缓释胶囊，每次 0.3g，每日 2 次，间断口服对症治疗，病情迁延 2 个月仍未完全缓解而寻求中医治疗。刻下症：颈前疼痛，自觉肿胀感，倦怠乏力，恶寒，心慌，善太息，眠差梦多，阵热盗汗，纳可，便软，舌淡齿痕，苔薄白，脉沉细。

既往体健，否认药物、食物过敏史。辅助检查：甲状腺彩超提示双侧甲状腺片状低回声。西医诊断为亚急性甲状腺炎；中医诊断为瘿痛，辨证为气虚湿阻、毒邪壅滞证。处方：生黄芪 30g，当归 10g，苍术 10g，生白术 10g，防风 10g，连翘 30g，败酱草 30g，黄芩 10g，夏枯草 15g，党参 30g，茯苓 30g，黄连 10g，陈皮 10g，半夏 9g，远志 10g，首乌藤 30g，合欢皮 30g，炙青皮 20g，炒薏苡仁 30g，砂仁 9g（后下）。7 剂，水煎服，每日 1 剂，早晚分温再服。

患者服上方 7 日后复诊，倦怠乏力仍明显，颈前疼痛略减轻，怕冷怕风，大便黏软，舌淡齿痕，苔白，脉沉细。处方：上方黄芪用量加至 60g，夏枯草用量加至 30g，改生白术 10g 为炒白术 10g，去当归、苍术、党参、茯苓、黄连、陈皮、半夏、炙青皮，加地骨皮 30g，牡丹皮 30g，炒栀子 10g，怀牛膝 30g，车前子 30g（包煎），炒酸枣仁 30g。7 剂，水煎服，每日 1 剂，早晚分温再服。

患者服上方 7 日后复诊，颈前疼痛明显减轻，仍略感恶寒。处方：上方减夏枯草至 10g，去黄芩、牡丹皮、砂仁。7 剂，水煎服，每日 1 剂，早晚分温再服。

　　患者服上方 7 日后，诉诸症皆有缓解，无明显不适，继服 7 剂巩固疗效，嘱保持心情舒畅，勿食辛辣刺激食物，不适复诊。

　　按语：亚急性甲状腺炎是内分泌科常见疾病，多为病毒感染引发，起病急骤，主要表现为发热，甲状腺区疼痛，常向颌下、耳后等处放射，咀嚼和吞咽时疼痛加重，常伴随心悸、多汗、怕冷、寒战、倦怠无力、不思饮食等症状。随着人们生活节奏的增快及工作压力的增大，本病的发病率逐年上升，好发于 30～50 岁女性，目前西医治疗大多以非甾体消炎药或糖皮质激素等缓解症状，仍有部分患者不能痊愈而转为慢性疾病。

　　亚急性甲状腺炎是临床常见的自限性甲状腺疾病，但其发病机制并未完全明确，目前多认为与病毒感染有关，尤其多见于 HLA-B35 阳性的女性，发病前常有上呼吸道感染的病史，但自身免疫是否参与发病过程尚有争议。临床中将亚急性甲状腺炎的发病过程分为三期：急性发病期、缓解期、恢复期。根据亚急性甲状腺炎颈部"疼痛""肿胀"的临床表现，中医将其归属中医学"瘿痛""瘿痈""瘿瘤""瘿肿"等范畴。本病多由情志失常、饮食失宜、体质因素所致，如《济生方·瘿瘤论治》曰："夫瘿瘤者，多由喜怒不节，忧思过度，而成斯疾焉。大抵人之气血，循环一身，常欲无滞留之患，调摄失宜，气滞血瘀，为瘿为瘤。"情志失调导致气机郁滞，津液输布失常，凝聚成痰，气滞痰瘀，壅于颈前而发病；肝失疏泄，郁而化火，使甲状腺局部的热毒更甚，肿痛加重，并伴有口干口苦、烦躁易怒等症状；饮食失调，水土失宜，一则影响脾之运化水湿，易生痰湿，二则影响气血运行致气滞、痰凝、血瘀，壅于颈前发病。

　　本病例患者为中青年女性，病初风热邪毒乘虚而入，正邪交争，故出现发热；毒热之邪日久炼液成痰，凝血为瘀。热毒、痰饮、瘀血又相互搏结产生有形之邪壅于颈部，影响局部的气血运行，故出现咽部不适、甲状腺区疼痛、肿胀等症状。病势缠绵 2 个月不愈，热毒耗气伤阴，气虚失于温煦、卫外不固，则出现畏寒怕冷、倦怠乏力；气虚致气机不畅，阻滞胸中，出现胸闷、善太息；余热之邪内扰心神，加之阴虚燥热，则出现夜间盗汗、眠差多梦；本病总属本虚标实、虚实夹杂之证，本虚以气阴两虚为主，标实以热毒、痰饮、瘀血为主，结合患者舌苔、脉象，辨证为气阴两虚、毒邪壅滞之证，施以益气化痰、清热解毒之剂，辅以行气，乃顺气血运行，畅一身枢机，痰瘀消散，鼓舞正气而祛邪外出。《素问·阴阳应象大论篇》曰："形不足者，温之以气"，故首诊方中予以甘温之黄芪，内可大补脾肺之气，外可固表止汗；白术健脾益气；防风走表祛邪；三药合用取玉屏风散之义，以益气固表。配以党参，以加强益气扶正固本之源。黄芩苦寒，清热泻火解毒；连翘、夏枯草清热解毒、消肿散结；败酱草清热解毒、祛瘀止痛；四药合用，清解余热之邪，使邪去体安。痰饮、瘀血等有形之邪壅于颈部，气血运行不畅，故予以半夏燥湿化痰；陈皮理气化痰，使气顺痰消；茯苓健脾利湿，使湿去痰不生；黄连清热燥湿化痰；四药合用，取黄连温胆汤之义，以理气化痰清热。苍术苦温，善燥湿健脾；薏苡仁淡渗甘补，既能利水消肿，又能健脾补中，其性凉，能清热利湿、解毒散结；青皮苦泻峻烈，辛散温通之力较强，能破气散结、行气止痛、舒畅气机；砂仁为"醒脾调胃要药"，与健脾益气之党参、茯苓等配伍，常用于气虚、痰阻湿滞之证。远志、首乌藤、合欢皮均有补养阴血、养心安神之效，且合欢皮能消肿散结，常与败酱草、连翘等清热解毒药同用，以治疗疮痈肿毒；远志辛行苦泄温通，可疏通气血之壅滞而消肿散结。诸药合用，共奏益气固本、清热利湿、解毒散结之功。

二诊时，患者颈前仍疼痛，考虑局部热毒结聚，故减去大批清热祛湿药物，加地骨皮、牡丹皮、炒栀子，可清解虚实燥热；感乏力、倦怠、怕冷、怕风，考虑余热不清，而本虚更甚，黄芪加量至60g以鼓舞正气而祛邪外出；大便黏软，为湿浊之邪留恋，予以车前子等通利水道给湿邪以出路。

三诊时，患者诸证悉减，唯仍感恶寒，恐为阳虚之证，故减去清热苦寒之药，后患者又复诊2次，诸症悉除而病愈。

（张　健）

病例2　颈前肿胀伴吞咽不适1月余，加重1周

患者，女，59岁。颈前肿胀伴吞咽不适1月余，加重1周。患者1个多月前出现颈前肿胀，伴吞咽不适，口干多饮，易急躁，入睡困难，于当地医院进行相关检查，甲状腺彩超示：甲状腺两叶弥漫性肿大，表面凹凸不平，腺体内为不均匀低回声，见可疑结节样回声，但边界不清。甲状腺功能测定示血清T_3、T_4、FT_3、FT_4正常，TSH轻度下降。诊断为"桥本甲状腺炎"，未服药治疗，1周前上述症状加重，伴焦虑、失眠，为求缓解症状，就诊于中医门诊。刻下症：颈前肿胀，伴吞咽不适，口干多饮，焦虑，入睡困难，醒后难以入睡，疲劳乏力，下肢畏风畏寒，舌红苔白，脉沉。

既往体健，否认药物、食物过敏史。西医诊断为桥本甲状腺炎；中医诊断为瘿病，辨证为气阴两虚、湿热壅盛证，治法为益气养阴、清热利湿解毒。处方：生黄芪30g，炒白术10g，防风10g，北豆根9g，太子参30g，麦冬30g，五味子6g，薤白30g，牡丹皮20g，地骨皮30g，连翘30g，紫花地丁30g，知母10g，川牛膝30g，炒薏苡仁30g，车前子30g（包煎），郁金10g，石菖蒲10g，远志10g，合欢皮30g。7剂，水煎服，每日1剂，早晚分温再服。

患者服上方7日后复诊，诉服药后睡眠好转，但睡眠深度不够，易醒，咽部仍有不适，偶有刺痛，白痰，齿痕舌，苔白，脉沉细。处方：上方去太子参、麦冬、五味子、郁金、石菖蒲，加当归20g，鸡血藤30g，苏木30g，胆南星10g，

首乌藤30g。7剂，水煎服，每日1剂，早晚分温再服。

患者服上方7日后复诊，上述症状均明显改善，现偶有咽部紧迫感，似有痰，但咳出甚少，为白黏痰，仍有口干，睡眠明显好转。处方：上方去薤白、牡丹皮、紫花地丁、知母、川牛膝、炒薏苡仁、车前子、远志、合欢皮、鸡血藤、苏木、首乌藤、胆南星，加射干10g，黄芩10g，葛根30g，青皮20g，桔梗10g，栀子10g。7剂，水煎服，每日1剂，早晚分温再服。此诊后随访患者诉口干、眠差、咽部及颈前不适感大为缓解，嘱患者节饮食，畅情志，不适随诊。

按语：桥本甲状腺炎（hashimoto thyroiditis，HT）又称自身免疫性甲状腺炎、慢性淋巴细胞性甲状腺炎，是一种以自身甲状腺组织为抗原的免疫性疾病；发病机制尚未完全阐明，与免疫因素、遗传因素、环境等因素相互作用而发病。本病临床早期可没有症状，典型症状主要表现为甲状腺弥漫性或结节性肿大，可伴有锥体叶肿大，质地坚韧，有弹性如橡皮状，少数患者可有局部不适，甚至疼痛，血清中甲状腺过氧化物酶抗体及甲状腺球蛋白抗体明显升高。甲状腺功能多正常，早期有的患者可伴有甲状腺功能亢进，晚期则出现甲状腺功能减退。该病起病隐匿，病程长，并呈慢性进展过程，其发病率近年来呈显著增加趋势，可导致乳头状甲状腺癌的发病率明显增加。目前西医治疗本病主要是采用甲状腺素代替疗法、免疫疗法及手术等方法以缓解甲状腺局部症状，即以对症治疗为主，尚无有效的预防及根治手段。尽管进行了甲状腺激素替代治疗，一些甲状腺功能正常的桥本甲状腺炎患者仍有许多症状，严重影响患者的生活质量。

桥本甲状腺炎归属中医学"瘿病"范畴，基本病机为情志不遂、恼怒忧郁或饮食不调、水土失宜，以及先天禀赋、体质差异等，引起脏腑功能失调，导致气滞、痰凝、血瘀壅结颈前发为本病。其病位在颈前，又与肝、脾密切相关，并可累及心、肾。病性以实证居多，久病可见由实致虚或虚实夹杂。冯兴中教授认为，随着现代生活环境，以及生活和工作方式发生变化，对人们的饮食、作息、情志等方面产生巨大影响，快节奏和高强度的生存及生活压力，以及复杂的生存环境，易致饮食不节、情志过极，进而影响人体气机的正常运行。因此在治疗瘿病方面，冯教授更注重气机的升降平衡。

患者气虚而气化作用失常，津液不能上承于口，故见口干欲饮、咽部不适；气虚津液输布不利，聚而化热，炼液为痰，故患者偶有难咳白痰。气之不足，则脏腑经络失养，故疲劳乏力。气血不足则心神失养，故而导致失眠或入睡困难等睡眠障碍。气之温煦作用不足，患者下肢畏寒。

初诊时，处方由以玉屏风散合生脉散为基本方加解郁安神药组成，玉屏风散有益气固表之用，方中以生黄芪益气固表止汗，为君；白术补气健脾，为臣；佐以防风走表而散风邪，黄芪得防风，固表而不致留邪，防风得黄芪，祛邪而不伤正，有补中寓疏、散中寓补之意。生脉散有益气养阴之功，方中人参大补元气，但患者有焦虑之症，外加玉屏风散中之黄芪，恐补气太过，热扰心神，故改用滋阴养气，但性平力薄之太子参；麦冬滋阴润燥，与方中补气药物相合，相得益彰；五味子益气生津，可缓解患者口干欲饮之症。薤白可温阳散结，行气导滞，可缓气郁之形。牡丹皮、地骨皮、连翘、紫花地丁、知母均可清热解毒；郁金、石菖蒲、远志、合欢皮均有解郁安神作用；北豆根有清热利咽消肿作用，与方中清热药物共奏清热生津止渴之效。薏苡仁可利水消肿，渗湿健脾，有益水液代谢；川牛膝可活血通经，补肝肾，强筋骨，利水通淋，引火下行，与方中补气药相合，可补气行气，与薏苡仁相合，可利水渗湿。

二诊时，患者诉睡眠好转，但睡眠深度不够，易醒，故初诊处方中加首乌藤，有增强安神作用。咽部仍有不适，偶有刺痛，疑为补气之品过用，故原基础方去生脉散；刺痛为气滞血瘀之象，原方加当归、鸡血藤、苏木，可活血化瘀、通经止痛；白痰，齿痕舌，苔白，为痰湿之象，加胆南星化痰。

三诊时，患者诉诸症均明显改善，睡眠明显好转，故原方去解郁安神之药；现偶有咽部紧迫感，似有痰，但咳出甚少，为白黏痰，仍有口干；整体为气阴两虚，痰气内郁之证，故处方以玉屏风散、参麦饮合半夏厚朴汤为基本方，以滋阴补气、化痰散结。郁久化火，加射干、黄芩、葛根，可增强北豆根清热利咽之作用；青皮可理气化痰，桔梗宣肺利咽，栀子清三焦火热，诸药合用增强理气解郁、宽中散结之效。经三诊后，患者整体症状明显改善，疗效满意。

（章庆庆）

病例3　颈部肿胀3个月

患者，女，39岁。颈部肿胀3个月。患者3个月前无明显诱因出现颈部肿胀，怕冷，无心慌汗出、手抖，就诊于当地医院。查甲状腺超声，示甲状腺直径增大，形态饱满，被膜光滑，实质回声增粗不均匀，有结节感。CDFI示甲状腺内血流信号丰富。双颈部可见数个淋巴结回声。甲状腺功能检查示：抗甲状腺过氧化物酶抗体（TPOAb）为97.63U/ml，抗甲状腺球蛋白抗体（TGAb）为344.4U/ml，促甲状腺激素（TSH）为6.24μIU/ml。刻下症：颈部肿胀，乏力懒言，眠差，入睡困难，无早醒，无多梦，纳可，畏寒，四肢困重，口干，无口苦，二便调，舌淡红苔白厚，脉沉。既往体健，否认其他慢性病病史，否认药物、食物过敏史。西医诊断为桥本甲状腺炎，甲状腺结节；中医诊断为瘿病，辨证为脾气亏虚、痰湿阻络证，治法为健脾利湿、化痰散结。予以六君子汤加减。处方：炒白术10g，炙甘草6g，党参10g，干姜10g，苍术9g，泽泻10g，土贝母10g，玄参10g，生牡蛎15g（先煎），吴茱萸3g，夏枯草10g，白芍10g，肉桂3g，法半夏9g，茯苓20g，陈皮10g。30剂，水煎服，每日1剂，早晚分温再服。

患者服上方 30 日后复诊，诉颈部肿胀减轻，畏寒减轻，经前乳房胀痛，纳眠可，大便质软，舌淡红苔白厚脉沉。处方：茯苓 10g，炒白术 10g，生甘草 6g，炒枳壳 10g，香附 10g，陈皮 10g，干姜 6g，大枣 10g，党参 10g，法半夏 9g，生地黄 10g，酸枣仁 20g，生黄芪 10g，当归 10g，橘核 10g，橘络 10g，荔枝核 10g。30 剂，水煎服，每日 1 剂，早晚分温再服。

患者服上方 30 日后复诊，诉颈部肿胀减轻，大便质软，无口干口苦，腹胀，排气后腹胀减轻。舌淡红苔根黄脉滑。复查甲状腺超声，示甲状腺直径增大，形态饱满，被膜光滑，实质回声增粗不均匀，有结节感。CDFI 示甲状腺内血流信号丰富。双颈部未见淋巴结肿大。甲状腺功能检查示：TPOAb 为 80.56U/ml，TGAb 为 260.8U/ml，TSH 为 4.0μIU/ml。处方：上方加三仁汤。30 剂，水煎服，每日 1 剂，早晚分温再服。

患者服上方 30 日后复诊，诉诸症皆有缓解，继服上方 14 剂以巩固疗效，嘱规律作息，清淡饮食，调畅情志，不适复诊。

按语： 本案患者中年女性，肝郁日久则气滞，脾伤则气结，气滞则津停；脾虚则酿湿生痰，痰气交阻，血行不畅，则气滞、痰凝，血瘀交阻颈前，而成颈部肿胀，病程日久损及脾阳，出现怕冷、乏力懒言等症状。阳虚无以温阳化气，津液不能上承，故见口干且局部肢体困重，气化不利则气滞痰凝益笃。肝气郁结，造成人体气机失调，脏腑损伤，阴阳失调、阳不入阴，可见眠差，入睡困难；肝郁脾虚痰凝为基本病机，并贯穿疾病始终。结合患者舌脉，舌淡红苔白厚，脉沉，亦考虑为脾虚湿盛的表现，治以健脾化痰散结为法。方用六君子汤加减，以益气健脾、燥湿化痰。六君子汤以四君子汤加陈皮、半夏而成，以益气健脾之品配伍燥湿化痰之药，补泻兼施，标本兼治。方中四君子汤益气健脾，脾气健运则气行湿化，以杜生痰之源；半夏辛温而燥，为化湿痰之要药；陈皮既可调理气机，还能燥湿化痰以消湿聚之痰，所谓"气顺则痰消"，较四君子汤燥湿化痰之力益胜。泽泻味甘、淡，性寒，归肾、膀胱经，可利水渗湿。"病痰饮者，当以温药和之"，故方中加肉桂，辛温通阳。干姜，温中散寒、温肺化饮，配肉桂则温运之力更宏，既能温散痰饮，又能温阳化气，恢复脏腑正常生理功能。苍术辛、苦、温，归脾、胃、肝经，善于健脾燥湿。土贝母味苦，性微寒，归肺、脾经，主要功效为解毒、散结、消肿。玄参味甘、苦、咸，性微寒，归肺、胃、肾经，能清热凉血、泻火解毒。生牡蛎味咸、涩，性微寒，入肝、肾经，具有平肝潜阳、软坚散结、收敛固涩等功效。夏枯草辛、苦、寒，归肝、胆经，有清火、明目、散结、消肿的作用。诸药合用，以益气健脾治其本，化痰散结治其标，标本兼调，直达病所。

二诊时，患者诉颈部肿胀减轻，怕冷减轻，时有乳房胀痛，患者肝气郁结，易怒忧思，郁结伤肝，肝失条达，肝经循行于乳房，故妇女可见乳房胀痛，加香附疏肝解郁、理气宽中，功善血中行气；枳壳具有理气宽中、行滞消胀的功效，配合橘核理气散结止痛，橘络通络化痰、顺气活血、消肿止痛，增益全方疏肝行气宽中之效。

三诊时，患者诉颈部肿胀减轻，时有腹胀，排气后减轻，考虑为患者肝郁脾虚，脾不化湿，湿盛中阻，湿阻气机，故见腹胀，增加三仁汤增加化湿之力。杏仁、豆蔻、炒薏苡仁宣上、畅中、渗下，使湿热之邪从三焦分消，调畅三焦气机。辅以半夏、厚朴除湿消痞，行气散满。通草、滑石、竹叶清利湿热，炒谷芽健脾开胃、消食和中。诸药合用，共成宣上、畅中、渗下之剂，使湿去三焦通畅，胀满自除，并嘱患者注意饮食调摄，禁食海产品。

（刘　婕）

病例4　颈部胀满不适伴乏力2年余，加重1月余

患者，女，34岁。颈部胀满不适伴乏力2年余，加重1月余。患者2年前发现颈部肿大，自觉颈部胀满不适，无疼痛，间断乏力，未予以重视。患者平素情绪急躁，近1个月自觉颈部胀满不适感加重，乏力伴心慌，双手持物时有颤动。现为求进一步诊治遂于门诊就诊。刻下症：颈部胀满不适，乏力伴心慌，双手持物时有颤动，纳食可，眠可，大便2~3日1行，质偏干，小便调。舌淡红，苔薄黄，脉弦细数。

既往体健，否认其他慢性疾病及传染性疾病等病史。查体：双侧甲状腺Ⅱ度肿大，无压痛。辅助检查：甲状腺超声示甲状腺弥漫性肿大；甲状腺功能检查示T4为5.92μg/dl，FT4为1.12ng/ml，TSH为2.06μIU/ml，TPOAb为95.17U/ml，TGAb为290.20U/ml。西医诊断为桥本甲状腺炎；中医诊断为瘿病，辨证为肝郁化火、血虚脾弱证，治法为疏肝泻火、养血健脾。处方：北柴胡9g，白芍15g，炒枳壳10g，炙甘草6g，炒栀子6g，牡丹皮10g，当归12g，益母草12g，蒲公英20g，大枣20g，橘络10g。7剂，水煎服，每日1剂，早晚分温再服。

患者服上方7日后复诊，颈部胀满不适感较前稍改善，仍有乏力，口干口苦，大便干，1日1行，余无不适。舌淡红，苔薄黄，脉弦细数。处方：上方加党参12g，法半夏9g，夏枯草10g，女贞子12g，墨旱莲12g，龙胆草6g。7剂，水煎服，每日1剂，早晚分温再服。

患者服上方7日后复诊，颈部胀满感及乏力感较前减轻，口干口苦感较前减轻，眠差，入睡困难，易惊醒，大便1日1行，便成形，余无不适。舌淡红，苔薄白，脉弦细滑。处方：上方去炒栀子、牡丹皮、党参、龙胆草，加大青叶30g，煅龙骨30g（先煎），煅牡蛎30g（先煎），茯神30g，百合30g。7剂，水煎服，每日1剂，早晚分温再服。

患者服上方 7 日后复诊，诸症改善，纳眠可，二便调。舌淡红，苔薄白，脉弦细。复查甲状腺功能检查，示：T4 为 7.35μg/dl，FT4 为 1.20ng/ml，TSH 为 2.71μIU/ml，TPOAb 为 60.55U/ml，TGAb 为 220.30U/ml。处方：上方去煅龙骨、煅牡蛎、茯神。7 剂，水煎服，每日 1 剂，早晚分温再服。后患者颈部胀满不适及乏力感逐渐减轻，已不影响日常生活，间断门诊随诊。

按语：《济生方·瘿瘤论治》载："夫瘿瘤者，多由喜怒不节，忧思过度，而成斯疾焉。大抵人之气血，循环一身，常欲无滞留之患，调摄失宜，气凝血滞，为瘤为瘿"，指出情志内伤导致瘿病的发生。唐代孙思邈所著的《备急千金要方》指出："凡遇山水坞中出泉者，不可久居常食，作瘿病"，强调了饮食及水土失宜与瘿病的相关性。《外科正宗·瘿瘤论》言："夫人生瘿瘤之病，非阴阳正气结肿，乃五脏瘀血、浊气、痰浊而成。"《素问·四气调神大论》曰："肝之腧在颈项，挟喉为肝经部位。"肝主疏泄，脾主运化，若忧郁恚怒，则肝气失于条达，肝气郁结，气机阻滞，气血运行不畅，瘀血内生。日久肝木犯脾土，脾失健运，津液输布失常，聚湿生痰。痰凝血瘀，交结于颈前发为肿；脾主运化，为气血化生之源，且颈部系脾经所过，饮食不当或劳逸过度亦可导致脾失健运，津聚为痰，壅于颈前而发病。气郁日久，可化火伤阴，阴伤及气，可见气阴两伤。日久亦可见耗气伤阳，而致脾肾阳虚之象。因此，瘿病的病理因素主要包括气、痰、瘀，病性为虚实夹杂。

该患者颈部胀满不适，西医诊断为桥本甲状腺炎，中医诊断为瘿病。患者平素脾气急躁，七情不舒，肝气不畅，肝失疏泄，可致肝郁化火、肝阳过亢，甚至心火过亢。痰瘀互结，循肝经上行结于颈前，而见甲状腺肿大，颈部胀满不适。肝木横逆犯脾，脾气亏虚，气血化生乏源，可见乏力、舌淡红。肝郁化火，扰乱心神，可见心慌、苔薄黄。肝经热盛，灼津为痰，痰气交阻发于颈部，亦可致颈部肿大。热极动风，且风火相煽，灼伤津液，筋脉失养，可见手颤、脉弦细数。热结肠道，可见排便时间延长。四诊合参，辨证为肝郁化火、血虚脾弱证，治以疏肝泻火、养血健脾，方用丹栀逍遥散加减。方中柴胡疏肝解郁，使肝气得以条达。白芍酸苦微寒，养血敛阴、柔肝缓急，配伍当归养血和血，以达养血调肝的目的；枳壳苦、辛、酸、微寒，理气解郁，配伍橘络理气化痰，则痰气以除，颈部胀满得缓。栀子清肝泻火，且导热下行；牡丹皮清血中伏火，清解郁热。益母草辛、苦、微寒，既可活血祛瘀，又可清热解毒，以制肝火旺盛之象。蒲公英味苦、甘，性寒，为清热解毒、消肿散结之佳品，可改善甲状腺肿大情况。甘平之甘草联合甘温之大枣，均入脾、胃经，以补脾益气，实土以御木侮，使得营血生化有源，且甘草调和诸药。诸药合用，使得肝郁得疏，肝热得泻，血虚得养，脾弱得复，气血兼顾，肝脾同治，瘿病得除。

二诊时，患者颈部胀满感已减轻，但仍有乏力，且伴口干、口苦之热象，加甘平之党参以增强补气之力，同时加法半夏以燥湿祛痰，改善颈部肿大情况。为防温热之药增加热象，加苦寒之夏枯草及龙胆草以泻肝胆之火，并散结消肿。患者病程日久，且脉细，肝火日久伤阴，恐致虚火内生或气阴两虚，因此加用甘凉之女贞子及墨旱莲，以补益肝肾之阴。

三诊时，患者颈部胀满不适及乏力症状均较前进一步改善，出现睡眠障碍的问题。患者舌苔热象较前明显改善，去炒栀子、牡丹皮、龙胆草以减少苦寒凉遏之品的使用，同时去党参，加大青叶，以解毒凉血利咽，防止热象再次加重。患者肝火伤阴，阴液亏虚则阴不敛阳，虚阳外浮而失眠，因此加用重镇安神之煅龙骨、煅牡蛎，并联合甘淡之茯神健脾宁心安神及甘寒之百合以清心安神。

四诊时，患者诸症减轻，TPOAb 及 TGAb 也有所降低，缓调上方，减少安神之品的使用，以疏肝清热、健脾化痰、养阴散结治疗为主。诸药紧扣瘿病的病机，配伍严谨，标本兼顾，从而取得满意疗效。

（郭 传）

2.2 甲状腺功能减退症

病例 1 间断心慌 1 个月

患者，女，51 岁。间断心慌 1 个月。患者 1 个月前无明显诱因出现心慌，伴气短乏力，就诊于心内科，完善相关检查后提示未见明显异常，予以间断服用中成药（具体不详）治疗，症状未见明显缓解。现为求进一步治疗，遂至内分泌科门诊就诊，行甲状腺功能检查，TSH 为 6.37mIU/L。甲状腺彩超示甲状腺右叶囊实性结节。诊断为"亚临床甲状腺功能减退症，甲状腺结节"，未予以特殊治疗，嘱患者定期复诊，监测甲状腺功能。刻下症：心慌，乏力，运动后明显，思虑过重，善太息，多汗，烘热汗出，燥热心烦，口干，大便质软，眠可，舌淡暗，边红，苔厚腻可见裂纹，脉沉缓。

既往肺结节、乳腺结节、子宫肌瘤病史，已停经 1 年。否认药物、食物过敏史。辅助检查：甲状腺功能检查示 TSH 为 6.37mIU/L；甲状腺彩超示甲状腺右叶囊实性结节。西医诊断为亚临床甲状腺功能减退症，甲状腺结节；中医诊断为瘿病，辨证为气阴两虚、湿热内蕴证，治法为益气养阴、清热祛湿。处方：黄芪 30g，炒白术 15g，防风 10g，青皮 20g，栀子 10g，牡丹皮 20g，地骨皮 30g，太子参 30g，麦冬 10g，五味子 6g，薤白 30g，生地黄 30g，山药 20g，炒薏苡仁 30g，砂仁 9g（后下），车前子 30g（包煎）。7 剂，水煎服，每日 1 剂，早晚分温再服。

患者服上方 7 日后复诊，诉心慌减轻，运动后明显，仍诉乏力，大便偏软，烘热汗出减轻，足跟痛，无口干，膝关节不适，舌边红，苔黄腻可见裂纹，脉沉缓。处方：上方去山药，黄芪加量至 60g，知母 10g，牛膝 30g，杜仲 20g，续断 30g，桑寄生 30g。7 剂，水煎服，每日 1 剂，早晚分温再服。

患者服上方 7 日后复诊，诉诸症减轻，故守前方继续服用 1 周，其后未就诊。1 个月后电话随访，得知患者症状稳定，复查甲状腺功能，TSH 为 4.32mIU/L，其余正常。

按语：亚临床性甲状腺功能减退症又称为轻度甲状腺功能衰竭，是甲状腺功能减退症早期阶段，病情隐匿，轻者无明显症状，典型患者可出现特征性水肿、毛发稀少脱落、心慌气短等。亚临床性甲状腺功能减退症极易进展为甲状腺功能减退症，还可导致血脂增高、动脉粥样硬化和缺血性心脏病等不良后果，对患者生命健康造成较大影响。近年来，亚临床性甲状腺功能减退症的患病率在全球范围内呈逐渐上升的趋势，发病率可达 17%。现代医学治疗亚临床性甲状腺功能减退症主要是使用左甲状腺素钠进行干预，但用药剂量需通过密切监测血清指标确定，治疗过程烦琐。同时，激素替代治疗很容易导致医源性亚临床性甲状腺功能亢进，引起心律失常等不良反应。大量临床研究表明，中医药干预不仅可以降低患者 TSH 水平，调节血脂，还能调理和改善患者体质，延缓、控制病情向甲状腺功能减退症进展，预防心脑血管事件，防止病情复发。中医学根据亚临床性甲状腺功能减退症的症状和临床经验，将其归属中医学"瘿病""瘿瘤"范畴，认为其发病多由于饮食、水土失宜、情志不畅和体质因素，导致气滞、痰浊、血瘀壅结于颈前而成。冯兴中教授则认为，本病以气阴不足为本，后期兼有气滞、痰浊、血瘀等实证。

本患者长期思虑过重，忧思不解，心气郁结，阴血暗耗，心失所养，故见心慌、夜寐不安；阴阳失调，心之阴血不足，虚火内生，阴液进一步耗伤，故见心烦、夜间口干、盗汗、苔有裂纹；思虑过度亦伤脾，日久脾胃虚弱，运化失司，气阴生化乏源，气阴两虚，肌表不固，故乏力、烘热汗出；脾虚不运，湿邪内生，湿热互结，则舌淡边红，苔厚腻，脉沉缓。辨证当属气阴两虚、湿热内蕴证。方选玉屏风散合生脉散加减。方中太子参代替人参，取其体润性和，补气作用虽较人参弱，但能健脾生津，补而不燥，合山药益气健脾、生津止渴，补气而不壅滞上火，补阴而不助湿滋腻，又可收敛固涩，两味合用，同补气津为君。黄芪补气升阳，专能补表，合白术、防风健脾益气、固表敛汗，则元气可复。麦冬甘寒养阴生津、清心除烦，五味子酸收敛阴止汗，诸药合用，取益气生津、养阴复脉、固表敛汗之效。薤白辛温通阳，散心脾之郁结，行气导滞；栀子行结气、泻火除烦、清热解郁，辛开苦泻，寒温并用，则郁结散而邪热除。牡丹皮散结聚、清血中之浮火；青皮疏肝解郁；生地黄滋阴养血，使邪去而不伤阴血；地骨皮味甘性寒，具有凉血除蒸、清肝泻热的功效，配牡丹皮增强清热凉血之力，诸药合用，使心之阴液充盈，虚火得抑，心神得安。薏苡仁健脾补肺、祛湿化痰，意在清补脾肺，恢复气机，与山药等分为用久服无黏腻之弊。车前子甘寒，入肝、肾经，清热利尿，渗湿止泻，祛痰。砂仁辛温化湿而不太燥，行气而不破气，《本草纲目》谓砂仁"补肺醒脾，养胃益肾，理元气，通滞气"，是醒脾调胃、下气除湿之要药。三味共用，发挥健脾利水渗湿之功效。

二诊时，患者心慌症状减轻，乏力仍显著，冯教授认为本例患者仍以气阴不足为本，故二诊时增加黄芪用量以增强益气之功效，并佐以知母制其热。足跟、膝关节不适，在上方基础上加牛膝、杜仲、桑寄生以补益肝肾、强筋健骨。牛膝归肝、肾经，既能补肝肾、强筋骨，又能活血祛瘀，性善下走，用治下半身腰膝关节酸痛，为其专长。桑寄生归肝、肾经，能祛风湿、舒筋络，治疗风湿痹痛。杜仲入肝肾经，具有补益肝肾、强筋壮骨等功效。三药配伍，在补益肝肾的同时，兼祛风湿、通血脉而利关节。

综上，通过益气养阴、健脾疏肝补肾等治疗后，患者复查甲状腺功能，TSH降至正常范围，不适症状缓解，提示治疗有效。

（王　正）

病例2　促甲状腺激素升高1个月

患者，女，40 岁。促甲状腺激素升高 1 个月。患者 1 个月前体检发现 TSH 升高，就诊于北京某医院门诊，诊断为"亚临床性甲状腺功能减退症"，未规律服药。刻下症：表情淡漠，倦怠乏力，畏寒，头昏沉，入睡困难，多梦易醒，平时工作压力大，食欲一般，大便溏，1 日 1～2 次，舌淡暗，苔白腻，舌下络脉迂曲，脉沉细涩。

既往体健，否认药物、食物过敏史。辅助检查：甲状腺功能检查示 FT_3 为 2.58ng/L，FT_4 为 1.07ng/L，TSH 为 5.34mIU/L。西医诊断为亚临床性甲状腺功能减退症；中医诊断为瘿病，辨证为气虚痰凝、瘀血阻滞证，治法为益气化湿、活血化瘀。处方：生黄芪 60g，当归 20g，川芎 30g，葛根 30g，知母 10g，北豆根 9g，牛膝 30g，炒薏苡仁 30g，车前子 30g（包煎），连翘 30g，败酱草 30g，燀桃仁 20g，川续断 30g，桑寄生 30g，郁金 10g，石菖蒲 10g，制远志 10g，首乌藤 30g，合欢皮 30g，砂仁 10g（后下）。7 剂，水煎服，每日 1 剂，早晚分温再服。

患者服药后 14 日复诊，诉倦怠乏力、头昏沉较前缓解，苔较前变薄。处方：上方去葛根、知母、连翘、败酱草，加黑顺片 10g（先煎），干姜 6g。14 剂，水煎服，每日 1 剂，早晚分温再服。

患者服药后 30 日复诊，诉畏寒怕冷较前好转，脉位上浮，舌淡苔薄白。处方：

上方去四妙丸，加四逆散，黑顺片用量加至 15g。14 剂，水煎服，每日 1 剂，早晚分温再服。

患者服药后 30 日复诊，诉舌下络脉迂曲减轻，面色较前红润光泽，失眠较前减轻，偶有多梦，不易醒。继服上方 14 剂以善后，嘱增加运动量，规律饮食，调畅情志，1 月后于内分泌科门诊复查甲状腺功能，提示正常。

按语： 亚临床性甲状腺功能减退症表现为多种原因导致的甲状腺激素分泌失调，通过负反馈调节出现促甲状腺激素升高，血清甲状腺激素 FT_3、FT_4 指标多正常，症状多为表情淡漠、皮肤苍白、下肢凹陷性水肿、乏力困倦、畏寒怕冷等低代谢表现，长期可演变成临床甲状腺功能减退症。本例患者未见明显水肿，TSH 指标略高，属于亚临床性甲状腺功能减退症轻症，可暂时不予以甲状腺激素治疗，可用中药进行截断。《诸病源候论》记载："其状，颈下皮宽腽腯然，忧恚思虑，动于肾气，肾气逆，结宫所生"，提示本病可能与情志失调和肾气不足有关，临床常用金匮肾气丸、逍遥散等治疗。

本例患者为中年女性，平时工作压力大，长期忧恚思虑，耗伤气血，气血两虚，故见表情淡漠、倦怠乏力；阳气不足，失于温煦，出现畏寒；气虚无力推动血液运行，久则气血瘀滞，心神失养，故入睡困难、舌色淡暗、舌下络脉迂曲、脉涩；久瘀则生热，热则多梦易醒；气不行则血不行，血不利则为水，化湿生痰，湿聚于口，则苔白腻，停聚于头，上蒙清窍，则头昏沉，湿留大肠，则大便溏。辨为气虚湿聚、瘀血阻滞证，治法为益气化湿、活血化瘀，选用当归补血汤合四妙丸加减。方中重用生黄芪为君，升举胸中大气，益气升阳，温养腠理肌肉。川芎、桃仁活血化瘀；当归和血补血，兼以活血；三者合用，则行血而无耗血之弊，共为臣药。葛根、知母、北豆根清热生津，助活血药清瘀热，又制黄芪之热，加之连翘、败酱草清热解毒，透热邪外出。炒薏苡仁健脾止泻，引湿邪从大便去，车前子渗湿止泻，引湿邪从小便去；砂仁行气化湿，则补而无壅滞之弊。牛膝、川续断、桑寄生补肝肾、强筋骨、温阳散寒。郁金、合欢皮、石菖蒲、制远志、首乌藤疏肝解郁、宁心安神。

二诊时，瘀热、水湿渐去，畏寒仍在，故去清热利湿之品葛根、知母、连翘、败酱草，加附子等温阳化气之品，以助气运血行，畅达四肢百骸。

三诊时肝热及瘀血渐退，气血渐丰，考虑其日常工作压力仍大，气机恐有郁滞，增四逆散以调畅气机，疏肝解郁，诸症渐好，守方续服，同时注意饮食起居、情志舒畅，以固其效。

本例病证较为复杂，并非单用助阳之品，需细细梳理，先疏通气血运行之道路，再补足原动力，助阳化湿化瘀，则事半功倍。由此可见，对于不达甲状腺素治疗标准的亚临床性甲状腺功能减退症患者，通过整体辨证，可明显减轻其症状，提高患者生活质量。需要注意的是，部分亚临床性甲状腺功能减退症患者出现下肢水肿，一般为可凹陷性水肿，轻者口服玉米须茶即消，重者在整体辨证的基础上酌情加温阳利水之附子、干姜、白术、茯苓、泽泻等中药，或口服中成药金匮肾气丸，可有不错的疗效。

（袁宇莲）

病例3　疲劳乏力1月余

患者，男，77岁。疲劳乏力1月余。患者1月余前无明显诱因出现疲劳乏力，伴行动迟缓，曾行甲状腺功能检查，TSH为5.04mIU/L，FT4为11.29ng/L。甲状腺超声提示甲状腺双侧叶多发结节，右叶实性结节伴钙化。口服左甲状腺素钠片，每次25μg，每日1次。刻下症：疲劳乏力，活动后加重，行动迟缓，口干，便秘，舌质红苔薄白，舌底络脉粗，脉细。

既往高血压、T2DM、冠心病病史。查体：表情淡漠，面色苍白，毛发干燥稀疏，跟腱反射时间延长，膝反射正常。辅助检查：甲状腺功能检查示TSH为5.04mIU/ml，FT4为11.29ng/L。甲状腺超声示甲状腺右叶中部可见一实性低回声结节，大小约为1.3cm×1.0cm，甲状腺双叶可见多发囊实性结节，右侧较大者达0.4cm×0.4cm，左侧较大者达0.7cm×0.4cm。超声示甲状腺双侧叶多发结节，右叶实性结节伴钙化。西医诊断为甲状腺功能减退症，甲状腺结节；中医诊断为瘿病，辨证为气虚血瘀证，治法为益气活血、软坚散结。处方：太子参20g，麦冬30g，五味子10g，当归10g，熟地黄20g，桃仁20g，红花10g，赤芍20g，甘草10g，川芎10g，桔梗20g，夏枯草20g，浙贝母20g，牡蛎45g（先煎），砂仁12g（后下），柴胡20g，黄芩10g，干姜5g。5剂，水煎服，每日1剂，早晚分温再服。

患者服上方5日后复诊，诉疲劳、乏力较前好转，大便干，3日未解，小便正常，舌暗红苔薄白，脉细。复查甲状腺功能，TSH为4.81mIU/ml。处方：上方加玄参20g，火麻仁20g。15剂，水煎服，每日1剂，早晚分温再服。

患者服上方15日后复诊，自诉服上方后精力渐增，近3日再次出现大便质偏干，排便费力，腹部胀满，舌红苔薄白，脉细。处方：上方火麻仁加量至30g，薤白40g。15剂，水煎服，每日1剂，早晚分温再服。

1个月后患者复查甲状腺功能，TSH为4.26mIU/ml，诸症缓解，续服14剂，随访3个月未见明显异常。

按语： 甲状腺功能减退症（hypothyroidism）是由于甲状腺激素合成和分泌减少或组织利用不足导致的全身代谢减退综合征。以代谢率减低和交感神经兴奋性下降为主症状，典型表现为畏寒、乏力、手足肿胀感、嗜睡、记忆力减退、少汗、关节疼痛、体重增加、便秘等。实验室检查可见血清TSH增高，TT4和FT4均降低。左甲状腺素是本病的主要替代治疗药物，一般需要终身替代。此外，甲状腺功能减退症患者由于 TSH 增高，刺激甲状腺组织生长，常进一步导致甲状腺肿大及甲状腺结节，患者常感觉咽喉有异物感，吞咽困难，呼吸不畅，触摸颈前时可感觉到肿块，良性结节以中医药保守治疗为主。

甲状腺功能减退症在中医学中无特定病名，根据症状、体征，将其归属中医学"虚劳""瘿病""水肿"等范畴，《千金要方》将其归属中医学"劳瘿"范畴，后有医家将其归属中医学"瘿虚病"范畴。本案患者甲状腺功能减退症合并甲状腺结节，归属中医学"瘿病"范畴。瘿病的发生主要是人体正气亏虚，病邪乘虚而入，停滞于脏腑经络所致，总的病机当属"虚"和"滞"。除辨证论治外，中医治疗的另一大特色便是辨体论治，研究发现甲状腺结节患者以阴虚质、气郁质、气虚质、痰湿质和瘀血质常见。长期悲伤抑郁致气机郁结或消耗，肝气郁结，促成气郁质；木旺克脾，脾虚气血生化不足，久而气虚易促成气虚质；气虚则气血津液无力运化，生痰生瘀促成痰湿质、瘀血质；体质不调，气虚气郁，则表现为畏寒、乏力、嗜睡、记忆力减退等表现，日久痰瘀交阻于颈前而成瘿。

本例患者年逾七旬，慢性疾病迁延日久不愈，耗伤肾气，肾气渐虚，肾主纳气，肾气虚致纳气失常，呼吸浅短，表现为疲劳、乏力等症状；气主固摄津液，气虚日久伤阴，阴虚则热，热灼津液，津液不得上承于口，表现为口干；肠道津液不足，蠕动过缓，表现为便秘等症。舌红苔薄白，舌底络脉粗，脉细，亦为佐证。四诊合参，辨为气虚血瘀证。病性总属虚实夹杂。在治法上，以补益气阴为主，佐以活血化瘀、软坚散结。初诊方主要分为三部分。①生脉散：益气养阴，顾护元气。②血府逐瘀汤：本病案处方将生地黄易为熟地黄，补血滋阴力更强，该患者患慢性疾病已逾 20 年，病程较长，久病入络，本着"既病防变"的原则和"治未病"理念，加入血府逐瘀汤，在阴津得以恢复的同时，使气有所依、所载，血行顺畅。③散结类中药：处方中加用夏枯草、浙贝母、牡蛎等软坚散结类中药，夏枯草辛、苦、寒，有散结泻热之功；浙贝母苦寒，清泄热毒、化痰散结；牡蛎咸寒，不仅散结，还有潜镇肝阳之功。该患者为老年人，长期独居，性格内向，情志不遂，属气虚血瘀型体质，通过太子参、麦冬、五味子、桃仁、红花等药益气活血，纠正体质偏颇，改善疾病易发的"土壤"，增强抵御病邪之正气，体现了辨体论治。

二诊时，患者诉疲劳乏力较前好转，大便已 3 日未行，考虑热邪积聚体内，暗耗肠道津液，津液不足，导致肠腑蠕动欠佳，于上方加入玄参、火麻仁滋阴润肠之品，以达肠腑以通为用之功。

三诊时，患者反复出现大便质偏干等症，余症好转。故火麻仁增量至 30g，以润肠通便，肺与大肠相表里，便秘常兼顾从肺论治，痰浊壅肺，腑气不通而见腹胀、便秘。元代王祯认为"薤，生则气辛，熟则甘美，食之有益，故学道人资之，老人宜之"，薤白为药食同源之品，老年人用之最宜，加入薤白通阳散结、行气导滞，通秽浊之气，使上窍开而下窍自通。

临床上，甲状腺功能减退症合并甲状腺结节非常普遍，虽良性居多，但亦存在恶变的潜在危险，必须高度重视。中医治疗甲状腺功能减退症合并甲状腺结节，重在做到标本兼治，辨证与辨病相结合，辨病与辨体相结合，以达"既病防变"的目的。

（卫江丽）

病例4 颈部不适3年，加重伴乏力3月余

患者，女，59岁。颈部不适3年，加重伴乏力3月余。患者3年前无明显诱因出现颈部不适，伴心慌气短，就诊于专科门诊，考虑甲状腺功能亢进症，予以 ^{131}I治疗（具体治疗不详）后出现甲状腺功能减退，予以口服左甲状腺素钠片，每次25μg，每日1次治疗，目前口服左甲状腺素钠片，每次50μg，每日1次治疗，后复查甲状腺功能，显示正常。3个月前无明显诱因出现颈部不适加重，伴乏力、心慌，眠欠安。刻下症：颈部不适，乏力，多汗，无明显心慌，易烦躁，畏寒，下肢明显，沉重乏力，口干，纳食一般，眠欠安，易醒，难入睡，小便调，大便黏腻不畅，舌淡，苔白腻，脉沉。

既往体健，否认药物、食物过敏史。辅助检查：甲状腺功能检查示 TSH 为2.5mIU/L。西医诊断为甲状腺功能减退症；中医诊断为瘿病，辨证为脾气亏虚、痰瘀互结证，治法为健脾益气、疏肝散结。处方：生黄芪30g，炒白术10g，防风10g，北豆根9g，太子参30g，麦冬30g，五味子6g，薤白30g，牡丹皮20g，地骨皮30g，连翘30g，紫花地丁30g，知母10g，川牛膝30g，炒薏苡仁30g，车前子30g（包煎），郁金10g，石菖蒲10g，远志10g，合欢皮30g。7剂，水煎服，每日1剂，早晚分温再服。

患者服上方7日后复诊，诉颈部不适、乏力减轻，多汗恶风，眠欠安，烦躁难安，易醒难入睡，畏寒减轻，下肢沉重偶有麻木感，口干口苦，大便黏腻不畅，舌红，苔白，脉沉。处方：上方去郁金、石菖蒲，加鸡血藤30g，苏木30g，首乌藤30g，胆南星10g。7剂，水煎服，每日1剂，早晚分温再服。

患者服上方7日后复诊，睡眠较前改善，其余诸症减轻，前方继续服用14日以收尾

按语：亚临床性甲状腺功能减退症是指由于不同原因引起的甲状腺激素缺乏或生物效应不足，以机体的代谢和多系统功能减退为特征的一组代谢紊乱综合征。目前临床常见的原因主要有甲状腺弥漫病变、甲状腺结节、甲状腺功能亢进治疗后。本例患者既往为甲状腺功能亢进，接受 ^{131}I治疗后出现甲状腺功能减退。使用 ^{131}I治疗时剂量过小达不到治疗效果，剂量过大时可使甲状腺功能减退的发生

概率升高，从而影响患者预后。临床表现为疲乏、怕冷、体重增加、脱发、食欲减退、腹胀、便秘、嗜睡、抑郁、记忆力减退和胫前黏液性水肿等。中医药在甲状腺功能异常方面的治疗具有一定优势，特别是改善患者生活质量及临床症状等。

甲状腺功能亢进症与甲状腺功能减退症的病位均在甲状腺，甲状腺位于颈部甲状软骨下，气管两旁。《灵枢·经脉》言："脾足太阴之脉，起于大指之端……挟咽，连舌本，散舌下"；足阳明胃经分支"下人迎，循喉咙，入缺盆，下膈"，脾与胃互为表里，脾胃二经循行皆经过甲状腺，从经络循行和现代解剖来看，两者联系紧密。《黄帝内经》言：脾"居中央、灌四旁"，为水液代谢的枢纽，主运化精血津液，内养五脏六腑，外滋四肢百骸，故从生理角度看，甲状腺与脾有密不可分的联系。

冯兴中教授在治疗内分泌相关疾病时，尤其重视人体阳气，而治疗甲状腺功能减退症时，尤其重视脾之阳气，如《脾胃论》曰："脾胃虚弱、阳气不能生长，是以春夏之令不行，五脏之气不生。"由此可见，脾胃为阳气化生之源，脾阳虚则其余四脏皆受累而虚，故脾阳虚又为阳虚之根本。对甲状腺功能减退症患者畏寒、乏力、手足肿胀感、颜面和眼睑水肿、嗜睡、记忆力减退、少汗、关节疼痛、体重增加、便秘等症状进行病机分析，脾主四肢，脾阳虚而气血凝滞不通，则见四肢关节疼痛、乏力少汗、手足肿胀感；脾失运化则水液内停，故见体重增加、颜面及眼睑水肿；脾阳虚则气不通，胃肠推动不足，故见便秘。该例患者瘿病日久，长期治疗耗伤正气，气血不足，正气虚衰，脾失健运，水湿内生，聚而为痰，痰气互结，而发为本病。方用玉屏风合生脉散加减。方中黄芪甘温，内补脾肺之气，外可固表止汗，为君药；白术健脾益气，助黄芪以加强益气固表之功，为臣药；佐以防风走表而散风邪，合黄芪、白术以益气祛邪。且黄芪得防风相助则固表而不留邪；防风得黄芪相助则祛邪而不伤正，有补中寓疏、散中寓补之意。太子参药性平和、味甘，有补气生津的作用；麦冬养阴清肺而生津，为臣药；五味子敛肺止咳、止汗，为佐药。三味药合用，共成补肺益气、养阴生津之功。张锡纯所著的《医学衷中参西录》提出："黄芪之性温而上升，以之补肝原有同气相求之妙用，凡遇肝气虚弱不能条达，用一切补肝之药皆不效，重用黄芪为主，而少佐理气之品，服之复杯即见效验"。《本草备要》言："五味兼备，酸咸为多"，而《金匮要略》中治肝之法"补用酸，助用焦苦，益以甘味药调之"，故黄芪、五味子同用，酸、咸二味入肝、肾两经，从而达到补肝气以恢复肝之疏泄。方中合欢皮、郁金起疏肝气的作用，可疏肝解郁、养心安神。石菖蒲能宁神、化湿开胃，善治因痰浊、湿阻而引起的神志混乱、精神恍惚、健忘或失眠等症。远志主要有醒肺调气、安神、化痰功效。远志配石菖蒲被誉为经典对药，两味同用，可改善睡眠质量，有协同增效的作用。患者下肢沉重，大便黏腻，苔腻均为湿浊阻滞，薏苡仁健脾利水渗湿兼清热。车前子味甘，性微寒，归肾、肝、肺经，具有利水通淋、渗湿止泻之功效；牛膝性味苦、甘、酸，归肝、肾经，具有活血祛瘀、补肝肾、强筋骨、利尿通淋、引火下行之功效。两药配伍，药性趋下，补肾利水，扶正祛邪兼顾。患者虽气虚为主，但仍有口干、燥热等阴虚内热之象，故辨证施治，给予牡丹皮、地骨皮、知母清虚热。连翘入心、肝、胆经，可清热解毒、散结消肿；紫花地丁消痈散结；两药合用，可增加清热解毒散结之效，为对症用药。

二诊时，患者以上诸症减轻，但诉下肢麻木感明显，考虑气血不足，气为血之帅，气行则血行，气虚则无力推动血行，血行瘀滞，脉络痹阻、筋脉失养而发为本病，属本虚标实证，以气血亏虚为本，瘀血阻络为标。故二诊时，加用当归，虽剂量不同，但取黄芪、当归"从阳引阴，从阴引阳"之意，可起到气血双补的功效，筋脉得以濡养则麻木感减轻。另加鸡血藤，味苦，性温，入血分，可活血养血，藤类又可调经止痛、舒筋活络，为治疗经脉不畅、经脉不和病症的常用药。苏木性平，味甘、咸，归心、肝、脾经，具有行血祛瘀，消肿止痛之效。两者合用，可改善患者肢体麻木。患者仍入睡困难，去通窍药物郁金、石菖蒲，加首乌藤、合欢皮共奏镇静安眠之效；因其口苦口干，恐胆热上扰，故加胆南星增强清热化痰之力，与前药配合改善睡眠。守方半个月，临床症状基本缓解，提示治疗有效。

（王　正）

病例 5　间断心悸 4 年，加重伴腹胀 10 日

患者，女，49 岁。间断心悸 4 年，加重伴腹胀 10 日。患者 4 年前因甲状腺良性肿瘤行甲状腺切除术后出现心悸，每于情绪激动时明显，休息时减轻，无明显胸闷、胸痛，术后行甲状腺功能检查，示 TSH 为 7.25mIU/L，予以口服左甲状腺钠片，每次 50μg，每日 1 次治疗。10 日前心悸较前加重，休息时自觉心悸，伴腹胀，为寻求中医治疗，就诊于内分泌科门诊。刻下症：间断心悸，气短，间断胃灼热，反酸，腹胀，乏力，偶有头晕，头痛，咽部不适，易汗出，口干，善太息，脾气急躁，耳鸣，纳眠可，小便正常，大便偏干。近 1 年体重无明显下降，舌尖红，舌苔根部黄腻，脉沉弱。

既往体健，否认其他慢性病病史及手术史，否认药物、食物过敏史。西医诊断为叶切除术后甲状腺功能减退；中医诊断为瘿病，辨证为气阴两虚、肝胃郁热证，治法为益气养阴、疏肝和胃。处方：炙黄芪 30g，川芎 30g，夏枯草 30g，太子参 30g，麦冬 30g，五味子 6g，薤白 30g，生地黄 30g，地骨皮 20g，青皮 20g，炒栀子 10g，玄参 30g，牡丹皮 20g，芒硝 10g（冲服），黄连 10g，吴茱萸 5g，陈皮 10g，法半夏 9g，煅瓦楞子 30g（先煎），海螵蛸 30g（先煎）。7 剂，水煎服，每日 1 剂，早晚分温再服。

患者服上方 7 日后复诊，心悸较前明显好转，腹胀，反酸较前明显减轻，汗出较前减少，口干及乏力较前改善，咽部不适改善不明显，头晕改善不明显，继服原方，加用钩藤 30g，煅磁石 30g（先煎），山豆根 9g。7 剂，水煎服，每日 1 剂，早晚分温再服。

患者服上方 14 日后复诊，诉心悸缓解，咽部不适及头晕改善，续服 14 剂后复查甲状腺功能，提示 TSH 为 4.10mIU/L。

按语： 甲状腺叶切除术或半甲状腺切除术是一种常规手术，涉及切除一半的甲状腺。对于伴有良性或不确定细胞学检查、自主性结节和低风险分化甲状腺癌的单灶性结节性疾病，通常推荐进行叶切除术。有 15%～30% 的成年人在球状切除术后出现甲状腺功能减退症。叶切除术后甲状腺功能减退分为暂时性和永久性，其中短暂性甲状腺功能减退被定义为暂时性 TSH 升高（＞4.5mIU/L），甲状腺激素生成在叶切除术后 12 个月内恢复正常。永久性甲状腺功能减退症的定义为在整个随访护理和（或）开始继发于球状切除术后明显甲状腺功能减退的 LT4 替代治疗期间 TSH 持续性升高，但甲状腺激素分泌基本正常。本案患者考虑为永久性甲状腺功能减退，需终身服用优甲乐，因其仍有较为明显的心悸、乏力、咽部不适等临床症状，故考虑中药治疗，疗效以 TSH 基本恢复正常，症状缓解为准。

本病案患者平素脾气急躁，肝气不舒，气机郁结，津液不得输布，聚而成痰，气滞痰凝，壅结颈前，形成瘿病；气机郁结，日久化火，肝火上炎，故头痛、头晕、耳鸣；火热扰心，故心悸；火热耗气伤阴，气阴两虚，故气短、口干、大便质偏干；肝气横逆犯胃，胃气上逆，故反酸；木旺乘土，脾气虚弱，故乏力、腹胀。本病虚实夹杂，属本虚标实之证。病变部位主要在肝、胃，累及心、脾。治疗当益气养阴、舒肝和胃，以恢复肝之调达舒畅，恢复脾胃之健运升清为要。全方以生脉散、左金丸合二陈汤为主方。生脉散首载于金代张元素所著的《医学启源》，具有益气生津、敛阴止汗的功效。方中人参甘温，可益元气、补肺气、生津液，加用黄芪增加补气之力，合而为君药；麦冬甘寒，可养阴清热、润肺生津；人参、黄芪、麦冬合用，则益气养阴功能益彰；五味子酸温，敛肺止汗、生津止渴；四药合用，益气养阴、生津止渴、敛阴止汗，使气复津生，汗止阴存，气充脉复。黄芪补气的同时又能固表止汗。加用生地黄，可增加养阴生津之力。川芎行气活血，为治疗头痛之要药，故有"头痛不离川芎"一说，《医学启源》谓川芎"补血，治血虚头痛"。王好古云其"搜肝气，补肝血，润肝燥，补风虚"。薤白归胃、大肠经，功效为行气导滞、通阳散结，因其专行脾胃之气滞，将薤白与众益气滋阴药配伍，补中寓行，使得补益药物补而不滞。夏枯草合青皮、栀子清郁火，地骨皮清虚热、肝藏血，肝经郁火则易致血分热盛，故加用玄参、牡丹皮清热凉血。芒硝软坚润燥，可改善大便质偏干的情况。陈皮、半夏有二陈汤之意，用于行气燥湿化痰，加之茯苓甘淡，健脾渗湿，使湿祛痰消，治其生痰之源。黄连、吴茱萸有左金丸之意，黄连苦寒泻火，而辛热之吴茱萸，可疏肝解郁、降逆止呕，并制黄连之过于寒凉。两药相合，苦降辛开，一清一温，清肝降逆、行气止痛。煎药时加入生姜降逆止呕，合煅瓦楞、海螵蛸，可改善反酸症状，又制半夏之毒，同时《本草纲目》提到：海螵蛸"主女子血枯病，伤肝，唾血下血，治疟消瘿"，还有消瘿的作用，可谓一药两用。

二诊时，患者诸症减轻，咽部不适，加用山豆根利咽消肿化痰，改善咽部不适症状。头晕改善不明显，加用钩藤与煅磁石平肝潜阳，增加平肝之力。《本草纲目》云："钩藤，手，足厥阴药也。足厥阴主风，手厥阴主火……钩藤通心包于肝木，风静火熄，则诸症自除。"纵观全方，补泻兼施，兼顾脾胃肝胆，应用益气养阴、清热化痰之法，使得气阴得复，肝胃郁热得去，故效果明显。

（郭　英）

2.3　甲状腺功能亢进症

病例 1　间断心慌伴急躁易怒 2 周

患者，女，34 岁。间断心慌伴急躁易怒 2 周。患者 2 周前劳累后出现心慌，多汗怕热，情绪急躁，颈部增粗，就诊于当地医院查甲状腺Ⅱ度肿大，质软，无压痛，听诊示颈部血流音亢进，触诊颈部血管搏动明显，眼裂增大，眼球轻度突出，行甲状腺功能检查，示：T_4 为 15.82μg/dl，T_3 为 333.6ng/dl，FT_3 为 14.56pg/ml，FT_4 为 4.59ng/dl，TSH＜0.005mIU/L，考虑为甲状腺功能亢进症，给予甲巯咪唑片，每次 20mg，每日 1 次治疗，后多汗怕热症状缓解，仍有情绪急躁易怒，遂于门诊就诊。刻下症：心慌，情绪急躁，乏力懒言，眠可，无早醒，口干口苦，纳可易饥，怕热，大便质偏干，每日 1 行，舌红苔薄黄，脉细数。

否认其他慢性病病史，否认药物、食物过敏史。西医诊断为甲状腺功能亢进症；中医诊断为瘿病，辨证为肝郁化火证，治法为疏肝解郁、清热泻火，方以丹栀逍遥散加减。处方：牡丹皮 10g，炒栀子 10g，当归 10g，柴胡 10g，白芍 10g，茯苓 20g，生白术 30g，炙甘草 6g，生姜 6g，薄荷 10g，夏枯草 10g，生牡蛎 10g（先煎），玄参 10g，土贝母 10g，生石膏 10g（先煎）。14 剂，水煎服，每日 1 剂，早晚分温再服。

患者服上方 14 日后复诊，诉心慌、大便干燥减轻，仍有情绪急躁易怒，乏力懒言，纳眠可，大便质软。舌红苔薄黄脉细数。处方：上方加生黄芪 20g，太子参 20g。14 剂，水煎服，每日 1 剂，早晚分温再服。

患者服上方14日后复诊，诉心慌减轻，情绪急躁减轻，反酸、胃灼热、纳眠可，大便调，舌红苔薄黄，脉细数。检查示甲状腺I度肿大。行甲状腺功能检查，示 FT_3 为 3.41pg/ml，FT_4 为 1.21ng/dl，TSH＜0.02mIU/L。上方加黄连10g，吴茱萸3g，陈皮10g，海螵蛸30g。14剂，水煎服，每日1剂，早晚分温再服。嘱患者定期复查，不适随诊。随访至今，病情稳定，甲状腺功能已正常，未复发。

按语： 甲状腺功能亢进症是指甲状腺本身或甲状腺以外的多种病因导致体内甲状腺激素分泌过度，进入血液循环中作用于全身的组织和器官，引起以神经、循环、消化系统兴奋性增高和代谢亢进为主要表现的一组症状。临床表现为甲状腺肿大、突眼、多汗怕热、多食易饥、体重下降、心悸、焦躁易怒、失眠、便次增多、手和眼睑震颤等，并常合并肝损害及白细胞减少等症。甲状腺功能亢进症女性明显多于男性，病程长，易反复发作，严重影响患者生活、工作、形象仪态，严重危害患者的身心健康，甚至危及生命。西医治疗主要包括口服抗甲状腺药物治疗、^{131}I 治疗及手术治疗。

本病的发病与先天禀赋不足、肾水亏虚有密切关系，多为饮食劳倦、情志刺激为诱因，患者劳忧过度，耗伤阴血，或素体禀赋不足，肾水虚少，肝藏血，体阴而用阳，喜条达而恶抑郁，肾藏精，精血同源，五志过极，或抑郁不舒，每易化火耗伤精血，而至肝肾阴虚。阴血不足，则无以制阳，阳亢于外，故疾病早期多有阳亢的表现，肝火、郁热灼伤阴津，随着疾病的进展，子病及母，肾水不足，出现肝肾阴虚的表现。病情继续进展，壮火食气，耗伤气阴，表现出气阴两虚证。本病为本虚标实，先天肾水不足，遇情志刺激，肝火郁结，表现出火郁、痰凝、血瘀、燥热等标实之症，其本是阴虚或气阴两伤。

《圣济总录瘿瘤门》云："忧患劳气，郁而不散，此瘿所为也。"情志悱郁是瘿病重要的致病因素。"瘿病，妇人多有之，缘忧患有甚于男子也"，故本病女性发病多于男性。本例患者为女性，情志不舒，木失条达，忧思不解，以致肝失调达，气机郁滞，气滞则津停血瘀，痰气瘀阻于脉络而成瘿，郁结日久可化火伤阴，形成肝火亢盛、阴虚阳亢证，肝开窍于目，肝火亢盛，则目突、目胀、视物不清。肝经循行过颈项，则易出现颈肿。肝火引动心火，可见心慌、急躁易怒、失眠等。肝火犯胃，胃火炽盛，可见消谷善饥、大便干燥。病情继续进展，壮火食气，耗伤气阴，表现为乏力懒言。患者舌红苔薄黄，脉细数，亦为肝郁化火的表现。治以疏肝解郁、清热泻火、健脾和营之法。方用丹栀逍遥散加减。方中柴胡味苦，性微寒，疏肝泻火，使肝气得以调达，为君药。白芍酸苦微寒，养血敛阴，又泻肝火；当归养血和血，补肝阴而助肝用，血和则肝和，两者共为臣药。白术、茯苓健脾去湿，使运化有权，气血有源；炙甘草益气补中，缓肝之急，为佐药。加入薄荷少许，疏散郁遏之气，透达肝经郁热；生姜温胃和中，为使药。牡丹皮辛、苦、微寒，入药归心、肝经，可清热凉血、活血化瘀；栀子味苦，性寒，功擅泻火除烦、凉血止血，两者合用，入肝经血分泻血中之火，可清热解毒。生石膏辛、甘、大寒，入胃经气分除气分之热，除烦止渴。夏枯草清泻肝火、化痰散结；玄参咸寒清热凉血、泻火解毒；土贝母化痰消肿、解郁散结；牡蛎咸以软坚、育阴潜阳；四者合用，取消瘰丸之义，化痰散瘿结。诸药合用，使肝郁得疏，血虚得养，脾弱得复，气血兼顾，体用并调，肝脾同治，又注重局部之坚积，故获良效。

二诊时，患者诉心慌，大便干燥减轻，诉乏力懒言，为气阴耗伤的表现，故在原方的基础上加太子参、生黄芪益气养阴。

三诊时，患者诉心慌心悸，焦躁易怒减轻，诉泛酸胃灼热，考虑为肝胃郁热导致胃失和降，给予黄连、吴茱萸，取左金丸泻火、疏肝、和胃、止痛之功，再入海螵蛸，可制酸止痛、收敛止血；陈皮理气健脾，配伍土贝母化痰散结消痛，取乌贝散之义，以抑酸止痛。

（刘　婕）

病例2　间断心慌2年余，加重3周

患者，男，35岁。间断心慌2年余，加重3周。患者2年前因心慌、体重下降，于当地社区医院就医后，诊断为"甲状腺功能亢进症"，予以口服甲巯咪唑片，每次40mg，每日1次治疗。3个月前因自觉症状缓解，自行将药物减量至每次20mg，每日1次治疗。近期因工作、家庭事务压力较大，出现心悸、反酸等症状，伴急躁易怒，手抖，善太息，复查甲状腺功能，示TSH为0.006mIU/ml，FT_3为9.53ng/L，FT_4为32.75ng/L，TGAb为20.25IU/ml，TPOAb为155.5IU/ml，TRAb为3.47IU/L。考虑为甲状腺功能亢进复发。予以口服甲巯咪唑片，每次20mg，每日1次；盐酸普萘洛尔片，每次10mg，每日3次；消瘿片，每次2.4g，每日3次，同时嘱患者低碘饮食，调畅情志。3周前患者心率偏快，偶有心悸、乏力，急躁易怒，手抖，遂寻求中医治疗。刻下症：心慌，心悸，乏力，急躁易怒，手抖，痰多易咳，善太息，易反酸，纳尚可，眠差，小便调，大便仍稀，每日3次，舌质红，苔薄黄，脉弦滑。

既往体健，否认药物、食物过敏史。辅助检查：甲状腺功能检查示FT_3为6.98ng/L，FT_4为27.53ng/L，TSH为0.01U/L，TGAb为37.83U/ml，TPOAb为155.5U/ml；肝功能检查示丙氨酸氨基转移酶为53U/L；甲状腺彩超示甲状腺弥漫性病变。西医诊断为甲状腺功能亢进，弥漫性甲状腺肿；中医诊断为瘿病，辨证为痰火郁结证，治法为清肝泻火、化痰散结。处方：柴胡30g，栀子15g，牡丹皮15g，夏枯草15g，川芎15g，陈皮12g，木香12g，海螵蛸30g（先煎），玄参15g，浙贝母15g，生牡蛎30g（先煎），僵蚕12g，牛蒡子12g，生甘草12g。14剂，水煎服，每日1剂，早晚分温再服。

患者服上方 14 日后复诊，心悸、乏力、易怒等症状减轻，手抖症状消失，偶有心慌，善太息，上腹部略胀，嗳气后缓解，仍有反酸，痰多，晨起口苦，纳可，仍眠差，小便调，大便偏稀，1 日 2 次，舌质红，苔白，脉弦滑。辅助检查：甲状腺功能检查示 FT₃ 为 6.1ng/L，FT₄ 为 22.74ng/L，TSH 为 0.023U/L，TGAb 为 49.1U/ml，TPOAb 为 103.4U/ml。处方：上方去僵蚕、玄参、浙贝母、生牡蛎，加生地黄 30g，百合 30g，佛手 15g，炒白术 15g，防风 12g。14 剂，水煎服，每日 1 剂，早晚分温再服。

患者服上方 14 日后复诊，现诸症减轻，未见明显心慌感，腹胀消失，偶有腹胀、反酸，饭后明显，纳可，睡眠明显改善，二便调，舌淡红，苔薄白，脉数。辅助检查：甲状腺功能检查示 FT₃ 为 6.7ng/L，FT₄ 为 18.29ng/L，TSH 为 2.150U/L，TGAb 为 33.7U/ml，TPOAb 为 96.01U/ml。处方：上方去牡丹皮、夏枯草、牛蒡子、炒白术、防风，加焦山楂 30g，焦神曲 30g，炒麦芽 30g。14 剂，水煎服，每日 1 剂，早晚分温再服。西药改为口服甲巯咪唑片，每次 7.5mg，每日 1 次。后患者未再复诊，电话随访仍偶有反酸症状，余无明显不适。

按语： 根据甲状腺功能亢进症的临床症状，可将其归属中医学"瘿病"范畴。甲状腺功能亢进症可由情志内伤、饮食失宜、水土因素及体质禀赋等多种原因引发，其中情志因素的影响尤为突出。《重订严氏济生方·瘿瘤论治》亦云："夫瘿瘤者，多喜怒不节，忧思过度，而成斯疾焉。"因此，当情志不舒致使气虚或气郁时，血脉运行受阻，津血停滞以致瘀血内生，日久化火则炼液为痰，最终痰、气、瘀血等病理产物相互搏结于颈前，发为瘿病。故瘿病与郁证在病机上密切相关，若瘿病迁延日久，肝失疏泄，导致气机郁滞，则血脉阻塞；肝气犯脾，则中焦失运，气血生化之源，心失所养，后又郁久化为肝火上扰心神发为郁病；郁病又将进一步导致气机郁滞，产生更多的病理产物，加重瘿病的进展，两者相互助长，形成恶性循环。

该患者正值壮年，气血旺盛，既往甲状腺功能亢进病史，现又复发，表明体内气机容易郁滞。患者近期情绪不佳，肝郁化火，津凝为痰，痰火交结是导致本病的直接原因，患者善太息也正是气机郁滞的表现。肝火旺盛，母病及子，肝火引动心火，故见心悸、烦躁，心火横逆犯胃勾引胃火，故见反酸。气机郁滞，津液不行，肝火炼津为痰，故顽痰内生。《素问·阴阳应象大论》云："壮火食气，气食少火"，肝火旺盛，耗气伤阴，故见乏力。"肝在体合筋，其华在爪"，"肝生筋"，肝气郁滞，失于疏泄，肝血亏虚，筋脉失养，故见手抖。《医方考》云："泻责之脾，痛责之肝；肝责之实，脾责之虚。脾虚肝实，故令痛泻。"土虚木乘，肝脾不和，脾运失司，故大便质稀，排便较频。气机失调，胃失和降，则食少纳呆。《灵枢·本神》云："肝藏血，血舍魂。"肝失疏泄，肝血不足，血不养魂，故而失眠。瘀血内生则舌暗红，内郁化火则苔薄黄，肝气郁结致经脉拘束，则见弦脉；

痰饮内生，故见脉滑。四诊合参，该患者为痰火郁结证，本着"木郁达之、火郁发之"的原则，治以清肝泻火、理气化痰、化痰消瘿，方以栀子清肝汤合柴胡疏肝散为主方，合用散结消瘿、理气化痰之品而来。方中柴胡是畅达肝胆之气之要药，能散少阳之郁火，黄元御在《长沙药解》中载：柴胡能"清胆经之郁火，泄心家之烦热"，故重用柴胡散肝火以畅气机，清心热以除烦躁，为君药。栀子泻火开郁、除烦清热，缪希雍在《神农本草经疏》中提到：栀子"味苦气寒，泻一切有余之火"，故此处取其清泻肝火、宁心除烦之意；牡丹皮既能清肝经郁热，又能活周身瘀血，使肝疏泄条达，气机通畅；夏枯草味辛以散结，性寒以泻热，能清肝火、散郁结，又擅入肝、胆经，尤适用于肝郁化火、痰火郁结之瘿病；川芎既能畅达肝气，又能散瘀通脉。以上诸药合用，共奏疏肝清热、理气活血之功，共为臣药。佐以陈皮、木香行气调中，健脾化痰，辅疏肝解郁药调和肝脾；海螵蛸味咸而涩，制酸止痛；玄参、浙贝母、牡蛎组方消瘰丸，有清热化痰、软坚散结之功，与夏枯草搭配，共收清肝火、散痰结之效；僵蚕味辛能散，咸能软坚，有化痰软坚散结之效；牛蒡子辛苦寒，能清热解毒、消肿利咽。以上诸药合用，能助君药、臣药行气活血，化痰散结，共为佐药。甘草既能补脾益气，治疗脾土虚弱，大便溏泻，又能清热祛痰，又具调和诸药之功，为佐使之药。全方清肝泻热，行气解郁，又化痰散结，活血祛瘀，标本兼顾，故取得较为满意的效果。

二诊时，患者肝火得清，故心悸、乏力、易怒等症状减轻；津液得复，筋脉得以濡养，故手抖改善。患者复发1月有余未见明显颈部不适，故去散结药物玄参、浙贝母、生牡蛎、僵蚕。善太息、腹胀症状未见明显缓解，可见气机阻滞并未明显改善，而原方中不乏行气通滞药物，考虑应为之前肝火亢盛，耗气过多，气虚不行所致，又因患者肝热方清，大量补气恐助余热复涨，且患者身体较为健壮，故任其自然恢复，不再施加补气药物，仅针对其脾土虚弱，加炒白术、防风，与陈皮共组痛泻要方之意，以治其泻。患者仍有反酸，说明肝火所致胃热仍在，加用佛手理气和胃。患者仍眠差，故加生地黄、百合，组百合地黄汤之意以宁心安神，镇静助眠。

三诊时，患者甲状腺功能亢进症的相关症状已基本消失，说明肝经热邪已基本去除，故去清热之力较强的药物牡丹皮、夏枯草、牛蒡子；且患者大便恢复正常，又恐炒白术、防风过燥伤阴，故又去之。但患者仍留腹胀、反酸等胃部证候，故加焦三仙以助消化、制酸痛。

（孟 醒）

病例3 双目发胀伴颈部胀感半年

患者，女，31岁。双目发胀伴颈部胀感半年。患者半年前因生产后出现双目发胀，颈部胀感，常感心悸、乏力，平素情绪易急躁，自幼怕热，汗出较多，自行服用中药 7 剂（方药不详），效果不佳。现为求进一步诊治，至内分泌科门诊就诊。刻下症：双目发胀，视之略有眼突，可正常闭目，白睛血络明显，颈部胀感，不影响吞咽，心慌，乏力，偶有头晕，纳多，入睡困难，小便调，大便频，成形，1 日 3～4 次，舌质红，苔少，脉弦细数。

既往体健，否认药物、食物过敏史。经行腹痛明显，色暗，量少，有血块。查体：身高为 160cm，体重为 47kg，体形偏瘦。辅助检查：甲状腺功能检查示 FT$_3$ 为 1.94ng/L，FT$_4$ 为 23.71ng/L，TSH＜0.005U/L，TGAb＞4000U/ml，TPOAb 为 120.8U/ml，TRAb 为 7.42U/L；甲状腺彩超示双叶甲状腺弥漫性肿大，双叶甲状腺多发低回声。西医诊断为甲状腺功能亢进症；中医诊断为瘿病，辨证属肝肾阴虚、肝郁气滞证，治法为滋阴降火、补肾柔肝，兼疏肝理气。处方：熟地黄 30g，生地黄 30g，当归 18g，山萸肉 15g，枸杞子 30g，知母 15g，黄柏 12g，柴胡 18g，香附 15g，炒山药 30g，川楝子 12g，北沙参 15g，麦冬 15g，女贞子 15g，旱莲草 15g，陈皮 15g，炙甘草 9g。7 剂，水煎服，每日 1 剂，早晚分温再服。

患者服上方 1 周后复诊，自觉颈部胀感基本消失，心慌明显减轻，仍自觉眼部发胀，仍怕热、汗多、乏力，偶有头晕，纳多，睡眠改善，小便调，大便次数减少，约 1 日 2 次，舌质红，苔少，脉弦细数。服药期间月经来潮，经量较少，咨询后继续服药。经行腹痛较前减轻，仍色暗，量少，有少量血块。处方：上方加地骨皮 15g。14 剂，水煎服，每日 1 剂，早晚分温再服。

患者服上方 14 日后复诊，自觉颈部胀感基本消失，怕热、汗多症状明显好转，未再头晕，偶有心慌，仍略有目胀感，乏力，纳可，睡眠改善，二便调，舌质红，苔少，脉弦。处方：上方去北沙参、麦冬，加用炙黄芪 18g，郁金 12g，甘松 12g。21 剂，水煎服，每日 1 剂，早晚分温再服。

患者服上方 14 日后复诊，自觉诸症明显减轻，仅略有怕热、汗多、乏力等症状，纳眠可，二便调，舌质红，苔少，脉细数。辅助检查：甲状腺功能检查示 FT$_3$ 为 6.1ng/L，FT$_4$ 为 16.24ng/L，TSH 为 2.450U/L，TgAb 为 30.7U/ml，TPOAb 为 79.23U/ml；甲状腺彩超示右侧甲状腺低回声。处方：上方加青蒿 12g。14 剂，水煎服，每日 1 剂，早晚分温再服。后患者未再复诊，电话随访，患者未诉明显不适。

按语：甲状腺功能亢进症的主要临床表现为弥漫性甲状腺肿大、突眼征、心悸出汗、体重下降、进食及便次增多等，此患者甲状腺功能亢进症状较为典型。冯兴中教授认为甲状腺功能亢进症可由体质因素、情志内伤、脏腑阴阳失调而发，病机在于肝肾不足，阴虚生热，灼津为痰，加之肝气郁结，痰气交阻致气机阻塞，循经搏结，而见颈部、眼部肿胀，并见烦躁易怒、心悸失眠等典型症状。

该患者自幼怕热，平素情绪易急躁，汗出较多，体形偏瘦，舌红苔少，脉细数，判断其为阴虚体质，又因产后曾出现抑郁症状，加之平素情绪急躁易怒，可见其肝气郁结较重。阴虚火旺，灼津为痰，壅塞气机，肝脏失于疏泄，痰气搏结颈前，故自觉颈部胀感。"肝开窍于目"，肝失疏泄，一者痰气壅结，循肝经上达目系，两者血液运行受阻，目睛失于濡养，则目睛突胀。《金匮钩玄》言："六欲七情激之，其火随起"，患者本阴虚火旺，加之情绪躁郁，气郁化火，脏腑阴阳失调，阴虚生热，火随气窜，上攻于头，故见头晕，且急躁易怒症状加重，虚火扰动心火，故心悸烦躁，心在液为汗，故又多汗；心火不宁，相火不制，水火不济，故眠差；虚火横逆犯胃，引助胃火，故纳多善饥。脾主四肢肌肉，木旺乘土，脾气虚弱，运化无权，加之虚火较盛，耗气伤阴，肌肉不得充养，故形体消瘦、乏力；脾运失司，则大便频繁。《圣济总录》云："妇人纯阴，以血为本，在上为乳饮，在下为月事"，患者肝脏疏泄失司，肝血不足，冲任失养，血海空虚，故患者经量较少；虚火煎灼血液，又有气阻痰凝，故瘀血内生，不通则痛。虚火上炎则舌红苔少，脉弦属肝气不舒，细数为阴虚之候。四诊合参，诊断为瘿病，辨证属肝肾阴虚、肝郁气滞证，治法为滋阴降火、补肾柔肝，兼疏肝理气。方由一贯煎合知柏地黄丸，辅以理气解郁之药而来。

方中重用熟地黄与生地黄为君药，《本草纲目》载："地黄生则大寒……熟则微温，而补肾。"熟地黄益精填髓，重在补阴精；生地黄凉血生津，重在清虚热；两者共同发挥滋阴清热之效，直补肝肾之阴。当归补血活血、调经止痛，滋阴与活血并重；山萸肉补益肝肾，涩精止汗，尤偏于补肾固精；枸杞子入肝、肾经，长于补肝血、滋肾精，可平补肝血肾精；知母清热泻火、滋阴润燥，黄柏清热除蒸，两者共制虚火；柴胡与香附均入肝经，长于条达肝气而疏郁结，为疏肝理气之要药。以上诸药合用，共奏滋阴清热、理气解郁之效，皆为臣药。佐以炒山药补肾气，滋肾阴，可养阴益气；川楝子疏肝泻热，行气止痛；旱莲草、女贞子组方二至丸，有滋补肝肾之功；北沙参、麦冬均入肺、胃经，能滋养肺胃之阴，以清金制木，培土荣木；陈皮苦辛，既能顺气以解郁，健脾消痰，又能防熟地黄过于滋腻碍胃。以上诸药，能助君药臣药补益肝肾、养阴清热、理气解郁，共为佐药。炙甘草补中益气，调和诸药，为使药。全方既从本补肾益肝，又从标清热除烦，理气解郁，消补兼施，标本同治，使虚火清、阴液复、气机通，则症状改善。

二诊时，患者服用上方 7 日后见效，虚火得清，气机得畅，故颈部胀感基本消失；虚火收敛，故心慌减轻，睡眠好转；气机通畅，瘀血得通，故经行腹痛减轻。但服药时间过短，其病之本——阴虚、气郁未得根治，故仍自觉怕热多汗，眼胀，头晕，纳多。考虑病情好转，本着效不更方的原则，继服此方，加地骨皮以清虚热。

三诊时，患者病情已有明显好转，说明阴虚得以改善，然仍有舌红苔少，脉弦，故去北沙参、麦冬两味，以防滋补太过。仍有乏力、多汗等气虚症状，故加炙黄芪以补脾益气，补而不滞。患者目胀感、心慌尚存，说明其仍有肝郁气滞，心气不足，故加郁金、甘松以行气解郁、宁心定悸。

四诊时，患者诸症减轻，甲状腺功能亢进症状基本消失，仍略有怕热多汗、乏力症状，考虑其为阴虚体质，体内仍有虚热不易根除，故加青蒿清虚热。后患者未再诉明显不适，建议其继续服用前方，调畅情志，清淡饮食，规律作息，以巩固效果。

该患者本阴虚，加之情志不畅，气机郁阻，疏泄失司，气郁生火，水停化痰，血阻成瘀，气、火、痰、瘀搏结而生诸症。本方虚实兼顾，消补并重，配伍全面，故疗效尚可，可供临床借鉴。

（孟　醒）

病例4　口干、口渴伴消瘦2个月

患者，男，20岁。口干、口渴伴消瘦2个月。患者2个月前无明显诱因出现口干口渴，消瘦，颈前不适，性情急躁易怒，就诊于北京某医院，行甲状腺功能检查，示 T_4 略有升高，诊断为"甲状腺功能亢进症"，未规律服用药物治疗。刻下症：口渴多饮，烦躁，善太息，恶热，倦怠乏力，入睡困难，眠浅易醒，久坐后腰酸，食欲佳，大便正常，1日1次，舌淡暗，苔薄黄，脉沉细。

既往体健，否认药物食物过敏史。辅助检查：甲状腺功能检查示 TT_3 为2.8nmol/L，TT_4 为163nmol/L，TPOAb 为332U/ml；随机血糖为5.1mmol/L。西医诊断为甲状腺功能亢进症；中医诊断为气瘿，辨证为气虚气郁、阴虚内热证，治法为益气滋阴、清热除烦。处方：太子参30g，麦冬10g，醋五味子6g，薤白30g，牡丹皮20g，地骨皮30g，醋青皮20g，炒栀子10g，葛根30g，知母10g，牛膝30g，炒薏苡仁30g，盐车前子30g（包煎），制远志10g，首乌藤30g，合欢皮30g。7剂，水煎服，每日1剂，早晚分温再服。

患者服上方30日后复诊，自述体重增加，口渴减轻，舌淡胖苔白，脉弦细。处方：太子参30g，麦冬30g，醋五味子6g，薤白30g，牡丹皮20g，地骨皮30g，醋青皮20g，炒栀子10g，柴胡10g，炒枳壳10g，炒白芍30g，葛根30g，陈皮10g，黄连10g，法半夏9g，茯苓30g，郁金10g，制远志10g，首乌藤30g，合欢皮30g。7剂，水煎服，每日1剂，早晚分温再服。

患者服上方7日后复诊，患者诉口渴缓解，性情急躁缓解，入睡困难减轻，继续服用14剂以巩固疗效，1个月后复查甲状腺功能，TT_4 为140nmol/L。

按语：《诸病源候论·瘿候》提到："瘿者，由忧恚气结所生，亦曰饮沙水，沙随气入于脉，搏颈下而成之"，指出该病多因情绪思虑气结或饮食偏嗜，气失调达，气血津液运行失常，邪气内生，郁于颈前而致病。姜迎宏等学者认为，情志内伤，气机郁滞，日久化火生热，耗气伤阴，则机体代谢亢进、兴奋性更高，发为本病；津液不能正常输布，血行不畅，津凝成痰，气、痰、瘀壅结颈前，则瘿肿加重。

甲状腺功能亢进症以甲状腺功能明显异常和颈前不适、口干烦躁、失眠、情绪急躁易怒、消瘦、恶热等高代谢表现为主要临床特征，严重者可出现手抖、突眼、胫前区黏液性水肿等。本例患者实验室指标虽仅有 TT_4 略升高，但其临床症状显著，口干口渴、失眠等躯体不适严重影响其生活质量，考虑该患者平素性情急躁易怒，五欲化火，火热耗气伤阴，故发为本病。津液耗伤，加之气虚无以运化水液，津液不能上承，故口干口渴；气虚运化无力，精血化生无源，肌肉失养，出现明显的倦怠乏力，久坐腰酸；阴虚火旺，火热烁津削肉，故见消瘦；心阴不足，心神失养，又有郁火内扰心神，故烦躁、眠浅易醒；气虚则血脉搏动无力，故脉沉；热耗气阴，气虚不运则生湿，阴益虚则火热日盛，故见舌苔薄黄。病机以气虚、阴虚为本，火、热、湿邪为标，方用生脉散合冯氏四妙，佐以滋阴清热之药。方中以太子参之轻盈和缓替代党参或人参之峻补中气，防止补气助火而出现口疮或牙龈肿痛等"上火"症状，辅以麦冬、葛根益胃生津，除烦止渴，合醋五味子敛津止汗，共奏益气生津之功。知母主消渴，滋阴润燥，又可清热泻火；栀子清泻三焦气分之实火；牡丹皮、地骨皮入阴分清虚火，透解郁热；四药合用，火衰而心血无损，补中有清，同时佐以首乌藤、合欢皮、制远志等镇静安神之品，以调理睡眠。结合冯兴中教授"虚气留滞"的学术观点，气虚、阴虚日久，易生湿、热、瘀、滞，故在益气养阴的基础上，合青皮、柴胡可疏肝理气、清解郁火；加盐车前子、薏苡仁，使火热之邪从二阴而出，给邪以出路，又可恢复脾、肾之气机，防止气虚日久，湿邪内生；再以牛膝补肝肾、强筋骨而利腰，又可活血化瘀，防止阴虚火旺日久，津凝为痰，血滞为瘀，痰瘀互结而病情进展。

二诊时，患者自述体重增加，未诉明显疲劳乏力，而舌色较前鲜亮，提示补气之法已见成效，然其激素紊乱之症状，仍需缓缓图之，故仍以生脉散为底方。舌体胖大，提示水湿显现，故加黄连温胆汤，以辛温运化水饮、清利胆热；仍有入睡困难及烦躁等表现，且脉由沉转弦，责之于肝，故加四逆散以疏肝解郁，配伍青皮，亦可使补气而不滞气，条达气机。

三诊时，诸症缓解，效不更方，继续服用上方 14 剂以巩固疗效，1 个月后复诊，TT_4 已恢复正常，说明症状明显但指标未有明显变化的甲状腺疾病，规律服用中药治疗，可在 3~6 个月改善症状，日常调护需遵医嘱，以免病情复发。

（袁宇莲）

病例 5 右侧突眼伴复视 3 月余

患者，女，72 岁。右侧突眼伴复视 3 月余。患者于 3 个月前无明显诱因出现右侧突眼，眼睑水肿，进而出现复视，伴流泪，无明显畏光，自觉视力下降，就诊于同仁医院，行眼眶 MRI，示双眼下直肌、内外直肌增粗，除双眼外直肌，其他眼肌 T_2 信号均增高。甲状腺激素检查示 TSH 为 0.25U/L，FT_3 为 4.20pg/ml，FT_4 为 2.55ng/dl，考虑为甲状腺功能亢进性眼病，嘱患者注意休息，调畅情志，减少碘摄入，患者目前自觉眼部症状稍有好转，现为求进一步诊治遂于门诊就诊。刻下症：右侧突眼，眼睑浮肿，偶有疼痛，复视，流泪，视物模糊，疲劳乏力，恶热喜含冰块，脾气急，口干，心慌，腰酸腿沉，纳眠可，大便少，质偏干，小便调，舌暗红，有裂纹，舌体胖大，苔有剥脱，脉弦细滑。

既往冠状动脉粥样硬化性心脏病、高血压病史。眼突测量：右眼为 18mm，左眼为 15mm。辅助检查：甲状腺功能检查示 TSH 为 0.25U/L，FT_3 为 4.34pg/ml，FT_4 为 2.85ng/dl。西医诊断为甲状腺功能亢进性眼病；中医诊断为瘿病眼疾，辨证为气阴两虚、肝郁化火夹瘀证，治法为益气养阴、疏肝解郁、清热祛瘀。处方：炙黄芪 60g，太子参 60g，麦冬 30g，五味子 6g，薤白 30g，柴胡 10g，枳实 20g，炒白芍 30g，北豆根 9g，生地黄 30g，牡丹皮 20g，生栀子 10g，牛膝 30g，川续断 30g，桑寄生 30g，甘松 10g，桃仁 10g。7 剂，水煎服，每日 1 剂，早晚分温再服。

患者服上方 7 日后复诊，右侧突眼、眼睑浮肿及复视减轻，但仍眼眵多，睁目困难，偶有疼痛，乏力及心慌较前明显减轻，善太息，汗多，仍腰酸腿沉，纳可，眠差，舌暗红，有裂纹，苔稍有剥脱，脉弦。眼突测量：右眼为 18mm，左眼为 14mm。处方：上方去柴胡、枳实、炒白芍、甘松、桃仁，加生白术 10g，防风 10g，地骨皮 30g，杜仲 20g，三棱 20g，莪术 20g，黄芩 10g，升麻 6g。14 剂，水煎服，每日 1 剂，早晚分温再服。

患者服上方 14 日后复诊，精神状态好，右侧眼球突出状较前改善，睁目有力，视物模糊减轻，眼睑无浮肿。疲劳乏力较前明显减轻，偶有心慌、燥热，善太息，因饮食不节后出现食欲差，食后腹胀，口干，晨起口苦，大便质偏干，舌淡暗，有裂纹，苔黄厚腻，脉弦细滑。处方：上方去薤白、北豆根、牛膝、杜仲、川续断、桑寄生，加木香 10g，砂仁 10g（后下），焦槟榔 30g，炒麦芽 15g。7 剂，水煎服，每日 1 剂，早晚分温再服。

后患者复视症状消失，眼球外突症状进一步减轻，无明显不适，间断于门诊随诊调方，间断用药半年，眼突测量：右眼为 14mm，左眼为 14mm。复查甲状腺激素，TSH 为 1.54U/L，FT_3 为 3.10pg/ml，FT_4 为 1.11ng/dl。

按语：甲状腺功能亢进性眼病是甲状腺功能亢进的最常见症状之一，约有 50% 的甲状腺功能亢进患者可见突眼。本病患者在确诊甲状腺功能亢进后，常合并有眼内异物感、胀痛、畏光、流泪、复视、斜视、视力下降等表现，检查可见突眼，眼睑肿胀，结膜充血水肿，眼球活动受限，严重者眼球固定，眼睑闭合不全、角膜外露而形成角膜溃疡、全眼炎，甚至失明。眼眶 CT 或 MRI 可见眼外肌肿胀增粗。注意与格雷夫斯眼病区分，继发于自身免疫性甲状腺疾病，伴有或不伴有甲状腺功能亢进，多表现为双侧突眼。甲状腺功能亢进性眼病在中医古籍中未见明确记载，可归属中医学"目珠突出""鹘眼凝睛"范畴，如《世医得效方·眼科》云："轮硬而不能转侧，此为鹘眼凝睛"，也有学者将其命名为"瘿病眼疾"。《医宗金鉴·外科心法要诀》记载瘿病的病因为"多外因六邪，荣卫气血凝郁；内因七情，忧恚怒气，湿痰瘀滞，山岚水气而成，皆不痛痒"，且与情志内伤关系多为密切。情志内伤，肝失疏泄，气机郁滞，郁而化火，上攻于目；火灼津为痰，阻滞脉络；气机不畅，血脉不通，滞而为瘀。瘀火互结，聚积于目。肝火日久伤阴，阴虚不能滋养二目。气郁血瘀阻滞肝窍，久则累及肾阴，肝肾阴虚，无以濡养肝窍。肝开窍于目，目受血而能视，气阴不足或气血不足，肝窍均可失于濡养，发为眼疾。因此，"瘿病眼疾"与情志变化密切相关，气滞、痰凝、血瘀、火毒等为主要病理变化，同时伴有肝阴不足、气阴两虚，病性本虚标实，虚实夹杂，治疗上在理气、化痰、祛瘀、泻火的同时，注重补气养阴，方能补虚泻实，以求阴阳调和。

该患者年老体虚，平素肝气不舒，郁而化火，可见恶热喜含冰块、性急易怒。火热灼伤津液，可见口干、大便质干。气机不畅，血脉不通，滞而为瘀。瘀血阻滞目部络脉，清窍闭阻而致目珠暴突。血不利则为水，可见眼睑浮肿。瘀火互结，耗气伤阴，目部脉络不通则痛，目失所养，不荣则痛。火热迫津外出，可见流泪。目失濡养，可见复视、视物模糊。"心者，君主之官也。神明出焉"，气滞血瘀或气郁化火，均可致心脉失养，心神被扰，而见心慌。气郁血瘀阻滞肝窍，久则累及心阴、肾阴，肾孕元阴元阳，可阴损及阳，出现腰酸腿沉的表现。舌暗红为瘀血内生之象，舌有裂纹，苔有剥脱，脉细为阴虚之症，气机阻滞，郁而化火可见脉弦滑。四诊合参，该患者为气阴两虚、肝郁化火夹瘀，治以益气养阴、疏肝解郁、清热祛瘀，方由生脉散、四逆散为主方，配伍清热祛瘀、补肾活血之品而来。方中黄芪为补益中气之要药，合用益气生津之太子参、甘寒养阴之麦冬及酸温生津止渴之五味子，补气养阴之效力大增。柴胡入肝、胆经，疏肝解郁，透邪外出，配伍理气解郁、泻热破结之枳实，行气导滞、温通散结之薤白和芳香行气之甘松，以加强舒畅气机之功。白芍敛阴养血柔肝，以补养肝血，条达肝气，使得疏肝行气之品升散而不耗伤阴血。北豆根清热解毒；生地黄凉血滋阴；牡丹皮清血中之伏火；栀子清肝热，并导热下行；桃仁活血祛瘀；五药共用，彰显清热解毒、凉血活血滋阴效果。病情由肝及肾，加用牛膝、川续断、桑寄生，以补益肝肾、强腰膝。

二诊时，患者正气得补，瘀血得减，则眼突、眼睑浮肿、复视、乏力、心慌有所改善。但上方行气之品亦容易耗气，无力抬举眼睑，睁目困难。气虚失于固摄，则汗多。瘀热不消，患者仍有目痛，眼眵多表现。因此处方去疏肝行气之柴胡、枳实、炒白芍、甘松，加益气固表之生白术、防风，以及清虚热之地骨皮及清上焦实火之黄芩、升麻，以增强清热力度，且升麻兼有升举脾胃清阳之气的功效。换桃仁为三棱、莪术，以增强活血化瘀之功；加杜仲，以加强补肝肾、强腰膝之力。

三诊时，患者眼部诸症得减，新见食欲差、食后腹胀等脾胃受损，脾胃气机不畅之象，故在益气养阴、清热活血祛瘀的基础上，注重调畅脾胃气机。考虑患者已暂无腰膝酸软，则去补肾强腰膝之品；心慌得减，则去温通心阳之薤白；目前已无目痛，可去苦寒清热之北豆根，以减少寒凉遏阳、伤脾败胃之力。加木香、砂仁、槟榔行气健脾化湿，麦芽健胃消食。

后患者眼睛症状逐渐减轻，无明显不适，间断于门诊随诊调方，效不更方。诸药配伍严谨，虚实兼顾，从而取得满意疗效。

（郭　传）

参 考 文 献

程相稳，张广德，魏子孝，2018. 魏子孝教授辨治亚急性甲状腺炎经验总结[J]. 中医药导报，24（2）：26-29.

董佳妮，2022. 中医论治桥本甲状腺炎探析[J]. 中国民间疗法，30（11）：4-6.

冯兴中，王永炎，2014. 论"百病生于气也"[J]. 北京中医药大学学报，37（1）：5-8.

郭宝帅，赵雪琦，李晓阳，2018. 碘131对甲状腺功能亢进的治疗进展[J]. 世界最新医学信息文摘，18（43）：83-84.

姜迎宏，唐莹，李慧，等，2022. 从肝论治甲状腺功能亢进症[J]. 中医临床研究，14（20）：37-40.

李翎熙，陈迪路，周小江，2020. 玄参化学成分、药理活性研究进展及其质量标志物分析预测[J]. 中成药，42（9）：2417-2426.

刘慧珍，史育红，江雪，等，2020. 碘131治疗甲状腺功能亢进症效果影响因素分析[J]. 预防医学情报杂志，36（7）：933-939.

陆瑶瑶，陈德轩，钱玥，等，2021. 许芝银运用健脾温阳化痰破瘀法辨治亚急性甲状腺炎经验拾萃[J]. 中华中医药杂志，36（4）：2127-2129.

帕丽扎提·巴合提，李凯利，2019. 甲亢突眼中医治疗进展[J]. 新疆中医药，37（6）：140-142.

任伟钰，郑宜鋈，张月梅，等，2020. 当归多糖药理作用的研究进展[J]. 时珍国医国药，31（10）：2484-2487.

任志雄，李光善，倪青，2013. 林兰教授谈亚急性甲状腺炎的中医诊治[J]. 天津中医药，30（8）：453-454.

单忠艳，滕卫平，2006. 甲状腺疾病与妊娠[J]. 国际内分泌代谢杂志，（5）：295-302.

单忠艳，滕卫平，2020. 我国甲状腺疾病的防治现状、对策及挑战[J]. 诊断学理论与实践，19（4）：329-333.

孙琴，2019. 2 型糖尿病合并亚临床甲状腺功能减退患者血脂及甲状腺特异性抗体水平分析[J]. 检验医学与临床，16（13）：1813-1815.

王苹，2022. 桥本甲状腺炎的病因和治疗研究进展[J]. 医学理论与实践，35（15）：2556-2558+2555.

王文斌，郭奇奇，李奇，等，2021. 亚临床甲状腺功能减退患者促甲状腺素水平与缺血性脑血管病危险因素的相关性[J]. 中国临床研究，34（7）：934-936+941.

颜燕煌，2019. 甲状腺结节与中医体质的相关性研究[D]. 福州：福建中医药大学.

杨青，张琳婷，党翔，等，2022. 党毓起从"滞"论治甲状腺结节[J]. 山西中医，38（6）：11-12.

张红，耿辉，曲海丽，等，2022. 夏枯草水提液对自身免疫性甲状腺炎大鼠 5-HT 和 Th17 的影响[J]. 天津中医药大学学报，41（4）：484-491.

郑雅琴，陈继东，曾明星，等，2021. 从病证结合角度浅析甲状腺相关眼病的治疗[J]. 中医药学报，49（10）：55-59.

中华医学会，中华医学会杂志社，中华医学会全科医学分会，等，2021. 甲状腺功能亢进症基层诊疗指南（2021 年）[J]. 中华全科医师杂志，20（5）：515-519.

中华医学会核医学分会，2021. ^{131}I 治疗格雷夫斯甲亢指南（2021 版）[J]. 中华核医学与分子影响杂志，41（4）：242-253.

中华医学会内分泌学分会，2017. 成人甲状腺功能减退症诊治指南[J]. 中华内分泌代谢杂志，33（2）：167-180.

中华医学会内分泌学分会《中国甲状腺疾病诊治指南》编写组，2007. 甲状腺疾病诊治指南——甲状腺功能减退症[J]. 中华内科杂志，46（11）：967-971.

周彤，梁栋，马婷，2021. 梁栋治疗桥本甲状腺炎[J]. 长春中医药大学学报，37（4）：760-762.

Baran JA，Bauer AJ，Halada S，et al，2021. Clinical course of early postoperative hypothyroidism following thyroid lobectomy in pediatrics[J]. Thyroid，31（12）：1786-1793.

Cosimo D，Giorgio G，Livia L，et al，2018. The diagnosis and management of thyroid nodules：a review[J]. JAMA，319（9）：914-924.

Ferrari SM，Fallahi P，Elia G，et al，2020. Thyroid autoimmune disorders and cancer. Semin Cancer Biol，64：135-146.

Gan XX，Zhong LK，Shen F，et al，2021. Network pharmacology to explore the molecular mechanisms of prunella vulgaris for treating hashimoto's thyroiditis[J]. Front Pharmacol，12：700896.

Rastogi A，Bhadada SK，Bhansali A，2012. Nodular goiter with multiple cystic and solid swellings[J]. Indian J Endocrinol Metab，16（4）：651-653.

Stasiak M，Lewiński A，2021. New aspects in the pathogenesis and management of subacute thyroiditis[J]. Rev Endocr Metab Disord，22（4）：1027-1039.

Zhao L，Zhou N，Zhao P，2020. Expression level of NEAT1 differ entiates benign and malignant thyroid nodules by regulating NEAT1/miR9/PT EN and NEAT1/miR124/PDCD6 signalling[J]. International Journal of Molecular Medicine，46（5）：1661-1670.

第三部分

代谢综合征

病例1　间断口干、口苦2月余

患者，男，35岁。间断口干、口苦2月余。患者2月余前出现口干口苦，恶热汗出，倦怠乏力，大便次数多，1日3~5次，质偏稀，不成形，自测随机血糖，控制在13.0~14.0mmol/L，就诊于医院，尿常规示尿蛋白（++）。生化检查示尿酸为508μmol/L，谷丙转氨酶为70U/L，谷草转氨酶为42U/L，低密度脂蛋白为3.42mmol/L，高密度脂蛋白为0.65mmol/L，三酰甘油为2.10mmol/L。尿微量白蛋白为894mg/L。刻下症：口干口苦，恶热，汗出，倦怠乏力，尿频，大便质偏稀，舌暗红，苔黄厚腻，脉沉细。

平素喜食肥甘厚味，缺乏运动。查体：BP为125/70mmHg，身高为176cm，体重为93kg，腰围为95cm，BMI为30.0kg/m²。父亲有高血压病史，母亲有糖尿病病史。西医诊断为代谢综合征；中医诊断为肥胖，辨证属气虚湿蕴、瘀热内阻，治法以益气扶正、清热祛湿为主。处方：生黄芪30g，炒白术10g，防风10g，牡丹皮20g，地骨皮30g，生地黄15g，葛根30g，知母10g，牛膝30g，薏苡仁30g，盐车前子30g（包煎），炒山药20g，龙胆6g，青皮10g，炒栀子10g，砂仁10g（后下）。7剂，水煎服，每日1剂，早晚分温再服。西医降糖方案：盐酸二甲双胍片，每次0.5g，每日3次，三餐前服用；阿卡波糖片，每次50mg，每日3次，餐中嚼服。

患者服上方7日后复诊，诉恶热、汗出、口干、口苦减轻，倦怠乏力改善，大便1日1~2次，舌暗红苔黄腻，脉沉。监测血糖，示PFG为10.0mmol/L，PBG为13.0mmol/L。处方：上方去龙胆，加玄参12g。7剂，水煎服，每日1剂，早晚分温再服。西医降糖方案同前。

患者服上方7日后复诊，诉诸症皆减，近日出现尿道口红肿，每于小便时疼痛，舌暗红苔薄，脉沉。追问患者病史，诉曾有过包皮炎病史。监测血糖，示PFG为7.0~8.0mmol/L，PBG为11.0~13.0mmol/L。腰围为92cm。处方：上方去玄参、青皮、栀子，加川芎30g，丹参30g，白茅根30g，败酱草30g，黄柏10g。7剂，水煎服，每日1剂，早晚分温再服。西医降糖方案同前。

此后患者未按时复诊，电话随访，患者诉诸症基本消失，无明显不适。嘱其规律作息，适度运动，清淡饮食，不适复诊。

按语： 代谢综合征（metabolic syndrome，MS）是一种由快速生活方式和饮食改变等因素共同引起的代谢异常症候群，其属于代谢紊乱性疾病，临床主要表现为腹型肥胖、糖类及脂类物质代谢异常等，随着疾病的进展，可能会造成患者动脉粥样硬化及心血管疾病的发生，严重影响健康。代谢综合征的主要防治目标是预防动脉粥样硬化性心血管疾病和 T2DM 的发生。积极持久的生活方式干预是达到治疗目标的重要措施，因此原则上应先启动生活方式治疗。代谢综合征患者体内存在多种代谢异常，给临床治疗带来一定困难，目前临床治疗主要为生活方式的干预、根据个体表现的差别采取相应的治疗药物，如降压药、降脂药、降糖药等，目前尚无一种药物能多靶点、多方向发挥疗效，由于本病患者体内存在多种代谢物质异常，单纯进行降压、降脂、降糖治疗，虽对患者的血压和血脂、血糖指标有一定作用，但对患者的症状及躯体整体状况改善不明显。

代谢综合征是社会发展的产物，因此传统中医学中尚无与之完全对应的病名，根据代谢综合征不同的临床症状，可将其归属中医学"肥胖""眩晕""痰浊""胸痹""消渴""头痛""湿阻"等范畴。中医学认为该病病因主要在于饮食不调、劳逸不当。脾主运化，若脾运化水湿和精微的功能失调，导致脾不散精，物不归化，则内生痰、湿、浊等邪气，痰湿黏滞重浊，缠绵难愈，痰湿壅盛是导致患者肥胖的病理基础。本病由多种因素组合而成，分别表现为不同的症状，若分而治之，则难窥其全貌，且与中医的"整体观"相悖。传统中医学对疾病的认识是基于临床症状为基础的整体"精、气、神"的认识，通常以"证候"描述和分析疾病状态。冯兴中教授认为，以中医学的整体观念为基点，系统认识，通过辨证与辨病相结合，整体调节才是探索防治代谢综合征的正确方向。中医对整体的认识源于古代的"气一元论"，气是构成人体和维持人体生命活动的最基本的物质，《脾胃论》云："真气又名元气，乃先身生之精气也"，即人体的精、气、津、液、血、脉、脏腑、经络皆由气所化，是中医整体观中元气在不同层次上的体现。现代医学中人体代谢的糖、脂肪、蛋白质三大物质可以认为归属中医学"元气"范畴。气的运动失常是代谢综合征的始动因素，代谢综合征并不是一个独立存在的疾病，而是机体病理状态的概括，其发病的基础是胰岛素抵抗，而胰岛素抵抗从中医角度讲，可以认为是精气在身体内重新分布和储存时出现异常。《素问·经脉别论》曰："饮入于胃，游溢精气，上输于脾。脾气散精，上归于肺，通调水道，下输膀胱，水精四布，五经并行。"肺和脾的散精和输布功能即气化功能异常，是胰岛素抵抗产生的根本。三焦气化功能失常则是代谢综合征的基础。元气是人体肾中精气所化生，通过三焦而充沛全身。三焦主通调水道、通行元气、运行水谷，主司全身气机和气化，是气机升降出入的枢纽，气血津液的转化运行、食物的消化吸收、水液的正常代谢均有赖于三焦的气化功能。若三焦气化失常，气、血、津液升降出入的通道失常，各脏腑间升降气化作用则无法正常进行。代谢综合征患者多数表现为体态丰腴，尤以腹型肥胖者为多，多见气虚之人，气虚出现"气不化津"，痰湿内蕴是主要病理因素。代谢综合征中青年患者的早期表现多为肝气郁滞，横逆犯脾胃，以肝胃郁热或肝郁脾虚证为主，容易被忽视，此期应注意开郁清热。

该患者为青年男性，平素好食油腻辛辣食物，贪凉好冷饮，导致胃肠功能受损而表现为肥人气虚体质。气能促进精血津液的化生与转化，气化功能失常，则影响整个物质代谢，包括水谷精微和津液的生成和输布；气虚固摄无权，清浊不别，则影响汗液、尿液、大便等的排泄，出现汗出，或尿量变多，甚至尿如膏脂，或大便质稀不成形；气虚精微不固，随小便排出体外，导致大量精微流失，脾不升清，津液精微不能上承于口，阴虚燥热丛生，故表现为口干口苦，恶热；气虚不能转化水谷为精微物质濡养五脏六腑，致脏腑功能下降，故表现为倦怠乏力。肥人多痰湿，痰湿日久易化生湿热之毒，形成虚、瘀、毒。本病属本虚标实，本虚根源在气虚，标实为瘀、毒，治宜益气扶正、清热祛湿。方选玉屏风散、玉液汤合冯氏四妙散加减。全方可拆解为四部分，即玉屏风散、玉液汤、冯氏四妙散、行气药。玉屏风散为治疗肺卫不固名方，方中黄芪益气固表；白术健脾益气，助黄芪加强益气固表之功；再加防风祛风解表，与黄芪、白术相伍，祛邪而不伤正，固表而不留邪；全方能健脾补肺、益气扶正，气行则血行，保证机体血液正常运行。方中黄芪、山药、葛根、知母取玉液汤之意，黄芪、山药健脾益气，脾气升，散精上归于肺，输布津液以止渴，肾气固，封藏精微以固精缩尿；葛根助黄芪升发脾胃清阳，输布津液；知母滋阴清热，润燥止渴。冯氏四妙散由知母、牛膝、薏苡仁、车前子四味药组成，由原有四妙散的基础上化裁而来。四药合用，共奏祛湿热之毒，使邪有出路之功。同时方中不忘顾护阴液，选取生地黄、牡丹皮、地骨皮。生地黄清热生津；牡丹皮清热凉血；地骨皮生津止渴，有两地汤"滋阴清热"之意。《读医随笔·升降出入论》云："脾主中央湿土，其体淖泽……其性镇静，是土之正气也，静则易郁，必借木气以疏之。土为万物所归，四气具备，而求助于水和木者尤亟。"土得木而达，木赖土以培之，故于处方中加青皮、炒栀子、龙胆、砂仁，以疏肝行气、消积化滞、清热利湿，清三焦之热，肝木达则脾土顺。诸脏调和，三焦气化功能正常，则诸邪有所出路。

二诊时，患者诸症有所减轻，效不更方。然患者本自气虚，加之龙胆苦寒易伤脾胃，恐长期服用加重患者腹泻症状，或诱发上腹不适、恶心、呕吐、腹胀、腹泻等消化道反应，故将前方中"龙胆"易为味苦微寒之玄参，以防过寒伤中。

三诊时，患者诉上述症状均明显好转，提示湿热得消，气机已畅，故去苦寒较盛之药玄参、栀子，以及破气之力强劲的青皮，以防伤正。患者近日尿道口红肿疼痛，既往有包皮炎病史，故加入白茅根、败酱草、黄柏等凉血清热，利湿通淋之品。全方看似繁杂，实则井然有序，层次分明，有对症用药、对证用药、对病用药，充分体现了症—证—病三者相结合的治病思维模式。

（卫江丽）

病例 2 双下肢无力、倦怠疲劳伴焦虑 5 年余

患者，男，87 岁。双下肢无力、倦怠疲劳伴焦虑 5 年余。患者 5 年前出现双下肢痿软无力，口干口苦，焦虑等症状，未系统诊治。门诊以高血压、高脂血症、冠心病等疾病收入院，经西医系统对症治疗，症状有所改善，为求进一步缓解，故请中医会诊。刻下症：双下肢痿软无力，倦怠疲劳，咳嗽，身热不扬，肥胖，口干口苦，睁眼困难，多泪，多眵，大便干燥。舌红苔微黄腻，脉沉无力。

既往高血压、高脂血症、冠心病等病史。查体：BP 为 143/92mmHg，BMI 为 29kg/m²，体形肥胖。西医诊断为代谢综合征；中医诊断为虚劳，辨证为气阴两虚、湿热内蕴证，治法为滋阴补气、清利湿热。予以生脉散合青蒿鳖甲汤加减。处方：太子参 30g，麦冬 30g，五味子 6g，薤白 30g，柴胡 10g，枳实 30g，赤芍 30g，胡黄连 10g，生地黄 30g，玄参 30g，牡丹皮 20g，地骨皮 30g，青皮 20g，生栀子 10g，鳖甲 15g（先煎），熟大黄 30g，知母 10g，牛膝 30g，桑寄生 30g，番泻叶 6g（后下）。7 剂，水煎服，每日 1 剂，早晚分温再服。

患者服上方 7 日后复诊，双下肢无力、口干口苦较前好转，身热之感减轻，但仍有咳嗽、便秘，舌红苔腻，脉沉。处方：上方去柴胡、牡丹皮、地骨皮、青皮、生栀子、鳖甲、知母，加瓜蒌 30g，杏仁 10g，葛根 30g，龙胆草 10g，升麻 6g，杜仲 30g，续断 30g，番泻叶加量至 10g。7 剂，水煎服，每日 1 剂，早晚分温再服。

患者服上方 7 日后复诊，乏力、口干、咳嗽、双下肢无力等症状较前均明显好转，仍有便秘，舌红，脉沉。处方：上方去赤芍、瓜蒌、升麻、续断，加牡丹皮 20g，地骨皮 30g，玉竹 10g，鸡血藤 30g。7 剂，水煎服，每日 1 剂，早晚分服。此诊后 1 周患者出院，诸不适症状明显缓解，嘱患者调节饮食，不适随诊。

按语：代谢综合征是多种危险因子在人体聚集的状态，这些危险因子主要包括高血压、血脂异常、糖尿病、肥胖，以及高尿酸及凝血因子的不正常等。代谢综合征归属中医学"眩晕""膏浊""消渴""虚劳"等范畴。因先天不足、劳逸失调、饮食不节，损伤肝、脾、肾三脏，产生热、湿、痰、瘀等病理产物。代谢综合征的发生发展处于一个动态演变过程中，中医辨证分型主要包括气阴两虚、痰瘀互结、气滞湿阻、脾肾气虚。

根据该患者双下肢痿软无力、睁目困难、排便无力等症状，本例患者可归属中医学"虚劳"范畴。气是人体内不断运动的精微物质，是维持人体生命活动的

最基本物质。该患者为高龄老人，脏腑精气已衰，气虚则血行无力，精亏则滋养乏源，肌肉经络失养，故见肢体痿软、乏力倦怠；神窍失养，故头晕神困；气的升降出入在体内的运动出现障碍，即气虚不升不养，故见睁眼困难；气虚推动作用不足，脾胃运化不力，肠道传导失司，无力排便，故便秘；身热不扬，是为阴虚内热、耗伤气津，加之气虚不运，湿浊内生，导致气阴两虚，虚实夹杂，阻遏气机。结合患者整体精神状态及舌、脉表现，可辨证为气阴两虚、湿热内蕴证，治法以滋阴补气、清利湿热为主。初诊方以生脉散合青蒿鳖甲汤为基本方，辅以泻热通便药物，以达到补气养阴、祛湿清热之目的。生脉散有益气养阴之功，考虑患者年老，补气不可操之过急，故将生脉散中人参改用太子参，以缓温补之力；青蒿鳖甲汤可养阴透热，此处不用青蒿，是恐青蒿药性苦、辛、寒而芳香，有伤气之嫌；鳖甲滋阴又退虚热；栀子、生地黄、玄参、牡丹皮、赤芍、地骨皮、知母、胡黄连，均可助鳖甲清虚热、滋阴凉血，且多有养阴生津之功效，可缓解口干口苦诸症。薤白能温阳散结、行气导滞，与柴胡、枳实、青皮相配，可行气助运，疏通湿热瘀滞。方中用熟大黄，是去性存用之法，取大黄通便之用，舍生大黄之苦寒之性，外用少量番泻叶，既有通便之功，又能助湿热下泄。外加牛膝、桑寄生，可补肾助阳，兼可防方中清泻药物伤气。诸药相合，可有补气养阴、泻热通便之用。

二诊时，患者双下肢无力、口干口苦较前好转，身热之感减轻，提示气虚得补，气机得畅，故去滋阴清热之牡丹皮、地骨皮、生栀子、鳖甲、知母和行气疏肝之柴胡、青皮；又加葛根、升麻，以升阳透表、解肌清热；龙胆草清下焦热，以巩固疗效。但患者仍有咳嗽，考虑为久病体虚，肾气亏损，肾不纳气，故咳嗽顽固，加杜仲、续断补肾助阳；杏仁、瓜蒌可止咳化痰，兼可通便，番泻叶加量至10g，可加大通便之力。

三诊时，患者乏力、口干、咳嗽、双下肢无力等症状较前均明显好转，但仍有便秘症状，舌红，脉沉，考虑为内热较盛所致，故去赤芍、瓜蒌、升麻、续断，加牡丹皮、地骨皮，两者为清内热之要药，又加玉竹清肺润燥，助生地黄、玄参等生津止渴；鸡血藤可行血补血、舒筋活络，与杜仲、牛膝、桑寄生合用，补肾助阳、舒经活血，改善患者下肢无力之症。三诊后，患者诸多症状缓解明显，疗效显著。

（章庆庆）

病例3　间断口干口渴10年余，伴倦怠乏力加重1周

患者，女，57岁。间断口干口渴10年余，伴倦怠乏力加重1周。患者10余年前无明显诱因出现口干口渴，伴有倦怠乏力，就诊于当地医院，完善相关检查，

示：HbA1c 为 10.1%，FPG 为 11.0mmol/L，未口服降糖药，自行服用汤药及针刺治疗。患者 1 周前自觉倦怠乏力加重，伴夜间燥热，精神低落，胸闷，善太息，头重如裹，指端麻木，大便干，3 日 1 行，呈羊粪球状，眠差，舌淡有齿痕，苔白滑，脉沉。

既往高血压病史。辅助检查：生化检查示总胆固醇为 5.27mmol/L，三酰甘油为 2.10mmol/L，血糖为 12.56mmol/L。西医诊断为代谢综合征；中医诊断为虚劳，辨证为气阴两虚、气郁湿阻证，治法为益气养阴、理气化痰。予以生脉散合二陈汤加减。处方：炙黄芪 30g，太子参 30g，麦冬 30g，醋五味子 6g，薤白 30g，北豆根 9g，当归 20g，牡丹皮 20g，生地黄 30g，地骨皮 30g，黄连 10g，陈皮 10g，法半夏 9g，茯苓 30g，郁金 10g，石菖蒲 10g，制远志 10g，首乌藤 30g，合欢皮 30g，炒酸枣仁 30g。7 剂，水煎服，每日 1 剂，早晚分温再服。

患者服上方 7 日后复诊，诉诸症减轻，大便干较前明显好转，仍有情绪低落、眠差，夜间燥热减轻，偶有咳嗽咳痰，痰量少色白，纳可，眠欠安，舌暗红苔黄，脉沉。处方：上方去当归、牡丹皮、地骨皮，加川芎 30g，瓜蒌 30g，炒苦杏仁 10g。3 剂，水煎服，每日 1 剂，早晚分温再服。患者上方服用 3 剂后诸症大减，嘱患者继服上方，并规律检测血糖、血脂等相关指标，定期随访。

按语：冯兴中教授认为，气虚是代谢综合征发生发展的病理关键，由于气虚而产生的水湿、痰、瘀等病理产物渗入脉中，不得转输，邪结成毒，变为"毒邪"。人体津液的输布及排泄，依赖于气的升降出入。三焦为气和津液升降出入的通道，三焦的气化功能正常，气的升降出入调畅，则津液流通，水液不会滞留而无痰饮为患。如气机失调则气不化津，水液停滞，血行滞缓，而变生痰饮、瘀血等病理产物淤积于体内，而痰饮、水湿、瘀血等病理产物亦是导致疾病发生和复杂多变的病理基础，所以在疾病出现"痰饮瘀血"证候的治疗中亦以调"气"为首要。

本患者先天禀赋不足，平素嗜食肥甘厚腻，情志失调，引发水运失调，积热内蕴，同时长期罹患消渴，久之脾肾亏虚，气血亏损，气虚则脾失健运，阴虚生热，内热亦致阴伤，两者相互影响，导致糖脂在体内大量蓄积进而诱发本病。患者消渴日久，耗气伤阴，故可见夜间燥热，口干多饮。患者平素思虑过多，导致肝气不舒，心肝气滞，心脉不畅，则伴发胸闷等症状。结合患者舌脉，可辨证为气阴两虚、气郁湿阻，治法以益气养阴、理气化痰为主，施以补气滋阴、行气解郁、燥湿化痰之法，予以生脉散合二陈汤兼以清解虚热、行气通滞药物治疗。生脉散原方以人参为君，大补元气，兼以生津，但考虑人参补益之力太强，患者机体尚有痰浊，过量补益恐有闭门留寇之弊，故以炙黄芪配太子参，补益脾肺、化生津液，且黄芪兼有升发阳气之效，可协助理气之品通降气机，增强解郁消痰之力。患者消渴日久，耗气伤阴，故见夜间燥热烦渴，配以麦冬，其性味甘寒，可养阴清热、润肺生津；五味子酸温，敛肺止汗、生津止渴，同时以牡丹皮、生地黄、地骨皮、黄连、北豆根清虚热、降虚火。患者平素思虑多忧，故肝失疏泄，心肝气滞，心脉不畅，则伴发胸闷、失眠等症状，予以郁金行气解郁；薤白宽胸散结；石菖蒲醒神益智、豁痰理气；制远志、首乌藤、合欢皮、炒酸枣仁益智解郁、安神助眠。患者气虚日久，无力行津，加之平素情绪低落，肝气郁结较重，气机不畅，津液不行，水液代谢失常，致水湿困脾、清阳不升，故头重如裹；湿浊阻塞脉络，肢体失养，故指端麻木，予加陈皮、半夏、茯苓，取二陈汤之意，以燥湿化痰、理气和中。诸药合用，共奏补气滋阴、疏肝解郁、宽胸理气之效。

二诊时，患者口干口渴、夜间燥热较前明显缓解，倦怠减轻，提示阴虚得养，虚热得清，故上方去当归、牡丹皮、地骨皮；仍有情绪低落，眠差症状，提示气机仍有郁结，故加川芎行气通滞，川芎为血中之气药，上行达巅顶，下行入血海，加强活血行气的功效；患者近期仍有咳嗽咳痰，予以瓜蒌、杏仁化痰止咳，同时继续行益气养阴、宽胸散结、安神益智之法。患者服上方 3 剂后诸症大减，嘱患者继服上方，并规律检测血糖、血脂等相关指标，定期随访。

（翟金婷）

病例 4　间断口干多饮 2 年，伴倦怠乏力 5 月

患者，女，56 岁。间断口干多饮 2 年，伴倦怠乏力 5 月。患者平素饮食不节，嗜食肥甘，作息紊乱，2 年前发现血糖升高，未系统诊治，亦未规律监测血糖，口服降糖药对症治疗。5 个月前饮酒后随机血糖为 15.0mmol/L，服用阿卡波糖效果不佳，于医院就诊，更用盐酸二甲双胍片，每次 0.5g，每日 3 次，联合西格列汀，每次 100mg，每日 1 次以降糖。刻下症：口干多饮，倦怠乏力，睡眠浅，双足麻木，纳可，大便质偏干，小便调，舌体胖大，舌质红，苔黄腻，舌下络脉迂曲，脉滑。

既往高血压、高脂血症病史。查体示双足底保护性感觉减退。西医诊断为代谢综合征；中医诊断为虚劳兼消渴、血浊，辨证为气阴两虚、痰瘀阻络证，治以益气养阴、化痰祛瘀。予以生脉散合血府逐瘀汤加减。处方：太子参 30g，麦冬 20g，醋五味子 6g，黄芪 30g，当归 12g，生地黄 20g，桃仁 12g，麸炒枳壳 15g，柴胡 12g，黄芩 6g，白术 20g，赤芍 12g，白芍 15g，三七粉 1 包。7 剂，水煎服，每日 1 剂，早晚分温再服。

患者服上方 14 日后复诊，服用上方症状有所改善，PBG 为 10.7mmol/L，HbA1c 为 6.2%，提示血糖控制尚可。本着效不更方的原则，予以前方继续治疗。

患者服上方 14 日后复诊，未诉明显不适，血糖、血脂、血压控制尚可。处方：上方加茯苓 20g，泽泻 20g。7 剂，水煎服，每日 1 剂，早晚分温再服。

按语：中医学认为代谢综合征多由体内气血津液运化不畅而生痰湿瘀浊导致，

可因正气亏虚、禀赋不足、体质差异及后天饮食失节、劳逸失常等因素诱发。《素问·奇病论》曰："此肥美之所发也，此人必数食甘美而多肥也，肥者令人内热，甘者令人中满。"《石室秘录》云："肥人多痰，乃气虚也，虚则气不能运，故痰生之。"饮食失宜，脾失健运，痰浊内生为其主要病理环节，痰浊瘀阻气机加之气虚不运，导致肝失疏泄是疾病进展的主要病机，病性多属虚实夹杂，本虚标实。

该患者平素嗜食肥甘厚味，困阻中焦脾胃，导致痰湿内盛，阻遏气机，气机受阻又进一步影响脾胃运化，形成恶性循环；加之作息紊乱，机体阴阳平衡失调，清阳不升，浊阴不降，加速病情进展。痰浊困阻中焦，脾气亏虚，津液不化，蓄积日久，郁而化热，且患者兼有消渴，阴虚燥热，灼津为痰。痰浊瘀阻脉络，津不上承，口舌不得濡润则口干口渴；脉络不畅，血液不得滋养经脉肌肉，故肢体麻木。脾主四肢，脾气虚弱，肌肉不充，故见倦怠乏力。肾为先天之本，主藏精而寓元阴元阳，患者久病失治，阴阳受损，加之作息紊乱，劳逸失常，导致肾元亏虚，阴伤气耗，加重神疲乏力；阴阳互根，阴损及阳，阳不入阴，故眠浅易醒。患者气机失调，大肠传导失司，且消渴患者虚热较盛，大肠津液不足，则大便偏干，排便不畅。舌红苔黄脉滑为痰热之象，舌下脉络迂曲，则脉络瘀阻，皆为佐证。

处方先以生脉散加黄芪益气养阴。生脉散补气生津、益气复脉，为益气养阴之基础方；加用黄芪补气升阳，调动气机升降，兼有生津养血、行滞通瘀之效；四药合用，共成补虚治本之功，可大幅缓解患者口干多饮、倦怠乏力的症状。再施以血府逐瘀汤通瘀血热，方中桃仁破血行滞而润燥，既可通利瘀阻之脉络，又可濡润肠腑，帮助排便。三七活血散瘀、通利经脉；生地黄清热凉血、滋阴养血；赤芍清热凉血、散瘀通络，以清瘀热；当归养血活血，使祛瘀而不伤正；四者合用，增强通脉逐瘀、畅达气机之功。枳壳宽胸行气、通滞消积，可助祛痰化浊之力；柴胡升达清阳，尤善理气行滞，与枳壳通用，使气行则血行。诸药合用，活血与行气相伍，祛瘀与养血同施，气血并调，改善机体脉络循环，缓解口干口渴和双足麻木的症状。黄芩清热燥湿，白术健脾利湿，两药配伍，降脂并祛除体内湿浊，加白芍缓急柔肝、养血滋阴，助前方养阴生津之力。

患者首诊后初见疗效，故二诊守方治疗。

三诊时患者诸项指标控制均可，未诉明显不适，加用茯苓、泽泻健脾利湿、化浊降脂，以巩固疗效。

（陈若菲）

病例5 间断口干口渴1月余

患者，女，58岁。间断口干口渴1月余。患者自诉1个月前无明显诱因出现口干口渴，血压最高达160/90mmHg，FPG最高达11.0mmol/L，HbA1c为10.1%；

生化检查示总胆固醇为 5.21mmol/L，高密度脂蛋白为 1.03mmol/L，低密度脂蛋白为 3.69mmol/L；提示"高血压，T2DM，高脂血症，代谢综合征"。予以降脂治疗，口服瑞舒伐他汀钙片，每次 10mg，每晚 1 次，降压、降糖药未规律服用。刻下症：口渴咽干，晨起喉中黏痰多，轻咳，恶热汗出，眠浅易醒，大便质稀，色深，舌淡苔滑，脉细弱。

西医诊断为代谢综合征；中医诊断为虚劳，辨证为气阴两虚、痰瘀阻络证，治以益气养阴、化痰祛瘀利湿。予以生脉散、当归补血汤合黄连温胆汤加减。处方：炙黄芪 30g，当归 20g，太子参 30g，麦冬 30g，五味子 30g，北豆根 9g，牡丹皮 20g，生地黄 30g，黄连 30g，陈皮 10g，法半夏 9g，茯苓 30g，薤白 30g，郁金 10g，石菖蒲 10g，制远志 10g，首乌藤 30g，合欢皮 30g，炒酸枣仁 30g。10 剂，水煎服，每日 1 剂，早晚分温再服。

患者服上方 10 日后复诊，自述睡眠改善，恶热症状不及前明显。血糖、血压控制情况较前稳定，余症同前。舌略肿，舌暗淡苔略腻，脉细弱。处方：上方去当归、牡丹皮，加川芎 30g，瓜蒌 30g。14 剂，水煎服，每日 1 剂，早晚分温再服。

患者服上方 14 日后复诊，血糖、血压控制较好，较前稳定，大便稀改善。自述食欲差，胃中嘈杂，入睡晚，起夜多，舌暗淡有浊沫，苔略黄厚，脉沉细。处方：上方去郁金、石菖蒲、远志、合欢皮、首乌藤、炒酸枣仁，加枳实 10g，竹茹 10g，莱菔子 30g，焦四仙各 15g。14 剂，水煎服，每日 1 剂，早晚分温再服。患者继续服用 14 剂后，随访诉诸症均得缓解，无明显不适。

按语：中医学认为"百病多由痰作祟"，代谢综合征是与痰浊关系最为密切的疾病之一。痰浊黏滞，阻遏气机，经络滞涩，影响气血运行，出现血液运行不畅而致瘀血内生，而瘀血内停，又加重气机失调，津液无以正常运行及输布，致痰浊内生，最终形成痰瘀互结。若兼有脾气亏虚，脾失健运，津液不布，蓄积则易滋生内湿，阻碍脾胃气机升降，中焦升清降浊失司，又将造成水湿停聚脏腑，聚为痰浊、脂浊，继发诸病，形成恶性循环，加速代谢综合征的发生和发展。《外证医案汇编》云："蓄则凝结为痰，气渐阻，血渐瘀，流痰成矣"，可见气虚是导致痰瘀生成的重要病机，痰、瘀是代谢综合征发病的重要病理因素，两者贯穿代谢综合征的各个阶段。研究表明，痰湿体质是代谢综合征最常见的中医体质类型，也是引起代谢综合征的主要危险因素，治疗需标本兼顾，补虚与祛瘀并施。

该患者为老年女性，平素体弱，气虚无力生化，运行津血，而形成痰、瘀、浊等病理产物，此类毒邪又作为新的病理因素，耗损正气。同时气虚无力推动阳气运行，脾阳虚衰，则见大便清稀；津亏伤阴，虚火内生，则见恶热、汗多、咽干口渴；营血亏虚，心神失养，痰热互结，内扰心神，故见眠差易醒。结合舌质暗红，少苔，脉沉弱，辨证为气阴两虚、痰瘀阻络证，施以益气养阴、化痰化瘀利湿之法。方用当归补血汤、生脉散合黄连温胆汤加减。方中重用黄芪为君药，补气又助生血，使阳生阴长，气旺促血行，瘀去络通；当归活血通络而不伤血，为臣药。太子参、麦冬、五味子三药合为生脉散，酸甘化阴，补气生津，为益气养阴之要方。北豆根清热利咽，缓解咽干轻咳症状。生地黄、牡丹皮配伍，共奏清热滋阴、凉血化瘀之效。黄连、半夏、陈皮、茯苓四药取黄连温胆汤清热燥湿、理气化痰、解郁除烦之意。黄连与半夏辛开苦降，升降相因，两者配合，使脾胃升降如常，中焦湿化热清，虚烦得治，卧而自安；再加郁金行气解郁、清心凉血，以助除烦宁心之力。薤白通阳散结、行气导滞；石菖蒲醒神益智、豁痰理气，共奏通脉散结、化痰逐瘀之功；制远志、首乌藤、合欢皮、炒酸枣仁为治疗失眠常用药物，合用可养血解郁、交通心肾，增强宁心安神之功。

二诊时，患者恶热好转，睡眠改善，提示阴虚得养，故去当归、牡丹皮。加川芎、瓜蒌，以增强行气活血、涤痰散结之功，余药守方。

三诊时，患者自述眠差、入睡困难较前好转，提示首诊及二诊思路正确，故去安神益智宁心之药郁金、石菖蒲、远志、合欢花、首乌藤、炒酸枣仁；但出现食欲较差，胃中嘈杂，遂加枳实、竹茹补全温胆汤用药，以增强理气化痰、清胆和胃之功，莱菔子、焦四仙助理消食化积、健运脾胃，改善患者食欲低下、胃中嘈杂等症状。继服14剂后随访，诸症均得缓解。

（王春溥）

参 考 文 献

崔欣，2021. 代谢综合征与中西医综合干预[J]. 内蒙古中医药，6（6）：156-158.

董新禹，邹国良，韩宇博，等，2022. 代谢综合征中医证型与其危险因素的相关性分析[J]. 中国医药，17（9）：1390-1394.

何忠义，于澄，2022. 代谢综合征中西医研究进展[J]. 中国中医药现代远程教育，20（15）：196-198.

纪少秀，张恒耀，刘永家，2014. 从气病论治代谢综合征探讨[J]. 山西中医，30（3）：1-3.

姜月蓬，张楠，曲苗，等，2019. 近年来代谢综合征中药疗法用药规律的文献研究[J]. 广州中医药大学学报，36（9）：1470-1475.

李吉武，李双蕾，唐爱华，等，2017. 从气血津液探源阴阳升降-三焦-脏腑不同气化角度辨识代谢综合征[J]. 世界中西医结合杂志，12（11）：1604-1606+1615.

李可，刘铜华，吴丽丽，等，2021. 基于中医系统整体观临床辨治代谢综合征的思考[J]. 世界中医药，2021，16（2）：325-328+334.

李卫忠，刘莉，韩宇博，等，2019. 刘莉教授诊疗代谢综合征经验[J]. 四川中医，37（9）：1-4.

刘亚丹，燕树勋，段飞，2022. 代谢综合征中医证候分布规律[J]. 中医学报，5（37）：1059-1066.

柳毅，郑安娜，2020. 小剂量二甲双胍联合硝苯地平控释片治疗高血压合并代谢综合征疗效观察[J]. 中国社区医师，36（2）：24-25.

马卓飞，赵秋华，林艳明，2022. 玉屏风散的实验研究及其在衰老防治中的研究进展[J]. 临床医学研究与实践，7（9）：188-190.

孙广仁，2005. 中医学的阴气、阳气概念辨析[J]. 中华中医药杂志，20（11）：645-647.

仝小林，段军，2002. 代谢综合征的中医认识和治疗[J]. 中日友好医院学报，16（5）：347-348+350.

王思佳，胡晓灵，2021. 中医学对代谢综合征的研究概述[J]. 新疆中医药，39（3）：94-97.

王瑶瑶，李继安，于文霞，2020. 代谢综合征的中医临床诊治思路与体会[J]. 中国中医药现代远程教育，18（8）：119-121.

王志红，陈嵘，卞瑶，等，2003. 中医学的"三焦"给我们的启示[J]. 中华实用中西医杂志，3（16）：763-764.

杨凤珍，刘宗莲，张小平，等，2017. 基于路志正医案数据挖掘现代疾病内伤湿浊病机与治法研究[J]. 中华中医药杂志，32（9）：4252-4255.

姚春丽，韩宇博，刘莉，等，2019. 刘莉辨病辨证辨体治疗代谢综合征[J]. 吉林中医药，39（9）：1140-1142.

虞晓含，朱燕波，王琦，等，2015. 代谢综合征与中医体质类型及相关危险因素关系的 Logistic 回归分析[J]. 中华中医药杂志，30（10）：3536-3539.

《中国成人血脂异常防治指南》修订联合委员会，2017. 中国成人血脂异常防治指南（2016 年修订版）[M]. 北京：人民卫生出版社：16.

中华医学会糖尿病学分会，2021. 中国 2 型糖尿病防治指南（2020 年版）[J]. 中华内分泌代谢杂志，37（4）：311-398.

Alberti K，Zimmet P，1999. Definition，diagnosis and classification of diabetes mellitus and its complications：report of a WHO consultation.Part1：diagnosis and classification of diabetes mellitus[J]. Diabet Med，15（7）：539-553.

第四部分

高尿酸血症

病例 1　血尿酸升高 1 年余，伴左膝关节疼痛 3 个月

患者，男，34 岁。血尿酸升高 1 年余，伴左膝关节疼痛 3 个月。患者 1 年余前体检时发现血尿酸 568μmol/L，未予以重视及治疗。3 个月前无明显诱因出现间断左膝关节疼痛，为游走性胀痛，夜间尤甚，伴周身乏力酸重感，现为求中医治疗就诊。刻下症：左膝间断游走性胀痛，遇热及夜间加重，恶热，倦怠乏力，周身酸困，咽部不适感，纳一般，平素喜食海鲜，喜饮酒，近日大便次数增多，1 日 3～4 次，大便不成形，舌淡红，边有齿痕，舌苔黄腻，脉沉细。

辅助检查：血尿酸为 514μmmol/L。西医诊断为高尿酸血症；中医诊断为痹症，辨证为湿热痹阻证，治法为清热利湿行气。予以参苓白术散和四妙散加减。处方：生黄芪 30g，牡丹皮 20g，地骨皮 30g，党参 30g，盐知母 10g，关黄柏 10g，怀牛膝 30g，麸炒薏苡仁 30g，盐车前子 30g（包煎），麸炒苍术 15g，麸炒白术 10g，土茯苓 30g，地肤子 30g，黄连 10g，陈皮 10g，法半夏 9g，茯苓 30g，麸炒山药 20g，木香 10g，砂仁 10g（后下）。7 剂，水煎服，每日 1 剂，早晚分温再服。

患者服上方 7 日后复诊，自诉左膝关节胀痛减轻，但屈伸稍显不利，行走时左膝关节时有疼痛，恶热、倦怠乏力较前减轻，舌淡有齿痕，苔薄腻，脉细数。处方：上方加白花蛇舌草 10g，三七粉 5g。5 剂，水煎服，每日 1 剂，早晚分温再服。

患者服上方 5 日后复诊，自诉左膝已无明显疼痛，但不能完全伸直，倦怠乏力明显，可行走片刻，恶热，纳可，眠差，大便质黏，1 日 1～2 行，小便调，舌淡有齿痕，苔薄，脉弦。处方：上方去牡丹皮、地骨皮、生黄芪，加首乌藤 30g，合欢皮 20g，制远志 30g，炙黄芪 60g。7 剂，水煎服，每日 1 剂，早晚分温再服。

此后电话随访患者 3 月余，左膝关节疼痛未再发作，身体倦怠乏力好转，自诉血尿酸控制在 300～350μmmol/L。

按语： 高尿酸血症（hyperuricemia，HUA）是由嘌呤代谢障碍和（或）尿酸排泄减少引起的常见代谢异常综合征，而痛风是因血尿酸（serum uric acid，SUA）过高而沉积于骨、关节、肾、皮下等部位导致的晶体性关节炎。近年来随着社会饮食结构和生活方式的改变，高尿酸血症及痛风的发病越发呈现普遍化和年轻化的趋势。当代医家对痛风病机的认识目前缺乏统一定论，但大多认为痛风的基本病机为脾肾两虚、脾失健运，故湿浊内生，肾失气化则水湿内聚而为痰浊，湿浊之毒结聚肢节经络，湿、痰、瘀及浊毒为本病的主要病理因素。

冯兴中教授认为基于"气化"角度探讨高尿酸血症的证治更为合理。由于先天禀赋不足、情志刺激及饮食不节等原因，耗伤脏腑之气，"气为血之帅"，元气亏虚则运化气血无力，变生痰瘀湿，湿瘀久郁附着于筋骨关节，此时若外受风寒湿热之邪，气血津液运行不畅，不通则痛，即发为痹症。本病总属本虚标实，本虚为气虚，标实为湿热、痰瘀。因而在治疗上应遵循"虚则补之""滞则通之"的治则，针对标实特点在益气的基础上予以理气、化痰、活血化瘀等通滞之法，以达到气血畅达、痹阻通利的目的。

本病例中，患者为青年男性，平素饮食不节，喜食海鲜类食物，喜饮啤酒，损伤中焦脾土，脾胃运化失职，耗伤机体元气，气血津液停滞，日久则变生痰湿、瘀血、郁热等病理产物郁积于内。同时患者情志不畅，肝失疏泄，气机停滞，亦致痰湿内扰，附着于筋骨关节之处，伺机致病。又因饮食不节，脾土亏虚，痰湿内蕴，湿邪聚积于关节，郁久化热，湿热与六淫内外合邪，发为痹症，故见患者左膝关节间断游走性胀痛，遇热加重，恶热，周身酸困感。气机不畅，肝失疏泄，囿于咽喉，故见咽部不适感。脾土亏虚，运化失职，故见便次增多，便不成形。结合舌淡红，边有齿痕，苔黄腻，脉沉细，四诊合参，中医辨为湿热痹阻之证，方用参苓白术散合四妙散加减。首诊方以黄芪、党参、白术为基础，补益肺脾之气，恢复机体生化之本，使水谷精微得以输布有序，根除湿热邪气化生本源。同时予以四妙散清热利湿泄毒，其中苍术燥湿健脾；黄柏清热燥湿、泻火解毒；牛膝以补益肝肾、活血化瘀、引药下行；薏苡仁利水渗湿、除痹。冯兴中教授常以四妙散化裁治疗本病，本方有"清热利湿而不伤阴，导邪自下而出"之意。冯教授认为，湿热相伴，湿着久蕴，内热必有积伏，故加用牡丹皮清热凉血，地骨皮清热除蒸，黄连清热燥湿，配合苍术、土茯苓、地肤子利湿解毒，从多路清利湿热之邪，最后以二陈汤燥湿化痰、理气和中，疏理肝升肺降之气机，使气机升降有序。诸药合用，共奏健脾益气、清热利湿之功。此方体现了"虚则补之""滞则通之"的治则，结合患者的饮食、情志调理，着重治未病，预防痛风发作。

二诊时，患者热象已降，但有血瘀痹阻关节之症，故加白花蛇舌草消痈散结，三七粉散瘀定痛，加强活血通痹止痛之功。

三诊时，患者已无湿热之象，但气耗日久，故随症加炙黄芪补中益气，首乌藤养血安神，合欢皮、制远志宁心安神助眠。患者经3个疗程的内外合治，左膝关节疼痛症状明显减轻，后经随访，生活质量得到有效提高。

（王　戚）

病例2　关节疼痛伴疲劳乏力1月余

患者，女，76岁。关节疼痛伴疲劳乏力1月余。患者1个月前无明显诱因出现关节疼痛，伴疲劳乏力，口干多饮，就诊于门诊，血尿酸为465μmol/L，后诊断为高尿酸血症，现为求缓解症状，于中医门诊就诊。刻下症：间断足踝关节红肿疼痛，疲劳乏力，口干口渴，手足心热，睡眠尚可，大便干燥，几日1行，小便黄，舌红苔黄腻，脉沉细无力。

既往代谢综合征，糖尿病肾病病史。西医诊断为高尿酸血症；中医诊断为痹症，辨证为气阴两虚、湿热瘀阻证，治法为益气养阴、清热利湿、散瘀解毒。方以参芪地黄汤、加味四妙汤加减。处方：炙黄芪30g，党参20g，牡丹皮10g，山萸肉10g，熟地黄10g，川芎10g，茯苓30g，麸炒苍术10g，黄柏10g，丹参30g，炒薏苡仁20g，川牛膝10g，川萆薢20g，山药20g，土茯苓30g，茜草6g。7剂，水煎服，每日1剂，早晚分温再服。

患者服上方7日后复诊，关节红肿疼痛、疲劳乏力症状减轻、口干口渴及手足心热等症状缓解，自觉精神较前明显改善，腹胀、大便干，几日未行，小便黄，舌红苔黄，脉沉。处方：上方加火麻仁10g，陈皮10g，苦杏仁10g，白芍10g，盐车前子（包煎）10g，泽泻10g。7剂，水煎服，每日1剂，早晚分温再服。患者服上方7日后复诊，诸症明显缓解，继服7剂巩固疗效，嘱清淡饮食，适度锻炼，不适复诊。

按语：研究表明，高尿酸血症不仅可导致痛风，还可引起患者胰岛素抵抗、高脂血症、动脉粥样硬化、高血压等疾病。目前，现代医学对于高尿酸血症的治疗，主要是通过药物降低患者血尿酸水平，减少器官功能损害，同时抑制骨关节尿酸盐沉积，预防痛风。高尿酸血症总属本虚标实，以脏腑辨证为主，主要病位在脾、肾，湿、痰、瘀是重要的病理因素，临证多从气虚、痰湿、血瘀入手，故临床以补肾健脾、补益肝肾、祛湿泄浊、清利湿热、活血化瘀等为法拟方治疗。若不及时干预，尿酸血症的发展将极大地降低患者的生活质量及预期寿命。因此，在面对高尿酸血症时，应做到未病先防，即病防变，预防高尿酸血症的进一步发展。

本案患者有痛风发作病史多年，久病耗气伤阴，阴虚生内热，故手足心热，"气能行津"，气虚则推动无力，津液输布异常，不能上达于口，故患者口干、口渴；脾胃气虚则胃肠传导无力，津液不能下达肠道，肠燥津亏，则大便困难，主要表现为排便无力、大便干。"气为血之帅，血为气之母"，气虚则推动无力而致血瘀，"不通则痛"，又因外邪闭阻、湿热蕴结，使得经络阻滞，故关节红肿疼痛，结合患者舌脉特征，中医辨证为气阴两虚、湿热瘀阻证，治法为益气养阴，清热利湿、散瘀解毒，方以参芪地黄汤、加味四妙汤加减。参芪地黄汤源于清代医家沈金鳌编撰的《沈氏尊生书》，方中重用黄芪为君药，可健脾补肾、益气固表，能

"补诸虚不足，益元气，壮脾胃"；党参为臣药，补中益气、生津补血；君臣相辅相成可以起到补气健脾、生津养血的功效；山萸肉具有收敛止汗、补虚固脱的功效；茯苓具有宁心安神的功效；《素问·至真要大论》指出："疏其血气，令其调达，而致和平"，故配伍血中之气药川芎，共奏活血行气之效。全方用药有度，补中有泻，泻中有补，益气养阴而不腻不燥。同时予以四妙丸以清利湿热。四妙丸源自清代《成方便读》由苍术、盐黄柏、牛膝、薏苡仁组成，本方应用四妙汤加味对症治疗，其中苍术、黄柏清热燥湿；川牛膝活血通经络、清利瘀浊；薏苡仁健脾渗湿；土茯苓配川萆薢利湿泄浊，消肿止痛；丹参、茜草活血通络。诸药合用，共奏清热除湿、消肿祛风、通络止痛之效。结合饮食、情志调节，以缓解患者关节疼痛症状。

二诊时，患者自诉关节红肿疼痛、疲劳乏力症状减轻、口干口渴及手足心热等症状缓解，自觉精神较前明显改善，腹胀、大便干、几日 1 行，小便黄，舌红苔黄腻，脉沉。结合患者症状可知，患者气阴整体已复，故诸症减轻，然考虑患者为中老年女性，脾胃虚弱，肠燥津亏，故加火麻仁、陈皮、苦杏仁、白芍，取麻仁润肠丸之意，以润肠行气通便；湿性黏腻，胶着难去，湿性趋下，故小便黄，加盐车前子、泽泻，以清热利尿、渗湿通淋。整方依然以补气养阴以治其本，清热利湿以治其标，同时散瘀通利关节为旨。后经随诊善后，患者诸症大为缓解，疗效甚佳。

（章庆庆）

病例3 右脚趾疼痛频作伴肿胀半月余

患者，男，40 岁。右脚趾疼痛频作伴肿胀半月余。患者半月前饮酒后右脚趾突发疼痛，疼痛间歇发作，可以自行缓解，血尿酸＞500μmol/L，考虑为"高尿酸血症"，现为求进一步治疗遂来就诊。刻下症：右脚趾肿胀疼痛甚，自觉腰痛，口干口苦，胸闷气短，偶有胸痛，怕冷，午后头晕沉重，乏力，夜寐早醒，喜叹息，平素工作及家庭因素生活压力大，熬夜、喜饮酒，纳可，尿量减少，大便质稀。舌质暗红，有瘀点、少苔，脉沉弱。西医诊断为高尿酸血症；中医诊断为痹症，辨证为气虚血瘀、湿浊内蕴证，治法为益气养阴活血、健脾渗湿化浊。处方：黄芪 30g，当归 10g，川芎 30g，葛根 30g，太子参 30g，麦冬 30g，醋五味子 6g，薤白 30g，知母 10g，炒苍术 30g，牛膝 30g，薏苡仁 30g，盐车前子 30g（包煎），黄连 10g，陈皮 10g，法半夏 9g，茯苓 30g，砂仁 10g（后下），制远志 10g，合欢皮 30g，首乌藤 30g。10 剂，水煎服，每日 1 剂，早晚分温再服。

患者服上方 10 日后复诊，自诉右足趾疼痛 10 日来仅发作 1 次，乏力胸闷、胸痛感减轻，腰痛好转，大便 1 日 4 次，不觉腹痛，余症同前。舌红略暗，有瘀点，少苔，脉沉。处方：上方去牛膝、砂仁，加栀子 10g，泽泻 30g。10 剂，水煎服，每日 1 剂，早晚分温再服。

患者服上方 10 日后复诊，自诉近期足痛未再复发，无明显不适，继续服 7 剂以巩固疗效，嘱清淡饮食，适度锻炼，不适复诊。

按语：高尿酸血症与痛风、肾病、代谢综合征、心血管疾病等密切相关，且是这些疾病发生发展的独立危险因素，对人类健康威胁越来越大，应早期干预、积极治疗。本案患者因工作及家庭因素生活压力大，劳倦思虑过度耗伤气血，气虚则无力鼓动气血运行，气血瘀滞，故自觉胸闷气短、胸痛；同时情志失调，肝郁日久，气机不畅，故喜叹息，肝郁日久化火伤及脾土，脾元失于升清降浊，加之酒毒湿热蕴结中焦，损伤脾胃的功能，水湿不能正常排泄，故见大便清稀；饮食不节，损伤脾胃，则气血亏虚、营阴不足，阴血虚不能敛阳，卫阳过早出于营阴，故夜寐早醒。脾虚湿浊内蕴，湿浊黏腻，蒙蔽清窍，故见头晕头沉。水湿内生，下困肾气，故腰痛；湿浊蕴于下焦，又因感受外邪，郁而化热，痰瘀互结，停留于右足趾肌肤，不通则肿胀疼痛。同时热伤气阴，阴津不能上乘，故见口干口渴。结合患者舌脉，中医辨证为气虚血瘀、湿浊内蕴证，治以益气养阴活血、健脾渗湿化浊之法，方用当归补血汤合四妙丸、生脉散加减化裁而来。方中重用黄芪，补气又助生血，使阳生阴长，气旺促血行，瘀去络通，为君药。当归补血活血通络而不伤血，为臣药。川芎行气活血，为通行之药，为佐药。葛根甘凉，既能清热生津止渴，又能鼓舞脾胃清阳之气；知母苦甘寒质润，取其清热、滋阴润燥、生津止渴之功。三药与生脉散配伍，共奏益气养阴之功。薤白可通阳散结，与半夏、陈皮配伍，增强理气化痰之功。炒苍术苦温燥湿以祛湿浊，辛香健脾以和脾胃；同时取四妙丸以清热利湿，给湿邪以出路。黄连清热燥湿，茯苓渗湿健脾以消痰，砂仁化湿醒脾、理气温中，与半夏、陈皮共用，又有黄连温胆汤理气化痰、清胆和胃之意。远志苦辛温，性善宣泄通达，既能开心气而宁心安神，又能通肾气而强志不忘，乃交通心肾、安定神志、益智强识之佳品；首乌藤味甘，性平，归心、肝经，补养阴血、养心安神。诸药同用，共奏健脾利湿、益气养阴之功，体现"培元通滞"的治疗原则。

二诊时，患者症状较前大减，可见首诊方思路正确，但患者仍有胸闷、失眠诸症，后期应增强清热养血安神、渗湿化浊之功，故二诊方去牛膝、砂仁，首乌藤养血安神、通经活络，栀子泻热除烦，清解胸中郁热，并泽泻，以加强渗湿利水、泻热化浊之力。继续服用 10 剂，后随访，诸症好转渐愈。

（王春濡）

病例 4　血尿酸升高 1 年余

患者，男，52 岁。血尿酸升高 1 年余。患者 1 年前因嗜食羊肉、海鲜后出现右足踇指关节红肿疼痛，血尿酸为 610.5μmol/L，诊断为"高尿酸血症，痛风性关节炎"，经消炎镇痛、降尿酸治疗后症状好转。后血尿酸控制在 480～550μmol/L，服用苯溴马隆、碳酸氢钠等药物未见明显改善。现为求进一步诊治而就诊。刻下症：倦怠乏力，恶热，自汗，口苦，腰酸痛，纳眠可，二便调。舌红，苔黄腻，脉沉弦滑。

西医诊断为高尿酸血症；中医诊断为热痹，辨证为气阴两虚、湿热内蕴证，治法补气养阴、清利湿热。处方：生黄芪 30g，川芎 30g，太子参 30g，麦冬 30g，五味子 6g，牡丹皮 20g，地骨皮 30g，北豆根 9g，生地黄 30g，炒白术 10g，防风 10g，知母 10g，龙胆 10g，怀牛膝 30g，生薏苡仁 30g，车前子 30g（包煎），土茯苓 30g。14 剂，水煎服，每日 1 剂，早晚分温再服。

患者服上方 14 日后复诊，乏力、恶热、自汗、口苦均有减轻，仍有腰酸痛，舌红，苔黄白腻，脉沉弦滑。处方：上方加杜仲 20g，桑寄生 30g，续断 30g。14 剂，水煎服，每日 1 剂，早晚分温再服。

患者服上方 14 日后三诊，患者诸症改善，血尿酸为 420.3μmol/L。舌红，苔黄腻，脉沉弦滑。效不更方，续服 14 剂，水煎服，每日 1 剂，早晚分温再服。

按语： 随着生活水平的提高和社会压力的增大，高尿酸血症逐渐成为继高血压、高血脂、高血糖"三高"之后的第四高。高尿酸血症发病往往较为隐匿，容易被忽视。高尿酸血症易发作痛风性关节炎，严重影响患者的生活，尿酸盐沉积还会累及其他脏腑，甚至危害生命，所以应早诊断、早治疗。西医主要以化学药物治疗高尿酸血症和痛风的急性发作，短期疗效明确，但长期使用存在毒副作用较大等问题，仍不能令人满意。近年来中医药在治疗高尿酸血症方面体现了安全有效的特点，相比化学药物具有多靶点、多通道、低毒副作用等优势。高尿酸血症可以归属中医学"痹症""热痹""历节病""白虎历节""虚劳""痛风"等范畴。医家从肺脾肾虚，湿热痰瘀等方面辨证治疗，疗效确切。

本案患者饮食不节，耗伤气阴，气阴不足，运化不及，留成湿热痰瘀邪实，附着于经络关节，发为热痹。气虚卫表不固则见自汗，又因感受外邪则见恶热，久嗜肥甘厚味，湿热内蕴，则见口苦，湿热壅滞，经络不畅则见腰酸痛，结合患者舌红、苔黄腻、脉沉弦滑，中医辨证为气阴两虚、湿热内蕴之证。方选黄芪为君，补气以助运化，北豆根清热，佐制黄芪温燥；佐以川芎理气活血，防邪滞留恋。加生脉散补气滋阴以助黄芪恢复机体运化，加白术、防风成玉屏风散，固卫止汗。加牡丹皮、地骨皮、生地黄、知母清泄内热，四药合用，既清三焦火热，又活血而不留滞、养阴而不伤正。加龙胆、牛膝、薏苡仁、车前子、土茯苓清利湿热，此四味药为四妙散化裁，旨在清导下焦湿热，清利湿热。全方合用，共奏补气养阴、清利湿热之功。

二诊时，患者乏力、恶热、自汗、口苦减轻，仍有腰酸痛，提示原方有效，但补肾之力不足，在原方基础上杜仲、桑寄生、续断加强补肾之力，合牛膝，是冯兴中教授治疗肾虚腰痛经验药对，四药合用补肾填精、强腰止痛，临证时常效验。

三诊时，患者诸症改善，血尿酸明显下降，因患者气阴两虚、湿热内蕴之象仍有，既往发作过痛风性关节炎，建议患者继续服用，效不更方。随访患者自行抄方，间断服用上药，西药服用碳酸氢钠片，适当食用羊肉、海鲜、啤酒等，未再发作痛风性关节炎，血尿酸控制在正常范围内。

（闫　凯）

参 考 文 献

鲍俊达，王平，田维毅，2022. 中医药干预高尿酸血症的作用及其机制的研究进展[J]. 贵州中医药大学学报，44（4）：55-61.

高尿酸血症相关疾病诊疗多学科共识专家组，2017. 中国高尿酸血症相关疾病诊疗多学科专家共识[J]. 中华内科杂志，56（3）：235-248.

李慧卉，2019. 高尿酸血症和痛风的流行病学及其危险因素的研究进展[J]. 首都食品与医药，26（16）：13-14.

马金魁，张宏斌，2018. 高尿酸血症及治疗药物的研究进展[J]. 广东医学，39（Z1）：262-267.

区钰强，李万逸，彭建，等，2021. 清痹四妙散治疗湿热痹阻型痛风关节炎的临床疗效观察[J]. 中国现代药物应用，15（6）：225-227.

田淑梅，王耀光，2022. 王耀光教授治疗高尿酸血症及相关疾病的经验[J]. 天津中医药，39（5）：570-574.

王漫，丁娅杰，2022. 张智龙教授运脾泄浊方治疗高尿酸血症经验探析[J]. 天津中医药，39（2）：147-150.

夏晓琴，2022. 高尿酸血症的发病机制及应用降尿酸药物治疗的研究现状[J]. 现代医学与健康研究电子杂志，6（16）：125-128.

谢丽玲，贺盼攀，秦献辉，等，2021. 高尿酸血症治疗的研究进展[J]. 生物医学转化，2（4）：34-40.

中华医学会内分泌学分会，2020. 中国高尿酸血症与痛风诊疗指南（2019）[J]. 中华内分泌代谢杂志，36（1）：1-13.

Huang YF, Yang KH, Chen SH, et al, 2020. Practice guideline for patients with hyperuricemia/gout[J]. Zhonghua Nei Ke Za Zhi, 59（7）：519-527.

第五部分

骨质疏松症

病例1　间断腰背部疼痛3年，加重1个月

患者，男，84岁。间断腰背部疼痛3年，加重1个月。患者3年前无明显诱因出现腰背部疼痛，在姿势改变时、长时间行走后或负重活动时加重，骨密度测定示T降低≥2.5SD，诊断为"骨质疏松症"，平素口服钙片和维生素D，症状改善不明显。1月余前不慎摔倒，此后腰背部持续疼痛，翻身、坐起、改变体位或行走时出现疼痛加重，卧床休息时疼痛可减轻，于外院急诊查腰椎MRI，示第4腰椎异常信号，考虑为压缩性骨折可能。予以减轻神经水肿、止痛及补钙等治疗，并于医院行局部麻醉+强化下经皮椎体成形术后腰背部疼痛较前减轻，现为求中医药保守治疗就诊。刻下症：腰背部疼痛，活动困难，口干，喜饮水，夜尿频多，可至7～8次/晚，严重影响睡眠，纳差，便秘，依靠药物辅助通便，1日1行，舌淡红苔少，脉沉细。

既往特发性巨结肠、慢性结肠炎、甲状腺功能减退症病史。自述对青霉素、链霉素过敏。查体：BP为93/64mmHg，精神差，以卧床为主，可戴护腰下地行走，腰背部棘突附近压痛、叩击痛，腰部活动受限。辅助检查：腰椎MR平扫示第4腰椎体异常信号，考虑为压缩性骨折，治疗后，椎体水肿可能。西医诊断为重度骨质疏松伴骨痛，腰椎骨折术后；中医诊断为骨痹，辨证为气虚血瘀、肾气不足证，治法为补气活血、益肾强骨。予以当归补血汤合生脉散和二至丸加减。处方：炙黄芪60g，当归30g，太子参30g，麦冬30g，五味子6g，女贞子20g，旱莲草20g，薤白30g，醋香附20g，枳实10g，赤芍30g，白芍30g，地黄30g，玄参30g，火麻仁10g，肉苁蓉30g，知母10g，黄柏10g，牛膝30g，盐杜仲20g，续断30g，熟大黄20g（后下）。10剂，水煎服，每日1剂，早晚分温再服。

患者服上方10日后复诊，诉腰背部疼痛较前好转，大便质干，排便困难，夜尿频较前改善，3～4次/晚。处方：上方加乌药20g，山药30g，益智仁20g，覆盆子30g，金樱子30g。7剂，水煎服，每日1剂，早晚分温再服。

患者服上方7日后复诊，诉腰背部疼痛症状好转，日常活动量增加，腹胀较前好转，大便每日1次，夜尿3～4次。予以前方继续服用。10剂，水煎服，每

日1剂，早晚分温再服。此后患者未诉明显不适，定期复诊。

按语： 骨质疏松症（osteoporosis，OP）是以骨量减少、骨组织纤维结构退化为特征，表现为骨小梁结构破坏、变细和断裂，进而导致骨的脆性增加，骨力学强度下降，负荷承受力降低，易于发生细微骨折或完全骨折的一种全身性骨代谢疾病。骨质疏松导致骨骼脆性增加，导致骨折风险增高。

骨质疏松症归属中医学"骨痹""骨痿""骨枯""骨极"范畴，《黄帝内经》提及："五脏所主……肾主骨"，中医认为人体骨骼问题与肾息息相关。《医经精义》说："肾藏精，精生髓，髓生骨，故骨者肾之所合也。髓者肾精所生，精足则髓充，髓充者则骨强"，其认为骨骼的生长有赖于骨髓的滋养，而骨髓为肾精所化，故只有肾中精气充沛，骨骼才能得以充实有力，中医理论系统通过"肾精—骨髓—骨"将肾与骨的生理病理密切联系在一起。《灵枢·经脉篇》云："足少阴气绝，则骨枯……骨不濡则肉不能著也，骨肉不相亲则肉软却……发无泽者骨先死"，明确指出了骨质疏松症的根本病机为肾虚。《黄帝内经》中明确提出："骨痿者补肾以治之"的治疗原则，将肾虚分为肾阴虚、肾阳虚、肾气虚、肾精虚，明确指出了肾精乃是骨骼的内在化生之源，因此补肾益精为其正治，亦是"治病必求其本"的体现。

本病案中患者年老体弱，肾气不足，腰府失养，加之外力作用，导致局部筋脉受损，气血运行受阻，化为瘀血，加之气血无力行血，加重瘀血生成，阻滞腰部脉络，故出现腰背部疼痛。患者高龄，年过半百，其阴自半，气阴渐虚，阴津亏乏，且气虚无力推动津血运行，脉络阻滞，进一步影响津液输布，使得津液上不能濡润口舌，下不能通润肠腑，故口干喜饮、大便秘结；气虚瘀阻，影响中焦气机，故而纳差。患者肾气不足，固摄无权，膀胱气化失司，故夜尿频多。四诊合参，病机总属气虚血瘀、肾气不足，治宜补气活血、益肾强骨，予以当归补血汤合生脉散合二至丸加减。当归补血汤由黄芪与当归组成，本方恐一时滋阴补血固里不及，阳气外亡，故重用黄芪补气而专固肌表，有形之血生于无形之气。黄芪大补脾肺之气，使气旺血生；当归既养血又滋阴祛瘀，使祛瘀不伤正，两药相合，气旺血生，阳生阴长，达补气生血之功。生脉散原方由人参、麦冬、五味子组成，功效为益气生津、敛阴止汗。本病案将人参易为太子参，两药均有补气的作用，人参大补元气，太子参补益同时有滋阴的作用，且无人参之温燥伤阴之虞，故用之。女贞子、旱莲草组方二至丸，功在滋补肾阴；加之牛膝、杜仲、续断补养肝肾、活血通经、强筋健骨；香附、赤芍散瘀止痛，共奏补肾壮骨、活血止痛之效。牛膝最早记录于中医经典古籍《神农本草经》，功效是逐瘀通经、滋补肝肾、强壮筋骨、引血下行；杜仲，《神农本草经》将其列为上品，"主治腰膝痛，补中，益精气，坚筋骨"。该患者既往患有特发性巨结肠，长期顽固性便秘，加地黄、玄参、火麻仁、知母、黄柏等滋阴润肠、泻火解毒之品，保持大便通畅，又加薤白、枳实行气通滞，保持气机通畅，肠腑传导正常；对于老年便秘患者，加肉苁蓉、熟大黄，温阳助运，通下积滞，且熟大黄去性存用，可避免生大黄急下导致腹泻过度的弊端；肉苁蓉又能补肾阳、益精血，配伍二至丸等滋补肝肾药物可助阴阳互长、补益肾气。

二诊时，患者诉夜尿次数较前减少，仍偏多，影响夜间睡眠。考虑患者高龄，肾中阳气亏虚，固摄失司，导致津液外泄，故于原方中加缩泉丸温肾祛寒、缩尿止遗；覆盆子归肝、肾、膀胱经，有益肾、固精缩尿、养肝明目等功效；金樱子归肾、膀胱、大肠经，有固精缩尿等功效，于前方中再加入此两味固精缩尿之药，以增止遗之效。

三诊时，患者夜尿减，继服前方以巩固疗效。

需要注意的是，腰椎骨折的腰痛若失治误治，或者虽治却未获痊愈，常导致病根暗藏，变生宿伤，瘀血停留腰府，每于外界气候变更之时，风寒湿邪乘虚侵袭，而致腰部酸困，阴天加剧，屈伸不利，因此在临床上一定要及时规范治疗，切勿延误治疗时机，变生他病。另外，骨折术后，气血伤于内，营卫不贯，脏腑不和。气虚无力输布津液，血虚则肠道濡养不足，肠道津液匮乏，无水舟停，因此在处方中常加入玄参、地黄、火麻仁润燥通肠、补虚；肉苁蓉补肾益精、润肠通便，温而不燥，滋而不腻，老年人尤宜。因此冯兴中教授强调，临床治疗过程中一定要关注患者全身、整体的情况，全面掌握四诊资料，主症与次症兼顾，扶正与祛邪并用，以达祛邪不伤正，扶正不留邪之效。

（卫江丽）

病例2 间断四肢关节疼痛5年，行走困难2周

患者，女，50岁。间断四肢关节疼痛5年，行走困难2周。患者5年前出现四肢关节疼痛，以双手指、腕关节、双下肢多处关节痛甚，伴关节红肿胀痛，晨僵，逐渐出现行走困难，于当地医院诊断为"类风湿关节炎"，予以口服非甾体抗炎药、来氟米特及糖皮质激素类药物治疗，后症状稍有改善，遗留多处关节畸形肿大。2周前患者受凉后多处关节疼痛加重，双膝关节明显，行走困难，自觉影响日常生活，查血沉偏高，DXA骨密度检查示第1～4腰椎骨密度T≤-1.6，股骨颈骨密度T≤-2.9。为寻求中医治疗来诊。刻下症：精神差，乏力，四肢多处关节畸形，上举受限，双下肢浮肿，双膝关节畸形、灼热肿胀疼痛，而遇寒后加重，行走困难，畏寒，自汗，纳可，眠差，大便黏腻不成形，小便可，舌淡红苔白，脉沉。西医诊断为类风湿关节炎继发性骨质疏松；中医诊断为骨痹，辨证为气血亏虚、寒热错杂、寒湿偏盛，治疗以补气生血、祛寒除湿为主，兼以活血通络、清利湿热。予以玉屏风散合乌头汤加减。处方：生黄芪 30g，炒白术 10g，防风

10g，党参 30g，当归 10g，炒山药 20g，炙鳖甲 30g（先煎），制乌头 6g，怀牛膝 30g，炒薏苡仁 30g，车前子 30g（包煎），猪苓 30g，泽兰 30g，泽泻 30g，白茅根 30g，连翘 30g，败酱草 30g。14 剂，水煎服，每日 1 剂，早晚分温再服。

患者服上方 14 日后复诊，诉下肢浮肿减轻，自觉体力明显增加，活动量较前增加而疲劳感减轻，但膝关节仍灼热肿痛，自汗多，纳眠可，余症亦减，舌质淡红，苔薄，脉沉。处方：上方去党参、当归，加地骨皮 30g，牡丹皮 20g，知母 10g，旱莲草 30g，女贞子 20g，浮小麦 15g。14 剂，水煎服，每日 1 剂，早晚分温再服。

患者服上方 14 日后复诊，膝关节疼痛灼热肿胀程度明显好转，无明显乏力、畏寒、自汗等症状，下肢浮肿明显消退，自觉已恢复至此次发病前，纳眠可，大便正常。处方：上方去知母、白茅根、旱莲草、女贞子，加生地黄 30g，桑寄生 30g，鸡血藤 30g，伸筋草 30g。14 剂，水煎服，每日 1 剂，早晚分温再服。

按语：类风湿关节炎的病理改变为慢性炎症，增生形成血管翳，侵犯关节软骨、软骨下骨、韧带和肌腱等，造成关节软骨、骨和关节囊破坏，最终导致关节畸形和功能丧失，并伴有局部和全身的骨质丢失，是继发性骨质疏松症的主要发病原因之一。类风湿关节炎继发性骨质疏松症的患者极易发生骨折，致残率非常高，严重影响患者的生活质量。

该患者为中年女性，正值天癸衰竭，肾气亏虚，阴阳失调，气血生化、运行失常。疾病早期，机体气血亏虚，津液不足，气阴耗伤，气血运行无力，则津行不畅为痰，血行涩滞为瘀，痰瘀互结于肢体，加之气血不能濡养筋脉，四肢末梢易出现麻木不仁；至疾病晚期，脏腑衰败，气血阴阳虚损，瘀血、痰浊等日久不解，聚于体内，壅滞为患。患者平时服用糖皮质激素、免疫抑制剂，越发耗伤正气，日久邪壅于肢体关节致关节肿大畸形，不通则痛；皮肤腠理卫外不固，出现乏力、畏寒、自汗；感受风寒湿邪后诱发痹症，遇寒加重；寒、湿均为阴邪，寒性凝滞、收引，湿邪重浊黏滞，故肢体上举受限、下肢浮肿、行走困难；寒郁化热、痰瘀日久蓄热，可使关节局部灼热肿胀。从正邪关系来看，考虑气血、肝肾均有亏虚，关节部位虽有灼热感，但遇寒加重，提示风寒湿邪的存在，加之患者骨病日久，关节肿大畸形，为痰瘀凝滞之象。从病邪深浅来看，病初邪在体表经络，日久病邪深入，渐及筋骨，最后损及内脏，导致肝肾亏虚，筋脉失养。本案病机复杂，虚实寒热交错，结合舌淡红，苔白脉沉，辨为尪痹，属气血亏虚、寒热错杂、寒湿偏盛之证。治疗以益气生血、祛寒除湿为主，兼以活血通络、清利湿热。

方中重用黄芪，可补肺脾之气，通过补气以生津、养血、行血、通痹，又能益卫固表止汗，使表固而风寒湿邪不易内侵，正如《素问·痹论》曰："卫者，水谷之悍气也，逆其气则病，从其气则愈，不与风寒湿气合，故不为痹。"再配白术、防风取玉屏风散之意祛风散邪实表，白术甘温补虚能健脾益气，助黄芪加强益气固表之力，防风走表祛风邪，合黄芪、白术则扶正兼以祛邪。《医林改错》云："元气既虚，必不能达血管，血管无力，血必停留而瘀"，故方中配党参，既能健脾益气，又能养血，助黄芪鼓舞气机，使气行则血行；当归甘温质润，长于补血，与黄芪配伍取当归补血汤之效气血双补，气血充盈，则能御邪。当归辛行温通，能补血活血、散寒止痛，为活血行瘀之良药，善治痹痛。乌头辛热，功在祛风除湿、温经止痛，善治风寒湿痹，与黄芪配伍，取乌头汤之意，乌头借黄芪补气升阳、行滞通痹之力增强疗效，且黄芪益卫固表，可阻风寒湿邪进一步侵袭，以防病情加重。炒山药甘平，补肾气、滋肾阴；鳖甲咸、微寒，为血肉有情之品，入肝肾经，既滋阴退热，又滋阴潜阳；怀牛膝味苦通泄，味甘缓补，性质平和，主归肝肾经，既能活血祛瘀，又能补益肝肾，强筋壮骨，善下行，能利尿通淋；三药合用，补肝肾、强筋骨、祛瘀止痛。薏苡仁淡渗甘补，渗湿除痹、舒筋脉、缓和止痛，能治风湿久痹、筋脉挛急，与牛膝配伍，取四妙丸之意，收清热利湿之效；车前子渗湿、通利水道，与薏苡仁合用，使湿邪从小便而出；泽兰、泽泻甘淡，能直达肾与膀胱，利水渗湿，配伍猪苓增强利水渗湿；白术健脾运化水湿，取五苓散之意利水渗湿，使气化水行，脾气健运而水肿自除。白茅根清热利湿、消退水肿；连翘清热解毒、消肿散结；败酱草辛散行滞，可清热、活血祛瘀，三药合用，既清解寒郁、痰瘀之郁热，又能制约诸多甘温之药的热性。诸药合用，补气血，祛寒湿，益肝肾，清湿热，消补兼施，兼顾虚实寒热。

二诊时，患者自觉体力明显增加，活动量较前增大而疲劳感渐轻，下肢浮肿明显消退，但膝关节仍灼热肿痛，自汗多，提示患者正气渐复，故上方酌减补益之药党参、当归，而加地骨皮、牡丹皮、知母滋阴清热、活血凉血以祛邪，浮小麦固表止汗、益气除热；再加旱莲草、女贞子取二至丸之效补肝益肾、强筋骨。

三诊时，患者诸症减轻，膝关节疼痛灼热肿胀明显好转，乏力、畏寒、自汗、下肢浮肿等症状基本消失，提示气阴渐复，水湿得利，故去知母、白茅根、旱莲草、女贞子。但患者久病体虚，需继续培补脏腑不足以治病之本，加桑寄生、生地黄取独活寄生汤之效培补肝肾、通络止痛，鸡血藤配伍伸筋草活血补血、舒筋活络。

（张　健）

病例3　腰背及关节疼痛10余年，加重1个月

患者，女，60岁。腰背及关节疼痛10余年，加重1个月。患者10年前开始出现间断腰背痛，渐而出现关节疼痛，某医院骨科诊断为"骨质疏松症"，口服碳酸钙D$_3$片补钙治疗，症状稍有缓解。1个月前因家务劳累，腰痛症状加剧，不能

久坐久站，劳累及受寒后加重。刻下症：腰背痛，伴膝关节、足跟、手指指间关节疼痛，疲劳，畏寒，四肢不温，偶有口苦口干，纳食不馨，睡眠浅，夜间易醒，夜尿3～4次/夜，大便稀，舌淡胖，有齿痕，苔少，脉沉细。

既往腰椎间盘突出、双膝关节炎病史。辅助检查：腰椎磁共振示椎体双凹变形，L4/5、L5/S1椎间盘突出。西医诊断为骨质疏松，腰椎间盘突出症；中医诊断为骨痹，辨证为脾肾阳虚、风寒湿阻证，治法为温阳补肾、祛风除湿、散寒止痛。处方：黑顺片20g（先煎），黄芪60g，炒白术10g，防风10g，北豆根9g，桔梗10g，射干10g，牛膝30g，炒薏苡仁30g，车前子30g（包煎），土茯苓30g，败酱草30g，乌药20g，荔枝核30g，杜仲20g，桑寄生30g。7剂，水煎服，每日1剂，早晚分温再服。

患者服上方7日后复诊，诉腰背痛及关节疼痛缓解，疲劳感稍有缓解，仍有口干，大便不成形，舌淡有齿痕，脉沉。处方：上方加苍术15g。7剂，水煎服，每日1剂，早晚分温再服。

患者服上方7日后复诊，腰背痛及关节疼痛进一步缓解，已无明显疲劳感，口干亦有减轻，舌边微有齿痕，大便已成形，夜尿减少为1～2次/夜，脉象较前有力，诸症缓解，效不更方，予以上方继续服用。7剂，水煎服，每日1剂，早晚分温再服。后随访患者诉诸症悉除，嘱其避风寒、劳逸结合。

按语：骨质疏松症是中老年及绝经后妇女常见疾病，发病后患者可出现疼痛、骨骼变形及易骨折等表现，常伴有耳鸣、足跟痛、下肢痿弱等并发症。调查显示，骨质疏松症的发生与增龄相关，随着人口老龄化日趋严重，该病已成为我国面临的重要公共健康问题。

此患者年过花甲，结合病史10余年，考虑腰痛及关节疼痛最早可出现在更年期，提示年龄是骨痹发生的首要因素。随着年龄的增长，患者已至"天癸竭、精少"的生理状态。肾主骨生髓，肾精不足，腰府、四肢失于濡养，则腰痛、关节疼痛；肾为气之根、脏腑之本，主藏精化血，患者病程较长，久病及肾，精血生化不足则气虚失养，故见疲劳、乏力；肾阳为阳气之根本，温煦机体作用失权，故患者出现畏寒肢冷，夜尿频；脾胃为后天之本，气血生化之源，脾虚则纳食不香、运化失常，故大便稀；舌淡胖、有齿痕为脾虚湿困之象，脾虚则津液输布异常，不能上承于口，出现口干；气血生化无源，则机体失养，血脉不充，故脉沉。结合患者劳累及受寒症状加重，辨证为脾肾阳虚、风寒湿阻证，治法为温补脾肾、祛风除湿、散寒止痛。组方重用黑顺片，以温阳补肾、祛寒除湿。黑顺片辛、甘、大热，《本草汇言》称其为"命门主药"，有助阳散寒、益火消阴之效，本案患者脾肾阳气衰弱，阴寒内盛，正得其用。杜仲、牛膝、桑寄生均入肝、肾经，合用则补肝肾、强筋骨、祛风湿之力强，使肾虚得补，兼助黑顺片祛风除湿。炒薏苡仁、车前子、土茯苓合用，可健脾渗湿除痹，且土茯苓甘淡渗利，兼有通利关节之效。桔梗、射干清热利咽，可缓解患者口干；乌药、荔枝核为行气之品，可行气止痛，且两药性温，均入肾经，有散寒除湿之功，兼能温肾助阳，补益肾气；黄芪、炒白术、防风三药为玉屏风散，以内补正气、外御风寒，防外邪侵袭，加重病情；北豆根、败酱草清热祛瘀，又可缓附子之热；诸药协同，可达健脾补肾、祛风除湿止痛之功。

二诊时，患者诸症缓解，但仍有口干，提示仍有湿浊阻遏气机，致使津不上承于；大便不成形亦为脾虚湿困表现。故加辛散苦温之苍术，以健脾胃、燥湿浊。

三诊时，诸症缓解，大便已成形，夜尿频次减半，脉象较前有力，效不更方，后随访，患者诉诸症悉除，生活质量大为改善。

（章庆庆）

病例 4 腰部酸痛 1 年余

患者，女，66 岁。腰部酸痛 1 年余。1 年前无明显诱因出现腰部酸痛，下肢酸软，无明显活动障碍，曾完善骨密度检查，提示"骨质疏松症"，给予口服碳酸钙片补钙，症状缓解不明显。现为求中医药治疗就诊。刻下症：腰膝酸软时有疼痛，无明显下肢放射痛，下肢沉重无力，口干，乏力，气短汗出，腹胀，畏寒，喜暖，纳一般，眠可，夜尿 2～3 次，时有便溏，舌淡暗，苔黄，脉沉。

既往 T2DM、高血压等慢性病病史。辅助检查：双能 X 线骨密度检测仪示 T≤-2.5，提示骨质疏松。西医诊断为骨质疏松；中医诊断为骨痹，辨证为脾肾阳虚夹瘀，治法为益气温阳、活血化瘀。处方：黄芪 30g，炒白术 20g，防风 10g，熟地黄 30g，山茱萸 30g，山药 30g，杜仲 20g，菟丝子 20g，肉桂 10g，当归 20g，鹿角胶 30g，龟板 30g（先煎），党参 20g，枸杞子 20g，桃仁 10g，红花 10g，北豆根 9g。7 剂，水煎服，每日 1 剂，早晚分温再服。

患者服上方 7 日后复诊，腰膝酸软，时有疼痛，下肢沉重无力感、口干乏力减轻，畏寒，纳一般，腹胀，眠可，夜尿 2～3 次，大便成形。舌淡暗，苔黄，脉沉。处方：上方去黄芪，加制附子 15g。14 剂，水煎服，每日 1 剂，早晚分温再服。

患者服上方 14 日后复诊，患者腰酸腿沉缓解，无腰痛，口干乏力减轻，余诸症缓解，故守前方。

按语： 骨质疏松症根据病因可分为原发性、继发性、特发性三类，其中原发性骨质疏松症包括妇女绝经后骨质疏松症和老年性骨质疏松症，继发性骨质疏松症与内分泌、遗传、肝肾功能等有关。其中，糖尿病又是其常见的内分泌诱因。糖尿病患者由于胰岛素缺乏或抵抗、高血糖持续状态，极易引起骨代谢的紊乱，从而在糖尿病的基础上合并骨质疏松症。老年糖尿病患者是骨质疏松症性骨折的高危人群，相同骨密度下，糖尿病患者较非糖尿病人群更易发生骨折。

本案患者糖尿病病程较长，且合并有其他疾病，以肾气、肾阳不足为主，肾精不生则髓不能满，骨枯而髓减，腰府失养而出现腰膝酸软，甚至出现疼痛。后天脾胃虚弱、中气不足，则运化无权，精微不生，后天化源不足，水谷精微不能濡养四肢百骸，故形体日渐消瘦，甚则发为骨痿。气虚则血液运行失畅，瘀血内生，瘀阻脉络出现疼痛。四诊合参，辨证为脾肾阳虚夹瘀，治法为益气温肾、活血化瘀，方用玉屏风散合右归丸加减。玉屏风散为常用益气之基础方，方中黄芪甘温，内补脾肺之气，白术健脾益气，助黄芪加强益气固表之功，防风走表而散风邪，合黄芪、白术以益气祛邪。右归丸出自《景岳全书》，原方由熟地黄、附子、肉桂、山药、山茱萸、菟丝子、鹿角胶、枸杞子、当归、盐杜仲组成，临床广泛用于肾阳不足、命门火衰为主的各种病症。原方中重用辛甘大热之附子、肉桂以补肾阳，鹿角胶补养肝肾，但首诊方已用黄芪补益脾肺之气，加之其他温肾之品，顾虑其温补太过不能承受，故首诊方未用附子。熟地黄甘温，能滋补肾阴、填精益髓；山茱萸酸涩，有补益肝肾、收敛固涩之功；枸杞子、山药甘平，以滋养肾之阴；菟丝子、杜仲补肝肾、强筋骨，再配以当归以补肝肾精血。纵览诸药，遵循"阴中求阳"之义，全方重在温肾阳为主，兼顾调阴阳、安肝脾肾。再加龟板与鹿角胶配伍，又取龟鹿二仙方之用，鹿角胶甘咸微温，温肾壮阳，益精养血；龟板甘咸而寒，填精补髓、滋阴养血，两者皆为血肉有情之品，能补肾益髓以生阴养精血。原方中应用人参大补元气，与鹿角胶、龟板相伍，既可补气生精以助滋阴壮阳之功，又能补后天脾胃以资气血生化之源，但考虑方中补气温肾药物较多，人参性温，故改为较平和的党参补脾气；枸杞子补肾益精、养肝明目，助鹿角胶、龟板滋补肝肾精血。患者久病体虚，血液运行失畅则瘀血内生，瘀阻脉络，故加桃仁、红花活血祛瘀，通利脉络；又恐全方滋补太过及瘀血阻塞郁而生热，又加北豆根清热泻火。

二诊时，患者仍畏寒明显，故去黄芪，改为附子温补肾阳。附子可回阳救逆、补火助阳、散寒止痛，有"回阳救逆第一品要药""通十二经纯阳之要药"等美誉。附子亦可通过补火助阳、温肾散寒等功效改善骨质疏松异常生化指标。后随访，患者症状改善明显，嘱不适随诊。

（王　正）

参 考 文 献

黄琦，田丰源，2019. 消渴演变病机探析及临证经验[J]. 浙江中医药大学学报，43（6）：523-526.
梁伟乔，钟诚，李宇明，2020. 骨质疏松症的中医病因病机认识与治疗进展[J]. 中国骨质疏松杂志，26（1）：135-139.

林贤灿，吴建军，黄宏兴，等，2022. 我国基层骨质疏松症防治的问题及策略[J]. 中国骨质疏松杂志，28（11）：1678-1682.

裴雅松，唐汉庆，郑豪芬，等，2015. 附子注射液对去卵巢骨质疏松大鼠骨代谢及骨密度的影响[J]. 医药导报，34（2）：185-189.

尚可，王友莲，等，2011. 类风湿关节炎和骨质疏松关系的探讨[J]. 江西医药，46（4）：349-351.

王度，戴燚，范彦博，等，2016. 中药杜仲补骨脂对去势鼠成骨细胞增殖以及 MMP3/OPN 通路蛋白表达的作用[J]. 中国医院药学杂志，36（8）：620-624.

杨荣禄，杨巧慧，杨承芝，等，2022. 北京市社区骨质疏松患者中医体质分布及其与骨代谢指标的相关性[J]. 中国老年学杂志，42（8）：1881-1884.

Bonds DE，Larson JC，Schwartz AV，et al，2006. Risk of fracture in women with type 2 diabetes：the women′s health initiative observational study[J]. J Clin Endocrinol Metab，91（9）：3404-3410.

Consensus N，2001. Development panel on osteoporosis prevention，diagnosis，and therapy，March 7-29，2000：highlights of the conference[J]. Southern Medical Journal，94（6）：569-573.

第六部分

下丘脑疾病

病例1　发现乳房发育1年余

患儿，女，8岁。发现乳房发育1年余。患儿1年前无明显诱因出现乳房发育，阴道分泌物量多、色白，时有少量渗血，阴毛生长，经住院系统检查后诊断为特发性中枢性性早熟，现为求进一步诊治就诊。刻下症：乳房发育，阴道分泌物量多、色白，时有少量渗血，阴毛稀少，自觉燥热，呃逆，泛酸，腹胀，大便少，纳欠佳，眠可，舌暗红，苔薄白，脉沉细数。西医诊断为性早熟；中医诊断为乳病，辨证为阴虚火旺证，治法滋阴清热。处方：生地黄15g，山萸肉10g，炒山药10g，茯苓30g，泽泻10g，牡丹皮10g，炙青皮20g，炒栀子10g，黄连6g，陈皮10g，法半夏9g，莱菔子30g，柴胡10g，枳实10g，炒白芍15g，竹茹10g。14剂，水煎服，每日1剂，早晚分温再服。

患儿服上方14日后复诊，自诉燥热有所减轻，呃逆、泛酸、腹胀、大便少、纳食均有改善，排大便时有腹痛，舌脉同前。处方：上方去炙青皮、黄连、法半夏、莱菔子、柴胡、枳实，加炒白术10g，防风10g，地骨皮30g，木香10g，砂仁9g（后下）。28剂，水煎服，每日1剂，早晚分温再服。

患儿服上方28日后复诊，自觉燥热有所减轻，口干，大便质偏干，舌脉同前。上方加夏枯草10g，葛根15g。28剂，水煎服，每日1剂，早晚分温再服。

患儿服上方28日后复诊，仍有自觉燥热，大便偏干，易疲劳。乳房较前有所缩小，阴道分泌物减少，未再渗血，阴毛未再增多。舌脉同前。双侧乳核未触及，性激素、子宫和卵巢体积恢复至青春期前水平。处方：生地黄30g，山药10g，泽泻10g，牡丹皮20g，茯苓30g，山萸肉10g，北豆根9g，黄芩10g，太子参30g，麦冬30g，地骨皮30g，柴胡10g，枳实10g，炒白芍15g，生白术10g，防风10g。28剂，水煎服，每日1剂，早晚分温再服。

患者服上方28日后未按时复诊，电话随访，家长诉患儿诸症明显缓解，嘱清淡饮食，注意观察患儿发育情况，不适复诊。

按语： 性早熟是指男童在9岁前，女童在8岁前呈现第二性征。性早熟是越发常见的儿童内分泌疾病，由于其发病隐匿性，常被忽视而延误诊治，对患儿身心健康造成一定影响。西医主要通过促性腺激素释放激素类似物控制性激素分泌，具有一定疗效，但价格昂贵且具有一定副作用。

根据患儿乳房早发育、月经早至等特点，可归属中医学"乳病""月经先期"等范畴。《素问·上古天真论》云："女子七岁，肾气盛……二七而天癸至，任脉通，太冲脉盛，月事以时下，故有子""丈夫八岁，肾气实……二八，肾气盛，天癸至，精气溢泻，阴阳和，故能有子"，肾气随着年龄逐渐充盛，到一定年龄，肾气旺盛到一定程度，引动天癸，才会出现第二性征的发育和完善。性早熟则是天癸提前引动所致。冯兴中教授认为小儿性早熟的发生，多因先天禀赋不足，后天饮食不节，加之小儿稚阴稚阳之体，阴易耗，阳易动，导致肾阴不足以制阳，相火妄动，催迫天癸早至，而引发第二性征的过早发育。

本案患儿系特发性中枢性性早熟，检查未见器质性病变，可见其先天禀赋异常，肾阴不足，加之肉食偏多，温燥更加，相火旺盛，导致天癸先动，引动气血上行则乳房发育，下行则阴毛生长、白带量多、初潮提前。阴虚无以制阳，虚热内生，则见恶热、舌红、脉细数。先天生后天，肾阴不足，脾无以运，水湿内蕴；相火妄动，胃热内生，加之肉食多，湿热蕴结，气机不畅，则见呃逆、泛酸、腹胀、大便少、舌暗。综上所述，本案患儿辨证为阴虚火旺证。儿童脏腑稚嫩，服药口味挑剔，所以不耐苦寒，加之本案患儿纳食欠佳、腹胀、脉沉，脾虚明显，所以不选知柏地黄丸，以防知母、黄柏苦寒戕伐太过。处方以六味地黄丸加减。因患者内热明显，故选生地黄为君，养阴清热。山萸肉补益肝肾，炒山药补益脾肾，两者相合，增强补益之力。同时，予以牡丹皮清热凉血，加栀子泻火除烦，两者相合，可增强清透内热之力。同时辅以二陈汤健脾胃、化痰湿；加竹茹，仿橘皮竹茹汤，以降逆止呃、益气清热；加黄连清降心火，仿黄连温胆汤化痰结、畅气机，泽泻增强利湿，青皮破气消滞，莱菔子消食通便。同时施以四逆散疏肝理气，诸药合用给相火归位疏通道路。全方合用，共奏滋阴清热之功。

二诊时，患者自诉排便时有腹痛，考虑寒凉过度，阻遏气机，不通则痛，减量生地黄、栀子减轻清热之力，去黄连苦寒，更用地骨皮清除虚热；加痛泻要方健脾以改善排便腹痛。山药加量，以加强补脾之力。加木香、砂仁理气燥湿消胀痛。

三诊时，患者自诉口干、大便偏干，提示内热仍偏盛，清热之力不足，加夏枯草清热解毒，葛根生津止渴。

四诊时，患者仍有燥热、大便干，提示内热显著；易疲劳，提示气阴两虚，于是加量生地黄清热滋阴，加生脉散气阴双补，加黄芩仿小柴胡汤清解少阳。同时佐以北豆根清热利咽以善后。经过4个疗程的治疗，患儿症状得到明显改善。

（闫　凯）

病例 2　正常性生活未避孕未孕 3 年余，停经 1 年余

患者，女，30 岁。正常性生活未避孕未孕 3 年余，停经 1 年余。患者 3 年余前无明显诱因出现月经无法按自然周期来潮，依靠人工周期行经，28 日 1 行，每次持续 4～5 日，量、质均可，无痛经。1 年余前自行停止人工周期疗法，月经至今未来潮，于当地医院诊断为"高泌乳素血症、原发性不孕"，自诉有生育要求，予口服甲磺酸溴隐亭片、维生素 B$_6$ 片治疗，未见明显好转。现为求中西医综合治疗就诊。刻下症：闭经，恶热，烦躁易怒，易上火，无胸部胀痛，纳眠可，二便调，舌暗红，苔黄略腻，脉细滑。

月经及婚育史：13 岁月经初潮，规律行经，23～35 日 1 行，持续 5～7 日；末次月经量偏少，伴少量血块，无痛经；已婚未育，孕 0 次，未避孕。辅助检查：子宫附件彩超示子宫大小为 5.0cm×3.0cm×1.4cm，提示子宫偏小。性激素六项示 LH<0.1U/L，FSH 为 1.44U/L，T 为 0.967nmol/L，E$_2$ 为 42.37ng/L，PRL 为 8672mIU/L，P 为 2.32nmol/L。西医诊断为高泌乳素血症，原发性不孕；中医诊断为闭经，辨证为肝郁化火、肾虚夹痰证，治法为清肝泻火、益肾化痰、活血通经。方用丹栀逍遥散合益母草汤加减治疗，处方：柴胡 10g，当归 20g，赤芍 30g，牡丹皮 20g，栀子 10g，龙胆 10g，茯苓 30g，白术 20g，川芎 30g，益母草 30g，牛膝 30g，炒薏苡仁 30g，柏子仁 30g，蒲公英 15g，郁金 10g，炒麦芽 30g。7 剂，水煎服，每日 1 剂，早晚分温再服。继续原西医治疗方案。嘱患者即日起严格采取避孕措施，待调理后再做妊娠计划。

患者服上方 7 日后复诊，自诉烦躁频率减少，近日双目干涩，神疲，易犯困，口干，纳呆，大便干结，2～3 日 1 行。舌暗红苔薄黄，脉细滑。辅助检查：PRL 为 7843mIU/L，垂体磁共振检查：垂体异常信号结节，结合病史考虑"垂体微腺瘤"的可能性大。处方：生地黄 30g，熟地黄 30g，酒萸肉 30g，炒山药 20g，茯苓 30g，益母草 30g，牡丹皮 20g，柴胡 10g，赤芍 30g，枳实 20g，桑寄生 30g，续断 20g，菟丝子 30g，牛膝 30g，陈皮 10g，半夏 9g，柏子仁 30g，竹茹 15g，郁金 10g，炒麦芽 40g。14 剂，水煎服，每日 1 剂，早晚分温再服。嘱其继用避孕套避孕。继续原西医治疗方案。

患者服上方 14 日后复诊，诉月经已来潮，经量偏少，色暗红，伴有少许血块，伴有轻度痛经，经前乳房胀痛，现月经刚结束，伴腰酸，口干，晨起目眵增多，大便偏黏腻，小便调，舌暗苔薄黄，脉弦细。辅助检查：PRL 为 2924mIU/L。处方：柴胡 10g，烫枳实 20g，炒白芍 30g，赤芍 30g，炙青皮 20g，牡丹皮 20g，地骨皮 30g，陈皮 10g，半夏 9g，茯苓 30g，炒苍术 30g，厚朴 30g，桑寄生 30g，续断 20g，炒麦芽 30g，郁金 10g，石菖蒲 10g，益母草 30g。21 剂，水煎服，每日 1 剂，早晚分温再服。继续原西医治疗方案。仍用避孕套避孕，欲调理后生育。

患者服上方 21 日后复诊，诉当月月经已规律来潮，经量稍少，伴少许血块。

诉口干，眠差多梦，久蹲后站立时头晕，大便稍偏软，舌红苔薄白，脉沉细。辅助检查：PRL 为 1389mIU/L。处方：①黄芪 30g，太子参 30g，麦冬 30g，五味子 6g，陈皮 10g，炒白术 10g，茯苓 30g，半夏 9g，酒萸肉 30g，续断 20g，桑寄生 30g，柴胡 10g，炒枳壳 10g，赤芍 30g，郁金 10g，麦芽 30g。14 剂，水煎服，每日 1 剂，早晚分温再服。②熟地黄 30g，茯苓 30g，牡丹皮 20g，泽泻 30g，泽兰 30g，车前子 30g（包煎），当归 10g，川芎 10g，郁金 10g，赤芍 30g，栀子 10g，乌药 20g，益母草 30g。嘱下次月经来潮前约 7 日开始煎服，每日 1 剂，早晚分温再服。继续原西医治疗方案。

患者五诊、六诊诉月经保持规律来潮，经量增加，量可。守中药处方①，随症加减。患者七诊时诉末次月经量适中，不伴血块，无痛经。诉口干，偶有上火，大便稍干，夜寐欠佳，舌红苔薄白，脉弦细。患者计划开始试孕，本月起无避孕。辅助检查：PRL 为 785mIU/L。处方：黄芪 30g，北豆根 9g，栀子 10g，炙青皮 20g，生地黄 30g，炙鳖甲 30g（先煎），柴胡 10g，炒枳壳 10g，赤芍 30g，郁金 10g，麦芽 30g，陈皮 10g，炒白术 10g，茯苓 30g，半夏 9g，杜仲 20g，续断 20g，桑寄生 30g，菟丝子 30g。14 剂，水煎服，每日 1 剂，早晚分温再服。继续原西医治疗方案。2 个月后诉停经 40 日，自测尿妊娠试验阳性，至门诊进行安胎治疗，后复查人绒毛膜促性腺激素、孕酮值均理想，胚胎稳定。

按语：高泌乳素血症（hyperprolactinemia，HPRL）是指各种原因导致外周血清催乳素（prolactin，PRL）水平持续高于正常值的状态，通常称之为闭经溢乳综合征，又称高催乳素血症。高泌乳素血症在未经选择的正常人群中患病率约为 0.4%，占闭经伴有溢乳患者的 70% 左右，常伴有闭经、溢乳、无排卵及不孕。目前西医常用维生素 B$_6$ 与甲磺酸溴隐亭同时使用。对于无法耐受药物或合并垂体瘤明显压迫神经系统症状，多采取手术或放射治疗。

高泌乳素血症在中医古籍中的记载，可归属中医学"闭经""月经过少""不孕""月经后期""乳泣""经行乳房胀痛"等范畴。本病常见的病因病机为肝郁气滞，亦或肝火上升、肝郁化火；又或肾虚肝郁、肝肾亏虚，导致冲任失养，封藏失度；或脾虚统摄无力，气血紊乱，痰湿阻滞。冯兴中教授认为，肾虚先天不足、肝郁导致气机升降失调为本病基本病机；病性总属本虚标实，本虚多以气虚、血虚、阴虚为主，标实以气滞、血瘀、痰湿阻滞于内。治疗上以调理气机为主，依本虚标实程度，灵活运用扶正补虚、理气攻邪之治法。

患者以"正常性生活未避孕未孕 3 年余，停经 1 年余"为主诉就诊，结合病史及性激素检查结果，可确诊为"高泌乳素血症，原发性不孕"。患者先天性子宫偏小，为肾精不足、天癸乏源。肾虚无以化生经水，则经闭不行、经量偏少；肾虚无以孕育胞胎，故未孕 3 年。患者诉烦躁易怒，结合舌脉特点，中医辨证为肝郁化火、兼有痰湿证。患者闭经已有 1 年余，治当通经下血为主，但考虑患者现阶段未采取避孕措施，难保有受孕可能，就诊当日查孕酮，示孕酮水平低下，排除已孕可能；与患者沟通病情，在其保证严格避孕的前提下，予以疏肝益肾、祛痰化湿、活血通经类中药。方药为丹栀逍遥散合益母草汤加减，加大剂量麦芽回乳消积，郁金疏肝解郁，蒲公英清热散结，此三药为治疗高泌乳素血症所投。因患者PRL水平较高，伍以西药溴隐亭、维生素B_6以提高临床疗效。

二诊时，患者已行垂体磁共振检查，高度怀疑垂体微腺瘤。其月经未至，故以补肾滋阴、疏肝调经、理气化痰为法，方用六味地黄汤、四逆散合二陈汤加减，酌加柏子仁补肾活血，竹茹清心除烦，仍予以大剂量麦芽及郁金疏肝解郁，另加益母草活血调经，牡丹皮活血化瘀。

守此方调理14日后，患者经水来潮，但经量不多，为巩固疗效，仍以四逆散合二陈汤为主方进行调理。患者晨起目眵增多，大便偏黏腻，考虑肝火上炎，故加青皮疏肝破气，地骨皮滋阴清热泻火，苍术燥湿健脾，厚朴燥湿消痰，石菖蒲化湿豁痰，续断、桑寄生滋补肝肾。

随后3个月，患者月事均能以时下，肝肾得养，分阶段治疗为此时的重点。经间期根据患者不适辨证治疗，多以补虚扶正为主。四诊时患者久立后头晕、口干、大便质偏软，考虑为气阴亏虚、脾虚湿阻证，遂予以生脉散合四君子汤加减治疗，仍以疏肝补肾序贯治疗。经前投以活血通经之品，如此反复用药，使得月经保持规律来潮，经量增加。

经过反复辨证调理，患者PRL水平降低，月事如期，经量适中，考虑开始试孕。此时患者诉夜寐欠佳，口干便干，容易上火，予以鳖甲汤，可滋阴退热，改善患者虚烦症状；四逆散疏肝理气；二陈汤健脾益气、祛湿化痰。增加黄芪、北豆根药对，黄芪益气生津养血，北豆根清热解毒，防黄芪补易上火；杜仲、续断、桑寄生、菟丝子补益肝肾、强筋骨、安胎。经前用药与经后调理相结合，循时而用药，以顺应阴阳气血的消长变化。冲任调畅，则胞宫蕴发生机，最终患者终于拾获孕育之喜。本案的治疗全程体现了冯教授辨证施治、多管齐下的用药思路。

（谭　丽）

参 考 文 献

李艳燕，2021. 知柏降火汤治疗女童特发性中枢性性早熟临床观察[J]. 实用中医药杂志，37（12）：1987-1988.

马堃，刘晓倩，陈燕霞，等，2021. 马堃教授以肾虚血瘀论治高泌乳素血症所致不孕病案举隅[J]. 中国中药杂志，46（11）：2629-2633.

谢幸，苟文丽，2013. 妇产科学[M]. 第8版. 北京：人民卫生出版社：359.

徐海霞，张菲菲，孙海英，等，2022. 滋阴泻火颗粒治疗特发性中枢性性早熟（阴虚火旺证）女童的临床研究[J]. 湖南中医药大学学报，42（3）：457-464.

张丽欣，刘宇新，2009. 刘宇新教授从肝论治高催乳激素血症[J]. 辽宁中医药大学学报，11（11）：93-94.

张擎，姚文强，王旭，2020. 王旭治疗高泌乳素血症经验[J]. 中医学报，35（9）：1930-1933.

朱蓓蕾，2022. 滋阴降火凉血汤治疗女童特发性中枢性性早熟的疗效观察[J]. 中国中医药科技，29（2）：320-322.

第七部分

消　瘦

病例1　体重下降3个月

患者，女，68岁。体重下降3个月。患者3个月内无明显诱因出现体重下降5kg左右，伴乏力，曾就诊于内分泌门诊，检查未见明显异常。先后就诊于消化科、肿瘤科，专科检查均未见异常。现为求进一步诊治，遂至门诊就诊。刻下症：消瘦，近3个月体重下降5kg左右，目前体重为48kg，身高为158cm。乏力，大便时干时稀，近2日大便次数多，口干不欲饮，恶心、夜间口干加重，双手颤抖，畏寒，善太息，纳一般，眠欠安，舌红有裂纹，少苔，脉沉。

西医诊断为消瘦；中医诊断为虚劳，辨证为气阴两虚兼血虚证，治法为益气养阴和血。予以当归补血汤合生脉散加减治疗。处方：生黄芪60g，当归30g，北豆根9g，葛根30g，太子参30g，麦冬10g，五味子6g，薤白30g，地骨皮30g，川芎30g，升麻6g，黄连6g，陈皮10g，半夏9g，茯苓30g，木香10g，砂仁10g（后下），炒白术10g，防风10g，六神曲10g。7剂，水煎服，每日1剂，早晚分温再服。

患者服上方7日后复诊，体重无明显变化。乏力，周身困重，下肢沉重，精神可，食欲改善，恶心症状缓解，善太息，畏寒，大便可，眠安。舌红有裂纹，少苔，脉沉。处方：上方加桔梗10g，牛膝30g，杜仲20g，生黄芪加量至90g。14剂，水煎服，每日1剂，早晚分温再服。

患者服上方14日后复诊，乏力减轻，食欲佳，体重为49kg，大便成形，精神可，睡眠改善，诸症均缓解，故守前方。7剂，水煎服，每日1剂，早晚分温再服。

患者服上方7日后未按时复诊。电话随访，诉无明显不适，食欲佳。嘱适度锻炼，调畅情志，规律作息，不适复诊。

按语： 消瘦是指人体因疾病或某种因素而致体重下降。对于进行性体重减轻的消瘦患者，可通过自身体重的前后对比来定义，大多数国外研究将消瘦定义为6～12个月体重在原有基础上下降5%以上。消瘦的出现多由其他疾病或心理状态异常导致。

中医学根据其症状表现将其命名为"虚劳"。脾为后天之本，具有主运化、主统血的生理功能。脾在体合肉。当脾气虚时，脾的生理功能不足或减弱，当脾运化水液代谢功能不足时，会导致水湿不蕴，泛溢肌肤，可见形体肥胖或浮肿。而脾又有喜燥恶湿的特性，当水湿停蕴困脾会进一步加重脾虚，出现恶性循环，使肥胖逐渐加重。当脾运化水谷功能减弱，无法正常输布精微时，部分患者可见食欲不振，食入过少，同时因脾虚无力，水谷精微无以化生，不能充达肢体肌肉出现形体消瘦。另一部分患者亦会出现食入过多的情况，但因脾虚而无力运化，使精微物质不能环于周身、作用人体，而产生湿、痰、饮等病理产物的堆积从而出现形体肥胖的症状。

本案患者为中老年女性，年老体衰，脾胃运化功能减弱，气血化生不足，不能充养肢体肌肉，故出现体重下降，结合舌红有裂纹，少苔，脉沉，中医辨证为气阴两虚兼血虚证。冯兴中教授常用生脉散加减，应用于辨证属气阴两虚患者。生脉散由古方"生脉散"衍生而来。方由人参、麦冬、五味子三味药物组成，三药合用，一补、一清、一敛，共同发挥益气生津、的作用，在治疗热病后期的气阴两虚、心悸气短、神倦眩晕、肺虚久咳、口干自汗等证时疗效显著。同时冯教授在临床中非常重视对患者自身正气的顾护，如《素问·刺法论》云："正气存内，邪不可干。"故在用药上均不离补气。本方中使用大剂量黄芪以补脾肺之气，以资气血生化之源，为君药。当归活血化瘀、养血和营，为臣药。重用黄芪，一因滋阴补血固里不及，阳气外亡，故重用黄芪补气而专固肌表；一因有形之血生于无形之气，故用黄芪大补脾肺之气，以资化源，使气旺血生，有当归补血汤补气生血之意。需要注意的是，使用大剂量黄芪会出现补之过矣的情况，常见的会出现腹中胀满、纳食减少等中焦壅滞之证，可以佐以川芎、陈皮，共效补气、理气、行气共效。患者痰湿较重，湿热内蕴，影响中焦脾胃之运化，故饮食欠佳，大便次数多，气机上逆则恶心。故加黄连、茯苓、陈皮、半夏，取黄连温胆汤清热化痰之意以理气化痰。其中黄连具有泻火解毒、清热燥湿的作用；陈皮、半夏具有行气燥湿化痰的作用，痰消、热清则夜能安寐；茯苓能健脾化湿、宁心安神。诸药合用，患者症状明显缓解。

二诊时，患者自诉周身困重，下肢沉重明显，考虑患者肾阳虚衰，失于温煦，风寒湿邪痹阻经脉，故加用杜仲、牛膝。杜仲、牛膝均有补肝肾、强筋骨之功，杜仲主下部气分，长于补益肾气；牛膝主下部血分，偏于益血通脉。两药相使配对，且兼顾气血，使补肝肾、强筋骨之功倍增。

（王 正）

病例2 食欲减退、消瘦2月余

患者，男，64岁。食欲减退、消瘦2月余。患者2月余前无明显诱因出现食欲减退，进食量减少，于外院完善系统检查未见异常，予以肠内营养支持治疗，后因肺部感染先后2次住院，予以抗感染、化痰、营养支持、维持水电解质平衡等治疗，治疗期间患者食欲减退及消瘦症状未见明显改善，现为求中医药治疗就诊。刻下症：食欲减退，纳食不馨，形体羸瘦，乏力，记忆力减退，面色无神，头发稀疏，间断咳嗽、咳痰，畏热，手足心热，口干喜饮，夜眠尚可，大便难，3～4日1行，药物辅助通便。舌体瘦小，舌质淡红，苔少，剥脱，舌下脉络迂曲。脉沉细弦。

辅助检查：血常规示 RBC 为 $4.24×10^{12}$/L，HGB 为 96g/L。生化检查示 ALB 为 29g/L。HbA1c 为 6.7%。查体：身高为 169cm，体重为 53kg。BMI 为 18.55kg/m^2。西医诊断为营养不良，低蛋白血症，营养性贫血；中医诊断为虚劳，辨证为气阴两虚证，治法为健脾益气养阴。处方：①生黄芪 30g，炒白芍 15g，当归 10g，麦冬 20g，党参 15g，醋五味子 30g，薤白 30g，浙贝母 10g，牡丹皮 20g，地骨皮 20g，茯苓 30g，炒白术 30g，枳实 12g，北柴胡 15g，木香 10g，砂仁 10g（后下）。7剂，水煎服，每日1剂，早晚分温再服。②制吴茱萸 15g，干姜 15g，赤芍 15g，槟榔 15g，穴位贴敷关元、气海，每日1次。嘱其优质营养饮食，避免质硬、油腻、辛辣刺激食物。勤锻炼、避风寒。调畅情志，保持心情舒畅。

患者服上方7日后复诊，食欲较前改善，时有乏力，基本无咳嗽咳痰，但汗出仍较多，手足心热同前，眠安。舌暗红，苔薄少津，脉沉细。处方：上方去薤白、浙贝母，加银柴胡 5g，胡黄连 3g，醋鳖甲 30g（先煎）。7剂，水煎服，每日1剂，早晚分温再服。同时继续予以上方穴位贴敷治疗。

患者服上方7日后复诊，自诉食欲较前明显改善，偶有乏力，手足心热及汗出较前减少，口干较前改善，夜眠差，入睡困难。舌暗红，苔薄，脉沉。处方：上方加首乌藤 30g，合欢皮 30g，制远志 20g，炒酸枣仁 30g。7剂，水煎服，每日1剂，早晚分温再服。同时继续予以上方穴位贴敷治疗。

此后电话随访3月余，患者诉食欲逐渐恢复，体重逐渐增长至 61kg。BMI 为 21.35kg/m^2，余症皆有所减轻。

按语：消瘦是指由于多种原因造成体重低于正常低限的一种状态，分为单纯性消瘦和病理性消瘦，其中后者与进食、吞咽困难、慢性胃肠病、糖尿病、甲状腺功能亢进症、结核及恶性肿瘤等多种疾病相关，而前者为排除病理性诊断的消瘦，常表现为形体消瘦，体重低于标准体重的15%以上，面色萎黄，言语低微，全身乏力，手足心热，易心烦，夜间盗汗等。中医学中并无"消瘦"病名，根据其发病典型症状和特点，可归属中医学"虚劳""羸瘦""虚损"范畴，其病因病机复杂多样，当代医家在本病的治疗上看法不一，有从脾胃论治者，有从气血调理者，亦有按经络辨治者。冯兴中教授认为消瘦为一类典型的慢性消耗性疾病，基于"虚气留滞"理论辨治本病可获得良好的疗效，元气亏损，气血相失，造成机体脏腑失调，于本病中，主要表现为脾胃运化的失常，导致后天无以滋养先天，全身各脏腑肌肉无以荣养，即出现肌肉瘦削等症。此外，冯教授认为"瘦人多火"，临症时，消瘦常表现为火热之标象，其可由病理产物留滞胃腑，导致胃火炽盛，耗费水谷精微，不得输布于四肢筋肉；亦可由阴火内生，伤津耗液，耗伤正气所致。因此，在治疗时应当注重标本兼治，培元通滞，其中"培元"重在培补先后天元气，"通滞"重在滋阴降火、清热通腑，随症施治。

本病患者为老年男性，体弱多病，主因食欲减退、消瘦2月余就诊，结合症状表现，归属中医学"虚劳""羸瘦"范畴。患者花甲之年，平素机体虚弱，脏气亏虚，加之久病迁延不愈，耗伤机体元气，发为本病。脾元亏虚，脾失运化，胃失通降，中焦枢机不畅，则见食欲减退、纳食不馨。脾在体合肉，主四肢，脾胃亏损则水谷精微等运化失职，营养不得滋润四末，故见形体消瘦、乏力。元气亏损日久，痰湿、瘀血、气滞等病理产物留滞于体内，加之患者消渴日久，耗气伤阴，阴液亏虚，则见畏热、手足心热、口干喜饮等症。此外，记忆力减退、面色无神，头发脱发皆为先后天亏损之体现。结合舌脉，四诊合参，辨证属气阴两虚证，当治以健脾益气养阴为法。《素问·调经论》有言："人之所有者，血与气耳"，在初诊方中，冯教授以黄芪、当归为治疗根基，补益气血，同时配合四君子汤益气健脾，并予以四逆散疏肝理脾，协调恢复气机升降。本症患者内有蕴热，故易人参为党参，含有肺脾气阴同补之意，正如《本经逢源》所云："上党人参，虽无甘温峻补之功，却有甘平清肺之力。"患者阴液亏损，故施以生脉散，益气生津，敛阴止汗，同时佐以《证治准绳》之清骨散以清除体内伏热，诸药同用，共奏益气健脾、滋阴降火之功，整体体现了培元通滞的治疗大法。

二诊时，患者咳嗽咳痰消失，故去化痰泄浊之浙贝母、薤白；但汗出仍多、手足心热、乏力，考虑为阴虚内热，耗伤气阴所致，舌脉亦为佐证，故加银柴胡、胡黄连、醋鳖甲以滋阴清热。

三诊时，患者诸症改善，但见眠差，入睡困难，故加首乌藤、合欢皮、制远志、炒酸枣仁，以宁心安神，对症治疗。

此后于随诊过程中，据症调整化痰、养阴、安神用药，经治疗后患者食欲较前明显改善，体重增长，生活质量和疾病远期预后得以提高。此外，对于不明原因的长期慢性消瘦患者，应当注意首先完善相关检验检查，排除是否为恶性病变继发所致，不可贻误西医靶向治疗的时机，体现中西医协同治疗的优势。

（王　威）

病例3　消瘦伴乏力1年余，加重1周

患者，男，70岁。消瘦伴乏力1年余，加重1周。患者1年前无明显诱因出

现消瘦、体重减轻（具体不详）、口干乏力，夜尿频等症状，就诊于社区医院，FPG及 HbA1c 升高，诊断为"T2DM"，予以常规西药降糖治疗，血糖控制不佳，患者 1 周前口干乏力症状加重，现为求进一步诊治，遂至门诊就诊。刻下症：形体消瘦、食欲欠佳、口干口苦、乏力、心慌气短、胸闷乏力，动则尤甚，不耐寒热，潮热盗汗、鼻塞流涕、大便稀，不成形，纳可，失眠多梦，夜尿多。舌淡暗，有齿痕，苔黄腻，脉沉细滑。

辅助检查：HbA1c 为 7.7%。西医诊断为消瘦；中医诊断为消渴消瘦，辨证为气阴两虚，湿热内阻证，治以益气养阴、清热祛湿。方用生脉散合龙胆泻肝汤加减。处方：黄芪 30g，苍术 10g，炒白术 10g，太子参 30g，麦冬 10g，五味子 6g，薤白 30g，炙青皮 20g，炒栀子 10g，甘松 20g，牛膝 30g，炒薏苡仁 30g，车前子 30g（包煎），防风 10g，川芎 30g，龙胆 10g，条黄芩 10g，葛根 30g，首乌藤 30g，远志 10g。水煎服，每日 1 剂，早晚分温再服，继续原西医治疗方案。

患者服上方 7 日后复诊，患者食欲稍有好转，仍有乏力，动则尤甚，口干，潮热盗汗，夜尿频，3～5 次/夜，小便不利，心悸气短，胸闷症状较前缓解，下肢水肿较前减轻，舌淡暗，苔白，脉沉细滑。治以益气养阴、渗湿固涩。处方：黄芪 90g，薤白 30g，炙青皮 20g，炒栀子 10g，炒薏苡仁 30g，车前子 30g（包煎），黄芩 10g，黄连 10g，泽泻 30g，泽兰 30g，猪苓 30g，炒芡实 20g，金樱子 20g，麸炒山药 20g，益智仁 30g，党参 30g，川芎 30g，苍术 15g，牡丹皮 20g，地骨皮 30g。7 剂，水煎服，每日 1 剂，早晚分温再服，继续原西医治疗方案。

患者服上方 7 日后复诊，患者乏力较前减轻，饮食可，夜尿频多，口干口苦，心悸气短，胸闷症状较前缓解，现仍有下肢水肿，纳差腹胀，眠可。舌淡暗，苔白，脉沉细。处方：上方去牡丹皮、地骨皮，加砂仁 10g（后下），蚕沙 10g。7 剂，水煎服，每日 1 剂，早晚分温再服。

患者服上方 7 日后复诊，患者乏力口干，尿频症状缓解，心悸气短较前明显减轻，患者诉劳累后下肢水肿加重，下肢关节疼痛，纳差，眠可，大便正常，舌淡暗，有齿痕，苔白，脉沉细滑。处方：上方去益智仁、苍术、薤白，加茯苓 30g，炒白术 15g，绵萆薢 15g。7 剂，水煎服，每日 1 剂，早晚分温再服。服药后症状明显好转，于当地医院抄方 30 余剂。

患者服上方 37 日后复诊，诸症好转，患者未诉乏力口干，夜尿频多，心悸气短、胸闷等症状，下肢水肿及关节疼痛症状较前明显好转，纳眠可，舌淡暗，苔白，脉沉细。处方：上方减轻黄芪用量至 60g。30 剂，水煎服，每日 1 剂，早晚分温再服。调治 1 个月，诸症悉平，目前仍定期复诊，病情稳定。

按语："瘦人多火"，火热之邪是导致消瘦的根本原因，《灵枢·师传》有云："胃中热则消谷"，食积化热，肝郁化火，肝胆之火横逆犯胃，则胃火炽盛，水谷精微被火热消耗，不得吸收输布，故水谷不足，肌肉无养，则日渐消瘦。本例患者气阴两虚，气虚则推动无力，故患者乏力；气虚不摄，膀胱不能约束水液，故夜尿多；气虚不能固表，故畏寒。阴虚则内热自生，气虚无力化水，水湿内生，湿蕴化热伤津，故口干口苦；阴虚而生内热而恶热，故患者不耐寒热。心气不足，鼓动无力，心阴亏虚，无以滋养，故心悸气短，动则尤甚，时有胸闷，失眠。气虚无力运行血液，使血液瘀滞，胸部隐痛。脾气虚无力运行水液，故水停为湿，故大便稀，不成形，泛溢肌肤，发为水肿。舌淡暗，有齿痕，苔黄腻，脉沉细滑，均为气阴两虚，湿热内阻之象。治宜益气养阴、清热祛湿。

初诊用方以生脉散加减，方中用太子参，味甘苦，性平，可补气健脾、生津养血、安神益智；麦冬甘寒养阴，清热生津，能养心阴、清心热，并具有除烦安神之效，两药配伍，益气养阴之功益著。五味子味酸甘，性温，既可收敛固涩、益气生津，又能宁心安神，配太子参则补固正气，配麦冬则收敛阴津，三药合用补其正气以鼓动血脉，滋其阴津以充养血脉，共奏养阴生津之效。炒栀子、龙胆草、黄芩、炙青皮、车前子合用，取龙胆泻肝汤之意；龙胆草大苦大寒，既泻肝胆实火，又去肝经湿热；黄芩、栀子性味苦寒，清热燥湿，可助龙胆草泻火除湿之效，配合炙青皮行气，以疗湿热内郁肝经，肝胆之气不舒；车前子渗湿清热，导肝火湿热从小便而去。牛膝性味甘苦酸平，散瘀血，消痈肿，导热下泄，引血下行。黄芪补气升阳，以利生津养血；葛根鼓舞脾胃清阳之气上升，生津止渴；防风辛甘微温，为脾经之引经药，具有升散之性，与白术配伍可鼓舞脾之清阳，且又具有祛湿之效；薤白理气宽胸，通阳散结。苍术燥湿运脾；炒薏苡仁健脾渗湿，助白术祛湿之功；车前子利湿清热，配合苍术、白术使湿浊之邪从小便而去；甘松理气醒脾；川芎活血行气，使全方补而不滞；首乌藤养血安神；远志辛苦温，以安神益智。全方补中有泻，使祛邪不伤正，扶正不留邪。

二诊时，结合患者症状，去上方清肝胆湿热之品，治以健脾益气、渗湿固涩。猪苓利水渗湿；车前子清热利尿通淋；泽泻苦寒，功善利水渗湿泻热；泽兰辛苦微温，具有活血祛瘀、利水消肿之效；川芎辛温，活血行气，与猪苓、车前子配伍，可增进活血行水之效，利水消瘀。黄芪、芡实、金樱子、黄连合用为冯兴中教授之经验方糖肾汤。方中黄芪补气升阳，为补益脾气之要药；芡实益肾固精，金樱子固精缩尿，两药相须为用，为水陆二仙丹之意，补脾益肾、收涩固精；黄连清热燥湿，防止全方补气留滞。益智仁辛温入肾，温补下元，固涩精气，缩泉止遗，有暖肾固精缩尿之效；山药补脾益肾，固肾益精，麸炒可增强其固肾之力，两药合用为缩泉丸加减，以增缩尿止遗之效。党参补益脾胃益气，又可生津；苍术燥湿健脾；薏苡仁味甘可健脾，性淡渗湿。益智仁、山药、党参、苍术合用，可资健脾除湿之力。牡丹皮清热凉血、活血化瘀；地骨皮凉血除蒸，两药合用，共增清热除蒸之力。薤白理气宽胸；炙青皮疏肝破气；栀子泄肝火；黄芩清热燥湿，使全方补中有泻，使全方补而不滞。

三诊时，患者乏力较前减轻，夜尿频多，口干口苦，心悸气短，胸闷等症状较前缓解，现仍有下肢水肿，纳差腹胀，眠可，舌淡暗，苔白，脉沉细。患者中焦气滞，上方去牡丹皮、地骨皮，加砂仁、蚕沙。砂仁辛温，入脾、胃经，行气调中、醒脾和胃；蚕沙甘辛温，和胃化湿，两药合用，以增健脾和胃化湿之力。

四诊时，患者乏力口干，尿频症状缓解，心悸气短较前明显减轻，患者诉劳累后下肢水肿加重，下肢关节疼痛，纳差，眠可，大便正常，舌淡暗，有齿痕，苔白，脉沉细滑。患者下肢水肿较前加重，考虑为水湿下注，上方去益智仁、苍术、薤白，加茯苓、炒白术、绵萆薢。茯苓甘淡平，渗湿健脾；炒白术甘苦温，健脾利气、燥湿利水；绵萆薢苦平，利湿去浊，三药合用，既健脾以绝生湿之源，又利湿以促水湿排泄。

五诊时，患者诸证好转，舌淡暗，苔白，脉沉细。上方减轻黄芪用量至60g，防止补气过量，气滞化火。纵观本案处方，非寒非燥，非刚非柔，补涩合法，补中有行，以达利而不伤正，补而不留滞之效，补气养阴的同时调节全身水液代谢，使全身气调水运，以达标本兼治之效。

（梁家琦）

病例4　消瘦伴双下肢乏力半年，加重1个月

患者，男，64岁。消瘦伴双下肢乏力半年，加重1个月。患者半年前夜间起床时无明显诱因双下肢乏力加重，头晕沉后摔倒，于外院诊断为"缺血性脑血管病"，予以抗血小板聚集等对症治疗后好转。后患者仍疲劳，双下肢乏力，头晕沉。近半年体重下降10kg。近1个月无明显诱因自觉疲劳、双下肢乏力、头昏沉症状加重，平地行走100米后即休息。现为求进一步诊治就诊。刻下症：消瘦，近半年体重下降10kg，疲劳、双下肢乏力、头昏沉，平地行走100米后即休息，近半年不欲饮食，饮食量较半年前减少约1/4，睡眠可，大便2～3日1行，质正常，小便调。舌暗红，苔白厚，脉弦滑。

查体：体重为60kg，身高为165cm，BMI为22.04kg/m^2。西医诊断为缺铁性贫血；中医诊断为消瘦，辨证为脾胃气虚、痰阻气滞证，治法为健脾益气、疏肝理气化痰。方用香砂六君子汤合化裁四逆散加减。处方：党参片30g，白术30g，茯苓30g，陈皮10g，姜半夏9g，木香10g，砂仁6g（后下），佩兰15g，北柴胡10g，麸炒枳壳10g，白芍15g，天麻30g，钩藤30g（后下），牛膝30g，焦神曲30g，焦山楂30g，焦麦芽30g，黄连10g，炙甘草6g。7剂，水煎服，每日1剂，分早晚2次温服。嘱其戒烟、戒酒，忌辛辣刺激生冷饮食，忌饮茶、咖啡等含咖啡因食物，宜优质蛋白高能量、富含铁、叶酸、维生素B$_{12}$饮食。规律生活，注意保持情绪乐观开朗。

　　患者服上方 7 日后复诊，精神可，消瘦，近 1 周体重增加 1.5kg，疲劳减轻，双下肢乏力症状缓解，头晕沉症状减轻，可平地行走 300 米，食欲改善，饮食量增加，睡眠可，大便质干，大便 3 日 1 行，小便调。舌暗红，苔白厚，脉弦滑。处方：上方加熟大黄 10g，姜厚朴 20g。7 剂，水煎服，每日 1 剂，分早晚 2 次温服。

　　患者服上方 7 日后复诊，精神可，消瘦，至今体重增加 3kg，无明显疲劳、双下肢乏力症状明显减轻，无明显头晕沉症状，可平地行走 1000 米，食欲可，饮食量已增加至半年前饮食量，睡眠可，二便调，舌暗红，苔白厚，脉弦滑。守方继续服用。14 剂，水煎服，每日 1 剂，分早晚 2 次温服。

　　患者服上方 14 日后复诊，无明显不适，食欲佳，精神可。继服前方 14 剂，嘱适度运动，规律作息。此后电话随访患者 3 月余，体重逐渐增长至 65kg，未诉明显不适。

　　按语：消瘦指因摄入食物热量不足或热量消耗增多，使体内蓄积的脂肪与蛋白质日渐消耗而引致，患者体重减轻，皮下脂肪减少，肌肉萎缩，骨骼显露，体力减退，且易疲倦乏力。大多数老年人中得不到明确的体质量数值变化，因此，在排除有意控制饮食减少摄入的情况下，评估消瘦，还应考虑体重在 6～12 个月在原有体重基础上下降 5%或以上。本患者近半年体重下降 10kg，明确诊断为"消瘦"。已排除社会心理疾病。结合辅助检查，排除 2 型糖尿病、甲状腺疾病等内分泌疾病，以及感染性疾病、恶性肿瘤等可能。消瘦原因考虑为巨幼红细胞贫血、缺铁性贫血、反流性食管炎、食管裂孔疝、慢性浅表性胃炎所致。

　　本患者平素饮食不节，嗜食肥甘厚味及烟酒，致脾胃损伤，病久致脾胃气虚。脾胃气虚，气血生化乏源，故见消瘦、食欲不振、乏力。患者近 1 个月体重下降、乏力明显，情志不舒，肝失疏泄，肝气横逆犯脾，加重脾胃气虚。结合舌脉，舌暗红，苔白厚，脉弦滑，中医辨病属消瘦，辨证属脾胃气虚、痰阻气滞证。病性为虚实夹杂，病位主要在肝、脾、胃，治以健脾益气、疏肝理气化痰。方用香砂六君子汤合化裁四逆散加减。

　　香砂六君子汤出自《古今名医方论》，主治脾胃气虚、痰阻气滞证，由四君子汤加陈皮、半夏、木香、砂仁组成。四君子汤即由人参、白术、茯苓、甘草组成，有健脾益气之功，加陈皮理气降逆，半夏燥湿除痰，木香、砂仁行气温中。全方补气而不滞气，脾以健运为补，与脾胃虚弱病机甚合。以党参易人参，防其温燥太过。四逆散出自《伤寒杂病论》，曰："少阴病，四逆，其人或咳，或悸，或小便不利，或腹中痛，或泄利下重者，四逆散主之。"由于其条文过于精简，虽冠以"少阴病、四逆"开头，但所用之药却无一味入少阴经，且均无回阳救逆之功效。正如李中梓云："此证虽云四逆，必不甚冷，或指头微温，或脉不沉微，乃阴中涵阳之证，惟气不宣通，是为逆冷"，故治以透邪解郁、调畅气机为法。冯兴中教授应用化裁四逆散，即由柴胡、炒枳壳、白芍、甘草组成。方中柴胡入肝、胆经，升发阳气、疏肝理气，以宣达气机；白芍敛阴养血柔肝，与柴胡合用，以补养肝血、条达肝气，可使柴胡升散而无耗伤阴血之弊；佐以枳壳，取枳壳药力轻灵和缓，善拨动气机，与白芍相配，又能理气和血；枳壳与柴胡配伍，一升一降，加强舒畅气机之功，共奏升清降浊之效；炙甘草为使药，调和诸药，防其疏发太过，还能补益脾胃。四药合用，既有调理肝脾之功，又具调和气血之能。患者近半年不欲饮食，饮食量减少，加用焦三仙以开胃消食导滞。山楂、麦芽、神曲分别炒焦后能增强消食导滞的作用，用其焦香之味，焦能消食、香能醒脾。《用药心得十讲》有这样的记录："焦神曲、焦麦芽、焦山楂，三药合称谓：焦三仙，能相互增加其消食导滞能力。"

二诊时，患者诸症改善，大便仍质干，大便 3 日 1 行，加熟大黄 10g，姜厚朴 20g，以行气导滞通便。患者随诊时未诉明显不适，相关辅助检查指标正常。嘱其每 3～6 个月再次复查，以排除隐性肿瘤可能。

（张韦华）

参 考 文 献

刘小聪，葛来安，2018. 葛来安治疗单纯性消瘦症的临证经验[J]. 江西中医药大学学报，30（6）：28-30.

万学红，陈红，2015. 临床诊断学[M]. 北京：人民卫生出版社.

薛红梅，2009. 李小娟教授治疗消瘦型 2 型糖尿病经验介绍[D]. 沈阳：辽宁中医药大学.

Alibhai SM, Greenwood C, Payette H, 2005. An approach to the management of unintentional weight loss in elderly people[J]. CMAJ，172（6）：773-780.

第八部分

肥　胖

病例1　形体进行性肥胖10年余，伴乏力、气短3个月

患者，女，25岁。形体进行性肥胖10年余，伴乏力、气短3个月。患者10年余前因发育后饮食不节出现形体肥胖，BMI为27kg/m²，呈向心性肥胖，腰围为80cm，未予以重视，仍维持高热量饮食。5年前患者自觉肥胖进行性加重，导致自卑心理，就诊于当地医院，予以口服奥利司他，可抑制食欲、控制体重，连服3个月后体重下降3kg，后因肝功能异常，而停服奥利司他。3个月前出现体重再次加重至97.5kg，BMI为37.15kg/m²，伴乏力、气短、心慌，现为求进一步中医诊治，就诊于内分泌科门诊。刻下症：形体肥胖，乏力，气短，心慌，汗出较多，口干口苦，多食，食后腹胀，眠尚安，大便2～3日1行，质黏偏软，白带量多，色黄，近2个月月经淋漓不尽，色紫暗有血块。舌紫暗苔薄白，脉弦滑。

既往多囊卵巢综合征病史。查体：身高为162cm，体重为98.5kg，BMI为37.53kg/m²，腰围为116cm，臀围为123cm，颈部、后背黑棘皮征。西医诊断为肥胖症；中医诊断为肥胖，辨证为气虚血瘀、湿热中阻证，治法为补益脾肾、清热祛湿、活血化瘀。处方：黄芪30g，党参30g，杜仲20g，桑寄生30g，黄柏10g，知母10g，怀牛膝30g，生薏苡仁30g，陈皮10g，半夏9g，茯苓30g，泽泻30g，柴胡10g，枳实10g，赤芍30g，丹参20g，桃仁20g，益母草30g。7剂，水煎服，每日1剂，早晚分温再服。

患者服上方7日后复诊，药后体重降至96.5kg，食欲下降，食量较前减少，腹胀较前好转，大便仍2～3日1行，质黏偏软，白带、阴道出血量较前减少，舌质紫暗苔薄白，脉弦滑。处方：上方去桃仁、杜仲，加白扁豆15g，芡实20g。14剂，水煎服，每日1剂，早晚分温再服。

患者服上方14日后复诊，药后体重降至94.5kg，乏力、气短、心慌、汗出多等症状较前缓解，已无腹胀，大便调，白带量、色恢复正常，少量阴道出血，色暗，舌质紫暗苔薄白，脉弦滑。处方：黄芪30g，当归10g，白术10g，茯苓30g，陈皮10g，炒山药20g，白扁豆15g，炒薏苡仁30g，砂仁10g（后下），泽泻30g，柴胡10g，炒枳实20g，生白芍30g，杜仲20g，续断30g，芡实20g，白及10g，

仙鹤草30g。14剂，水煎服，每日1剂，早晚分温再服。

患者服上方14日后复诊，药后体重降至93.0kg，无乏力、气短、心慌、腹胀，汗出较前减少，大便调，仍阴道少量出血，伴少量血块，色浅，舌质紫暗苔薄白，脉弦滑。处方：上方去白扁豆、砂仁，加小蓟10g，益母草30g。14剂，水煎服，每日1剂，早晚分温再服。后患者间断至门诊随症加减治疗，体重平稳下降至70kg左右，余症皆减。

按语： 肥胖症指体内脂肪堆积过多和（或）分布异常、体重增加，是与环境、遗传、饮食等因素有关的持续性全球健康问题，也是很多慢性疾病的危险因素。目前治疗肥胖症的方式主要有饮食、运动、西医药物及手术治疗，其中西医减重药物主要包括中枢性食欲抑制剂、肠道脂肪酶抑制剂及兼有减重作用的降糖药物三类。该患者以形体进行性肥胖10年余，伴乏力、气短3个月为主诉就诊，属于腹型肥胖患者，产生自卑心理。治疗时始服奥利司他控制体重，虽有一定疗效，但出现肝功能异常，遂停服西药，后肝功能逐渐恢复正常，故寻求中医综合调理。

中医将肥胖的病因归为饮食不节、湿邪侵袭、劳逸失常、年龄、地域、先天禀赋异常、药伤、情志不调等。古人将肥胖的病机主要分为虚证、实证两方面，虚证为气虚、脾虚、肾气不足，实证为胃热、湿热、寒湿、痰湿、血瘀等。冯兴中教授认为，肥人多痰、多湿、多气虚，但在具体诊疗过程中肥胖病机往往并不局限于某一方面，而是虚实夹杂，痰、湿、瘀互结，需多方面考虑。

该患者发病之初饮食不节，损伤脾胃，脾胃运化失司，湿邪内生，蕴而化热，湿热浊邪内聚，影响气机升降失调，引起体重增加，形成肥胖；湿浊中阻，气机不畅，故腹胀；湿滞大肠，故大便质黏；脾为后天之本，肾为先天之本，脾病及肾，脾肾气虚，虚气流滞；气为血之帅，气虚血瘀，冲任、子宫瘀血阻滞，血不归经而妄行，故月经淋漓不尽；气血生化乏源，肌肉失养，故乏力；肺气不足，故气短；心气不足，无力推动血液运行，心脉失养，故心慌；气虚腠理不固，汗孔开合失司，故汗多。结合舌紫暗苔薄白，脉弦滑，辨证为气虚血瘀、湿热中阻证，以补益脾肾、清热祛湿、活血化瘀为主法，方用寿胎方、四妙散、二陈汤合加味四逆散加减。黄芪、党参补气健脾，杜仲、桑寄生补益肝肾，四药合用，补虚扶正，先后天之气并补；陈皮、半夏、茯苓取二陈汤之燥湿化痰；黄柏、知母、怀牛膝、生薏苡仁取四妙散之意，以清热利湿、滋阴润燥；柴胡、枳实、赤芍取四逆散之意，以疏肝理脾、透邪解郁；加用丹参、桃仁活血祛瘀、通经止痛，益母草活血调经。

患者服7剂药后，二诊时体重下降2kg，仍食欲较差，大便质软黏，考虑湿滞胃肠，阻碍中焦气机升降，故去润肠通便之桃仁，加用白扁豆健脾化湿、和中；杜仲味甘、性温、微辛，入肝经，补肝虚，易扶木抑土，故去之；更用芡实，既益肾固精，又补脾止泻、除湿止带。

三诊时，患者体重平稳下降 2kg，仍有少量阴道出血，色暗，取塞流澄源之意，一则益气固本，一则止血除标。方中以黄芪、白术、山药、杜仲、续断、芡实补虚扶正，脾肾并补；陈皮燥湿化痰；茯苓、白扁豆、炒薏苡仁、泽泻利水渗湿；砂仁化湿除满，防过补滋碍脾胃中焦之气；白及、仙鹤草收敛止血，与当归配伍，补血止血，标本兼治。

四诊时，患者体重平稳下降 1.5kg，仍有少量阴道出血，色由暗变浅，提示出血量较前较少，结合其余症状皆明显改善，去白扁豆、砂仁，更用小蓟止血散瘀，益母草活血调经。后间断至门诊根据患者临床症状变化处方稍做加减，体重平稳下降，非经期阴道出血症状明显好转。患者经中药治疗 5 周，体重下降 5.5kg，乏力、气短、心慌、腹胀等不适症状明显改善。后经将近 1 年间断中药调理，体重平稳下降 28.5kg，取得满意的疗效，患者重拾自信心。

（谭　丽）

病例 2　产后 1 年体重增加 20kg

患者，女，32 岁。产后 1 年体重增加 20kg。患者 1 年余前产一男婴，产后逐渐出现体重增加，1 年增加约 20kg，食欲增加。患者自行服用二甲双胍等多类减肥药效果不佳，现为求中医药调理而就诊。刻下症：肥胖，倦怠乏力，口涎多，畏寒怕风，时有头昏沉感，纳食佳，午后嗜困，腰髋酸沉，情绪波动大，肠鸣泄泻，3～5 日 1 行，便黏，不成形，小便调。舌体胖大，舌质淡，有齿痕，苔白腻，边有脾线，脉沉滑。

既往高脂血症病史。月经基本规律，量色质可，无痛经。爱肉食、甜品及火锅等食物，喜饮碳酸饮料及奶茶，平素饮食时间欠规律，工作压力大，运动量小，睡眠时间为凌晨 2 点左右。家族肥胖遗传病史。辅助检查：血脂检查示 T-CHO 为 5.9mmol/L，三酰甘油为 2.6mmol/L，LDL 为 3.2mmol/L。UA 为 476mmol/L。查体：身高为 161cm，体重为 78kg，BMI 为 30.09kg/m^2，体脂率为 36.3%，脐上腹围为 72cm，臀围为 95cm。西医诊断为单纯性肥胖，高脂血症；中医诊断为肥胖，辨证为脾肾两虚、痰湿内蕴证，治法为温肾健脾，益气祛湿。处方：①炙黄芪 30g，当归 10g，太子参 20g，北豆根 9g，麸炒白术 10g，防风 15g，麸炒苍术 15g，肉豆蔻 6g，法半夏 9g，陈皮 15g，知母 10g，怀牛膝 30g，炒薏苡仁 30g，盐车前子 30g（包煎），北柴胡 10g，麸炒枳壳 10g，炒白芍 30g，盐杜仲 20g，续断 30g，桑寄生 30g。7 剂，水煎服，每日 1 剂，早晚分温再服。②运动饮食及心理干预：嘱患者严格低盐低脂饮食，戒油腻、辛辣、甜腻食物，保持三餐饮食规律。保持规律健康作息，适当锻炼，应以有氧运动为主，每日不少于 40min。

患者服上方 7 日后复诊，自觉倦怠乏力减轻，食欲较前有所恢复，腹泻较前减轻，2～3日1行，质软成型，腰骶部酸沉较前改善，但睡眠质量有所下降，眠浅易醒，仍有畏风感。舌淡胖，有齿痕，苔白稍腻，脉沉滑。处方：上方加首乌藤30g，合欢皮20g，制远志20g。14剂，水煎服，每日1剂，早晚分温再服。

患者服上方14日后复诊，自觉倦怠乏力感明显改善，体重下降5kg，食欲基本正常，无腹泻，大便成形，每日1行，腰酸好转，畏寒畏风较前好转，情绪改善，眠一般。舌淡红，苔白稍腻，脉沉。处方：上方去防风、炒苍术、肉豆蔻，加茯苓15g。14剂，水煎服，每日1剂，早晚分温再服。

此后电话随访患者半年，患者自诉体重呈下降趋势，近3个月体重下降约15kg，基本恢复至产前水平。BMI为24.87kg/m^2，余症皆有所减轻，嘱其继续坚持规律作息，清淡饮食，坚持运动。

按语： 肥胖是一种由多因素引起的慢性代谢性病，以体内脂肪细胞的体积和细胞数增加致体脂占体重的百分比增高进而导致局部脂肪沉积为特点，肥胖分为单纯性肥胖病和继发性肥胖病。单纯性肥胖归属中医学"肥胖"范畴，中医认为本病多由于年老体弱、饮食不节、缺乏运动、禀赋失宜等因素导致气虚阳衰、痰湿瘀滞。在治疗上，应注意辨别标本虚实，辨明脏腑病位，以补虚泻实为治则。

冯兴中教授认为，肥胖的病机根源在于先天和后天亏虚，元气失于充养，机体及脏腑气化功能失常，气机运动失调，进而导致痰、湿、瘀等病理产物内生，留滞于肌肤筋肉，郁积日久，充于皮下，发为肥胖。因此，治病求本，当以恢复机体气化功能为治疗目标，以补虚培元为基础。冯教授自拟健脾减肥验方（方由北柴胡、炒白术、枳实、茯苓、太子参、法半夏、陈皮、炒薏苡仁、怀牛膝、知母、盐车前子、苍术、黄柏等组成），本方旨功在疏肝健脾，协调气机升降，恢复气化功能，临症时常效验。

本病案中，患者为中年女性，产后体虚，主因产后1年体重升高20kg而就诊，结合症状表现，归属中医学"肥胖"范畴。患者产后体质虚弱，元气亏损，加之平素嗜食肥甘厚味，饮食不节，导致脾胃为其所伤。脾元虚损，则气血津液运化无以为统，流注躯干、四末，化为痰湿膏脂，堆积于筋肉肌表，发为肥胖。脾元亏虚，水谷精微运化失职，筋骨肌肉失于滋养，故见倦怠乏力。涎为脾之液，涎为脾所摄，脾虚故见口涎多。脾胃运化失司，精微水饮不得正常输布，升清失职则见头昏沉感，午后嗜困。水湿内生，脾胃失调则见肠鸣泄泻。脾肾先后天相互资生，脾元亏虚则肾精不得充养，导致脾肾两虚，故见腰酸、腹泻。结合舌脉，四诊合参，辨证属脾肾两虚、痰湿内蕴证，治法为温肾健脾、益气祛湿。初诊用方中，冯教授以健脾减肥方为基础，培补脾胃元气，方以黄芪为基，益气健脾，内含玉屏风散、四逆散及四妙散之意，在补助脾土的基础上，从上、中、下三焦给水湿之邪以通路，冯教授临证常用四妙散化裁以导除水湿之邪。同时，施以二陈汤燥湿健脾，祛除中焦蕴黏之痰湿，程氏在《医学心悟》中谈及本方，言："寻常之痰，可用二陈辈。"冯教授认为肥胖迁延多与"痰"毒壅盛相关，因此在治疗上应注重化痰、排痰、涌痰等法的应用。此外，本患者体虚日久，存在肾阳虚损之象，故施以杜仲、续断、桑寄生，意在温补肾阳、强肾壮骨。诸药合用，共奏温肾健脾、益气祛湿，以协调气机升降之功。

二诊时，患者自觉诸症改善，但睡眠质量有所下降，眠浅易醒，故加首乌藤、合欢皮、制远志以宁心安神。

三诊时，患者腰酸、畏寒畏风较前好转，阳气虚弱之象基本消失，故去防风、炒苍术、肉豆蔻。因患者睡眠改善不明显，又加茯苓补益心脾，与远志相伍，共奏健脾宁心、安神助眠之效。

本病案患者为典型的气虚湿蕴之证，因此在治疗上若能辨证准确，精准施治，以补气为主，着重恢复肥胖患者机体的气化能力，协调气机升降，恢复脏腑功能，以通滞为法，祛除机体内生病理产物，随症调整，在治疗时可达事半功倍、标本兼治的效果。

（王　威）

病例3　倦怠乏力2个月，加重1周

患者，女，28岁。倦怠乏力2个月，加重1周。患者2个月前无诱因出现倦怠乏力，嗜困，休息后疲劳感不减，未予以重视。1周前自感疲劳感加重，动则喘息，遂前来就诊。刻下症：倦怠乏力，嗜睡，面部痤疮，脱发，恶风，偶有胸闷气短，容易腰酸背痛，纳眠可，大便不干，每日1次，小便可。

查体：身高为161cm，体重为82kg，BMI为$31.63kg/m^2$，额头、下巴、两颊可见痤疮，舌淡暗苔白，脉弦。西医诊断为单纯性肥胖；中医诊断为肥胖，辨证为气虚血瘀证，治法为补气活血。方用当归补血汤合玉屏风散加减。处方：生黄芪60g，当归10g，炒枳壳10g，桃仁10g，牛膝30g，炒薏苡仁30g，炒杜仲20g，狗脊30g，桑寄生30g，炙青皮20g，连翘30g，炒白术10g，防风10g，葛根30g，川芎30g，薤白30g，柴胡10g，白芍30g。7剂，水煎服，每日1剂，早晚分温再服。

患者服上方7日后复诊，自诉乏力感胸闷好转，诸症减轻，体重下降2.5kg，但皮肤干燥发痒，此次月经色较前红。舌淡苔白，脉弦。处方：上方去薤白、柴胡、白芍，加苦参20g，土茯苓30g，地肤子30g。7剂，水煎服，每日1剂，早晚分温再服。

因患者在外出差，未能及时复诊，自行守原方继服7剂后，体重下降6kg，乏力感明显缓解。后规律门诊复诊。

按语：随着社会的发展、人类生活水平的提高，生活方式也发生了重大变化，

肥胖问题接踵而来。而肥胖也会增加高血压、糖尿病、血脂异常等多种慢性病的风险。有研究表明，至 2030 年，中国成年人超重/肥胖合并患病率将达到 65.3%。肥胖及伴随的相关疾病给我国经济带来沉重负担。而单纯性肥胖是指无其他疾病诱发，纯粹是能量摄入超过消耗引起的肥胖。冯兴中教授长期从事中药治疗代谢相关疾病的临床工作，对于单纯性肥胖治疗疗效较好。

冯教授治疗单纯性肥胖，侧重于辨气血、病位。所谓在气者，分为气虚与气滞，气虚者，短气乏力，神疲懒言，头晕目眩，自汗，动则加重，舌淡脉虚；气滞者胸胁脘腹胀满疼痛，或窜痛，部位不固定，按之无形，症状随情绪变化而增减，脉象多弦。在血者，一般多为血瘀，胸闷刺痛，夜间明显，面色黧黑，肌肤甲错，舌下络脉青紫迂曲，妇女月经不调，血块，疼痛明显。治疗上冯教授强调气血和，脾肾安。气虚者，予以补气；气滞者，予以行气；血瘀者，予以活血。脾肾虚者，健脾补肾。但气为血之帅，血为气之母，气血可能同时出现病变。脾肾先后天互资，脾损及肾，肾损及脾，故临床往往互为因果，兼夹为患。治疗仍需辨证论治，分清主次标本，补泻兼施，灵活使用。方药上，冯教授临证化裁，喜用当归补血汤、四妙丸、玉屏风散、四逆散、四物汤、左归丸、枳实薤白桂枝汤等方加减。

患者既往体健，根据 BMI 可诊断为单纯性肥胖。倦怠、乏力、思睡，乃一派气虚之象。气虚不固，腠理开，故见怕风；气虚不能推动，血行不畅，故见血瘀，频发痤疮。血瘀阻滞气机，故见气滞；结于胸，故见胸闷气短。气虚不荣，肾主骨，其华在发，肾气不足，故见腰酸背痛、脱发。当归补血汤出自《内外伤辨惑论》，由黄芪和当归两味药物组成，方中黄芪性温味甘，归肺、脾经，为补气之要药，具有补气升阳、益气行血的作用；当归首见于《神农本草经》，原文载其功效为"补五脏，生肌肉"，后世称其为"补血圣药"。当归性味甘、辛、温，既可补血，又可活血。同时玉屏风散又给患者增加一面"挡风墙"，方中防风有祛风解表、胜湿止痛、止痉的功效，其能够走表而散风邪；黄芪有补气固表、托毒排脓、利尿、生肌之功效，其内补脾肺之气，外可固表止汗，是君药；白术为臣药，有燥湿、化浊、止痛之效，与黄芪配伍，能够加强益气固表的作用。诸药合用，共奏益气祛邪之功效。并予以牛膝、炒薏苡仁祛湿，四逆散行气，使补气而不滞。冯教授方中使用大量黄芪，考虑患者气虚太甚，为避免壮火食气，同时佐以连翘，佐治黄芪热性，使补不生热。

二诊时，患者乏力感胸闷好转，提示气机得畅，故去薤白、柴胡、白芍。又见皮肤瘙痒，考虑为湿邪较甚所致，故增加祛湿力度，加苦参、土茯苓、地肤子祛湿。冯教授对于皮肤瘙痒，喜用地肤皮，以取其善走皮肤，以皮行皮之意，使得燥湿止痒之效尤佳。患者气血得行，水湿亦去，自然气血和，体重下降。

（孙思怡）